Cancer Survivorship

Cancer Survivorship

Cordelia Galgut

Cordelia Galgut

Cancer Survivorship

Wie man Krebserkrankungen überleben und die Langzeitfolgen bewältigen kann

Aus dem Englischen von Michael Herrmann

Deutschsprachige Ausgabe herausgegeben von Heidrun Pundt und Anna Barbara Rüegsegger

Mit Beiträgen von

Simon Crompton
Heidrun Pundt
Anna Barbara Rüegsegger

Mit Unterstützung der Krebsliga Schweiz

krebsliga schweiz
ligue suisse contre le cancer
lega svizzera contro il cancro

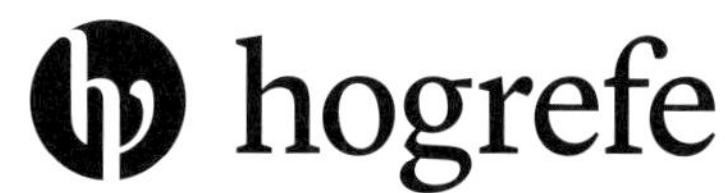

Dr. Cordelia Galgut. CPsychol, FBPsS, HCPC, Reg Counselling Psychologist, MBACP, Senior Accredited Counsellor, Psychotherapist, London.

Simon Crompton. Medizinjournalist.

Heidrun Pundt (dt. Hrsg.). Pflegefachfrau, Dipl. Pflegewirtin (FH), M.A. in Gesundheitsförderung (EUMAHP), Fortbildungsbeauftragte, Vorsitzende des Bremer Pflegerates, Bremen.
E-Mail: h.pundt@diako-bremen.de

Anna Barbara Rüegsegger (dt. Hrsg.) Pflegefachfrau, Berufsschullehrerin im Gesundheitswesen, Pflegewissenschaftlerin (MScN). Ehem. „Fachspezialistin Cancer Survivors" bei der Krebsliga Schweiz. Fachexpertin Alter und Pflege beim Amt für soziale Sicherheit im Kanton Solothurn.
E-Mail: ab.rueegsegger@bluewin.ch

Bibliografische Information der Deutschen Nationalbibliothek
Die Deutsche Nationalbibliothek verzeichnet diese Publikation in der Deutschen Nationalbibliografie; detaillierte bibliografische Daten sind im Internet über http://www.dnb.de abrufbar.

Anregungen und Zuschriften bitte an:
Hogrefe AG
Lektorat Pflege
z. Hd. Jürgen Georg
Länggass-Strasse 76
3012 Bern
Schweiz
Tel. +41 31 300 45 00
info@hogrefe.ch
www.hogrefe.ch

Lektorat: Jürgen Georg, Martina Kasper, Lena Wimmel, Joëlle Zemp, Fabienne Suter
Herstellung: René Tschirren
Umschlagabbildung: Getty Images/FatCamera
Umschlag: Claude Borer, Riehen
Illustration/Fotos (Innenteil): Louise Bourgeois
Satz: Claudia Wild, Konstanz
Druck und buchbinderische Verarbeitung: Multiprint Ltd., Kostinbrod
Printed in Bulgaria

Das vorliegende Buch ist eine Übersetzung aus dem Englischen. Der Originaltitel lautet „Living with the long-term effects of cancer. Acknowledging trauma and other emotional challenges" von Cordelia Galgut.

1. Auflage 2022

(E-Book-ISBN_PDF 978-3-456-96135-4)
(E-Book-ISBN_EPUB 978-3-456-76135-0)
ISBN 978-3-456-86135-7
https://doi.org/10.1024/86135-000

Inhaltsverzeichnis

Danksagung

Mein Dank geht an:

- Elen Griffiths und Maddy Budd bei Jessica Kingsley Publishers
- Simon Crompton
- Mitzi Blennerhassett
- Professor Diana Greenfield
- Louise Bourgeois
- Deirdre King
- und jene, die sich für dieses Buch interviewen ließen.

Ich danke auch:

- Dr. John Conibear
- Jane Fior
- Michael Galgut
- Dr. Peter Galgut
- Dr. Frances Goodhart
- Herrn Dimitri Hadjiminas
- Louise Johnson
- Professor Vik Khullar
- Liz Lane
- Dr. Richard Marley
- Ruth McCurry
- Ben Parker
- Wendy Rangeley
- Jonathan Rée
- Anne Vadgama
- All jenen, mit denen ich im Vorübergehen gesprochen habe, deren Worte mein Denken und damit den Inhalt dieses Buches inspiriert haben
- Und nicht zuletzt Kate dafür, alles in ihrer Macht Stehende getan zu haben, um mich bei diesem Projekt zu unterstützen, und für all ihre Hilfe und Unterstützung in den vergangenen 38 Jahren.

Vorwort der deutschen Herausgeberin

Ich habe mich sehr gefreut, an der deutschen Ausgabe dieses Buches beteiligt zu sein. Ich beschäftige mich schon sehr lange mit der Begleitung von an Krebs erkrankten Menschen in Deutschland und stelle immer wieder fest, dass unser Gesundheitssystem keine **systematische** Begleitung von Menschen mit und nach Krebs vorsieht, es sei denn, man versteht die medizinischen Nachsorgen als solche. Physische und psychische Begleitung sind nicht verzahnt und bauen nicht aufeinander auf. Es bedarf eines hohen Engagements der Betroffenen, sich Unterstützung zu holen.

Der National Health Service (NHS) in Grossbritannien ist aus Steuern finanziert und jedermann zugänglich, die Nutzung überwiegend umsonst. Jedoch ist das NHS seit Jahren chronisch unterfinanziert, deswegen gibt es unverhältnismäßig lange Wartezeiten. Anders als in Deutschland, wo das Gesundheitssystem überwiegend aus medizinischer Sicht betrachtet wird, ist in Großbritannien die Versorgung in der Regel multiprofessionell. Eine gemeindenahe Versorgung, eher ambulant, ist das Ziel. Neben den Medizinern kommen den Pflegefachpersonen wichtige Aufgaben zu. Die Unterteilung zwischen ambulant und stationär ist nicht so strikt wie bei uns in Deutschland. Neben der medizinischen Begleitung ist eine pflegerisch-soziale Beratung selbstverständlich. Die Macmillan Nurses mit onkologischem Schwerpunkt und die Marie-Curie-Nurses in der Begleitung von Menschen in der letzten Lebensphase sind allseits bekannt. Dadurch wird den Betroffenen eine sichere Versorgung vermittelt. Die Feststellung einer palliativen Situation erfolgt – anders als bei uns in Deutschland – frühzeitig. Konkurrenzen zwischen einzelnen Fachbereichen werden durch interdisziplinäre Ansätze unterbunden (Pundt, 2015).

Der Macmillan Cancer Support ist die größte Organisation in Großbritannien, die Menschen mit und nach einer Krebserkrankung unterstützt. Sie ist spendenfinanziert und betreibt flächendeckende Informationszentren. Die Homepage ist sehr informativ und man kann sich sehr schnell einen Überblick über die eigene Situation verschaffen (Macmillan, 2020). Eine vergleichbare Institution in Deutschland ist die Deutsche Krebsgesellschaft. Die bereits erwähnten Marie-Curie-Nurses betreuen Menschen in der letzten Lebensphase. Auch dies ist eine Organisation, die sich durch Spenden finanziert (MarieCurie Care and Support, 2020).

Die Selbstverständlichkeit, mit der onkologische Patientinnen und Patienten in einem professionellen Netzwerk behandelt und begleitet werden, wünsche ich mir für Deutschland auch. Die Multiprofessionalität kann bei uns noch weiter ausgebaut und der Rolle der professionellen Pflege mehr Aufmerksamkeit geschenkt werden (Pundt, 2020).

Das vorliegende Buch ist als Erfahrungsbericht zu verstehen, der den an der Behandlung beteiligten Professionen deutlich machen will, wie stark beeinträchtigend die Folgen von Behandlung und Therapie sein können. Die britische Psychologin Cordelia Galgut hat 2004 zweimal eine Brustkrebsdiagnose bekommen und beschreibt hier die Zeit seit ihren Behandlungen durch das NHS in Großbritannien und der daraus resultierenden körperlichen und seelischen Einschränkungen, die bis heute andauern.

Lange Zeit ist die Betrachtung der onkologischen Behandlung nur auf die Akutversorgung beschränkt gewesen. Doch auch in Deutschland leben, dank den modernen Behandlungsformen, Menschen mit und nach Krebs deutlich länger als noch vor 20 bis 30 Jahren. Diese Entwicklung greift endlich auch der Nationale Krebsplan auf, der 2008 verabschiedet wurde und in verschiedenen Handlungsfeldern die Problemlagen der momentanen Behandlung und Begleitung von an Krebs erkrankten Menschen in Deutschland beschreibt. Über Arbeitsgruppen aus allen an der Behandlung beteiligten Berufsgruppen und Institutionen werden Empfehlungen für eine verbesserte Versorgung entwickelt.

Ich kann das vorliegende Buch allen Gesundheitsfachberufen empfehlen, um eine Einschätzung zu bekommen, in welcher psychischen Verfassung sich viele Krebspatient*innen während und auch nach der Behandlung befinden und welche Bedeutung die Langzeitfolgen immer noch haben. Und völlig unabhängig davon, in welchem Land man erkrankt und behandelt wird: Die Angst, an Krebs zu sterben oder nach einer Genesung wieder zu erkranken, bleibt.

Heidrun Pundt
August 2021

Dank

Der Verlag dankt der Krebsliga Schweiz für die finanzielle Unterstützung der deutschsprachigen Veröffentlichung.

Mit Unterstützung der Krebsliga Schweiz

krebsliga schweiz
ligue suisse contre le cancer
lega svizzera contro il cancro

Einleitung

Dieses Buch ist für ein breites Publikum gedacht, umso mehr, als Schätzungen zufolge bei der Hälfte der Menschen im Leben eine Krebserkrankung diagnostiziert wird (Cancer Research UK, 2015) oder sie zumindest mittelbar davon betroffen sind (Macmillan Cancer Support, 2019). In diesem Sinne ist dies ein Buch für uns alle, insbesondere, weil seit längerem immer mehr Menschen mit einer Krebsdiagnose weiterleben (Macmillan Cancer Support, 2019).

Zunächst einmal ist dieses Buch jedoch für die vielen Menschen gedacht, die mit Krebs leben und weiterleben und mit dessen mehr oder weniger schweren körperlichen und emotionalen Langzeitwirkungen ringen (**Kasten „Definition Langzeitwirkungen"**). Ich hoffe, dieses Buch bietet jenen unter Ihnen, die sich in solchen Situationen befinden, neue und willkommene Unterstützung und Einsichten, indem es sich eingehend mit Bereichen befasst, von denen nur selten gesprochen wird, die aber viele von uns betreffen.

Definition „Langzeitwirkungen"

Für den Zweck dieses Buches werden „Langzeitwirkungen" definiert als diejenigen Symptome, die im Anschluss an Diagnose und Therapie eingesetzt haben und bestehen bleiben, unabhängig davon, ob sie kontinuierlich sind oder sich verschlechtern und ob sie körperlicher oder emotionaler Natur sind. Dazu gehören auch Symptome, die zum Zeitpunkt der Erstdiagnose und während der Therapien noch nicht vorhanden waren, sondern entweder langsam oder plötzlich eintreten, einschließlich einer sekundären Diagnose.

Indem ich einiges von der Realität dessen aufzeige, was wir gegenwärtig erdulden, vermittle ich Ihnen hoffentlich das Gefühl, dass Ihr Leiden verstanden und ernst genommen wird. Auch durch die Lektüre meiner Geschichten und der Berichte anderer Betroffener mit Langzeitwirkungen, die ich überall im Buch zitiere, kann ich Sie hoffentlich darin bestärken, dass Sie nicht allein sind (**Kasten „Zu den befragten Personen"**).

Zu den befragten Personen

Für dieses Buch habe ich formell oder informell mit einer ganzen Reihe von Personen, etwa 100, über Interviews, Gespräche oder E-Mails in Kontakt gestanden, und zwar, um anhand ihrer Äußerungen abzuschätzen, welche Probleme und Themen ihnen hinsichtlich der Langzeitwirkungen einer Krebserkrankung Sorgen bereitet haben. Ich interviewte sowohl Personen, die an Langzeitwirkungen verschiedener Tumorarten leiden, als auch Fachpersonen, die mit diesen Menschen arbeiten. Außerdem sprach ich mit einigen, die sowohl Langzeitbetroffene als auch Gesundheitsfachpersonen sind, sowie mit einigen, die in benachbarten Bereichen, wie zum Beispiel in Wohltätigkeitsorganisationen, arbeiten. Fast jede in diesem Buch zitierte Person wollte anonym bleiben, was für mich einen Verdacht bestätigte, den ich bereits gehegt hatte. Zurzeit ist das Thema dieses Buches in Großbritannien noch immer ein umstrittenes und emotional hochgeladenes Gebiet. Zwar wollte man den eigenen Ansichten Luft machen, war aber größtenteils nicht bereit, den wirklichen Namen zu nennen oder sich zu ausführlich über den eigenen Arbeitsplatz etc. zu äußern. Eine Haltung, die ich angesichts der Umstände vollkommen verstehe.

Ich bin sicher, dass Sie auch daraus Mut schöpfen, dass ich diese Dinge öffentlich zur Sprache bringe. Außerdem hoffe ich, dass die praktische Unterstützung in diesem Buch hilfreich ist, auch wenn ich nicht behaupten kann, es sei ein Selbsthilfebuch. Ergänzende Informationen finden Sie in *The Cancer Survivors Companion* (**Kasten „The Cancer Survivor's Companion“**).

The Cancer Survivor's Companion (2011)

The Cancer Survivor's Companion wurde verfasst von Dr. Frances Goodhart, einem Psychologen-Kollegen, und Lucy Atkins, einer Gesundheitsjournalistin. Es ist insofern eine gute Begleitlektüre meines Buches, als es sich auf praktische Unterstützung für den Umgang mit Gefühlen konzentriert, die nach einer Krebserkrankung auftreten. Zusätzlich enthält mein Handbuch *Emotional Support Through Breast Cancer* (Galgut, 2013a) spezielle praktische Hilfen für Personen mit Brustkrebs.

Dieses Buch richtet sich auch an Familien und den Freundeskreis derer, die mit den Langzeitwirkungen von Krebs leben, sowie an alle, die sich für das Thema interessieren. Ich hoffe, dass es auch dieser Gruppe Wissen und Rückhalt vermittelt. Nicht zuletzt richtet sich dieses Buch auch an jene, die in der Pflege und Versorgung bei Tumorerkrankungen arbeiten, und zwar auf allen Ebenen und in allen Bereichen. Ich weiß, dass auf diesem Gebiet viele engagierte Menschen tätig sind, die in Bezug auf die Lebensqualität von Menschen mit Langzeitwirkungen eines Tumorleidens trotz begrenzter Ressourcen eine Menge bewirken. Meine große Hoffnung ist, dass dieses Buch Bewusstsein und Anerkennung für Ihre Arbeit weckt. Sicher wird es auch dazu dienen, diejenigen auf dem Gebiet der Tumorerkrankungen und verwandten Gebiete aufzuklären, die gerne mehr über die psychischen und physischen Langzeitwirkungen von Krebs wissen möchten. Es wird auch zu einem Wissensfundus über die Realität von Lebensjahren nach einer Diagnose und Therapie(n) beitragen.

Auch hoffe ich, dass das Buch zur Diskussion anregt, indem darin wenig bekannte Themen hervorgehoben werden, die ernsthafter und umgehender Betrachtung bedürfen, um die Lebensqualität langfristig Leidender zu verbessern. In Großbritannien und möglicherweise auch woanders auf der Welt wird deren Bedürfnissen zurzeit nicht adäquat nachgekommen.

Duale Perspektive

Ich habe mich entschieden, dieses Buch aus meiner dualen Perspektive als Psychologin zu verfassen, die an Brustkrebs erkrankt war und nun mit den Langzeitwirkungen 15 Jahre zurückliegenden Behandlungen zu kämpfen hat. Obwohl es mir ehrlicher erscheint, kann ich mir aber auch vorstellen, dafür kritisiert zu werden. Ich hoffe, dass die Leser*innen dieses Buches einschließlich der Gesundheitsfachpersonen anerkennen, dass das, was ich schreibe, potenziell eher an Breite und Tiefe gewinnt, indem ich zu meiner „Voreingenommenheit“ als Insiderin stehe, als dass es verliert. Nicht zuletzt, wie Liz, die an Krebs erkrankt war, sagt: „Die professionelle Stimme wird gewöhnlich vor allen anderen gehört.“ Indem ich aus meiner dualen Perspektive heraus schreibe, hoffe ich, jenes Gleichgewicht ein wenig wiederherzustellen und andere, die mit Langzeitwirkungen von Krebs leben, darin zu unterstützen, die sich geschätzt und wahrgenommen fühlen, wenn sich Gesundheitsfachpersonen und andere aus ihren dualen Perspektiven heraus äußern.

Ich hoffe auch, zur Diskussion darüber beizutragen, ob es möglich ist, sowohl krank und vulnerabel als auch machtvoll und produktiv zu sein, und zwar sowohl im Bereich der Arbeit als auch anderswo. Natürlich halte ich es für möglich, in beiden Zuständen zu leben und sie zu verkörpern und ich bin sicher der lebende Beweis, auch wenn ich mir bewusst bin, dass andere das nicht so sehen.

Einschränkungen

Natürlich sind dem, was ich in diesem Buch abdecken kann, deutliche Grenzen gesetzt und eine ganze Reihe von Dingen wird ausgelassen, wofür ich mich schon jetzt entschuldige. Auch ist das Buch relativ klein, was die Einzelheiten, die ich darin aufnehmen kann, weiter einschränkt. Bedauerlicherweise konnte ich einige

Themen nur oberflächlich anschneiden, dabei würde jedes von ihnen ein Buch für sich erfordern.

Des Weiteren gehe ich zwar davon aus, dass es im Erleben verschiedener länger bestehender Krebserkrankungen einiges an Gemeinsamkeiten gibt, bin mir aber bewusst, dass auch viele Unterschiede bestehen werden. So erlebt ein Mann sein Prostatakarzinom wohl kaum auf die gleiche Art, wie eine Frau ihr Mammakarzinom erlebt. In gleicher Weise wird sich das langfristige Erleben derselben Krebserkrankung individuell unterscheiden oder auch decken. Auch ist mir klar, dass meine persönliche Erfahrung mit Krebs auf Brustkrebs beschränkt ist. Da ich Psychologin und keine medizinische Fachperson bin, liegt der Schwerpunkt des Buches hauptsächlich auf den langfristigen seelischen und nicht auf den körperlichen Auswirkungen eines Krebsleidens, auch wenn beides natürlich miteinander verbunden ist. Das eine wirkt auf das andere ein und viele körperliche Wirkungen werden in diesem Buch beschrieben.

Die Meinungen darüber, was in einem Buch über die Langzeitwirkungen einer Krebserkrankung behandelt werden sollte, gehen auseinander. Manchen zufolge sollte ich aus Respekt vor Menschen mit einer Sekundärdiagnose, bei der es zu einer Ausbreitung in Knochen und Organe gekommen ist, nicht einmal versuchen, diesen Bereich zu berühren, da ich selbst keine solche Diagnose habe. Sie könnten durchaus sagen, dieser Aspekt sollte in einem separaten Buch abgehandelt werden, das ausschließlich den Belangen und Bedürfnissen derer gewidmet ist, die an sekundärem Krebs leiden. Andere könnten sagen, meine fehlende Erfahrung mit sekundärem Krebs aus erster Hand sei kein großes Problem. Es ließe sich sagen, eine Sekundärdiagnose entspräche auf dem Krebskontinuum – mit einer Diagnose am einen und dem möglichen Tod am anderen Ende – einer Langzeitwirkung, wenn auch einer schweren und verheerenden.

Es ist offenbar ein komplexes Gebiet und ich bin nicht ganz sicher, wo diesbezüglich meine Position ist. Unabhängig davon, ob unsere Diagnose primär oder sekundär ist, leiden jedoch meiner Meinung nach viele von uns mehr oder weniger vor allem unter einem Mangel an allgemeinem Bewusstsein für unsere Situation sowie mangelnder Hilfe und Unterstützung. So ließe sich argumentieren, dass „Überlebende" eines primären und eines sekundären Tumorleidens in diesem Punkt in einem Boot sitzen (**Kasten „Anmerkung zum Begriff Überlebende"**). Dies habe ich im Folgenden so gut wie möglich wiederzugeben versucht.

Außerdem bitte ich um Entschuldigung, wenn ich unfaire Urteile über irgendeine Person oder Gruppe zu fällen scheine. Und ich bitte um Verzeihung, wenn ich an irgendeiner Stelle in diesem Buch den Eindruck erwecke, Krebs sei die einzige lebensbedrohende Krankheit mit Langzeitwirkungen (**Kasten „Anmerkung zu Vor- und Begleiterkrankungen"**). Sollte ich in der einen oder anderen Hinsicht diesen Eindruck erwecken, haben Sie bitte Verständnis dafür, dass dies nicht meine Absicht ist. Vielmehr möchte ich, so gut ich kann, die komplexen Sachverhalte und Aspekte in Zusammenhang mit den Langzeitwirkungen von Krebs zum Wohle aller, die damit zu tun haben, beleuchten und entflechten. Nicht mehr und nicht weniger.

Anmerkung zum Begriff „Überlebende*r“

Das Wort „Überlebende*r“ zur Beschreibung von jemandem, der eine Krebsdiagnose und -behandlung überlebt hat, ist umstritten und ich habe versucht, es im Buch – außer in ironischer Weise – nicht übermäßig zu verwenden. Es wird eher assoziiert mit tapferen, den Krebs bekämpfenden Menschen und anderen Wegen des Lebens mit und nach Krebs, die aber für viele von uns nicht die Realität der Erfahrungen beschreiben, weder adäquat noch akkurat (s. Kasten „Definition Langzeitwirkungen“).

Anmerkung zu Vor- und Begleiterkrankungen

Ich setze als bekannt voraus, dass viele Menschen mit Krebs auch andere Krankheiten haben, die bereits vor der Krebsdiagnose bestanden und eventuell lebensbedrohend sind, sowie Krankheiten, die infolge ihres Krebsleidens entstanden sind. Jedoch gehe ich in diesem Buch nicht von der Annahme aus, eine Vorerkrankung würde die Wahrscheinlichkeit von Langzeitwirkungen immer erhöhen. Allerdings meine ich, dass der Umgang mit einer Krankheit beziehungsweise einem Zustand das Zurechtkommen mit anderen Krankheiten/Zuständen erschwert.

1 Warum wird dieses Buch gebraucht?

„Niemand scheint zu akzeptieren, dass ich so lange Zeit nach meiner Krebsbehandlung noch so zu ringen habe. Ich brauche Hilfe, aber keiner versteht es. Man erwartet von mir, wieder normal zu sein, aber wie kann ich das?"
(Suky, mit der Diagnose Darmkrebs vor fünf Jahren)

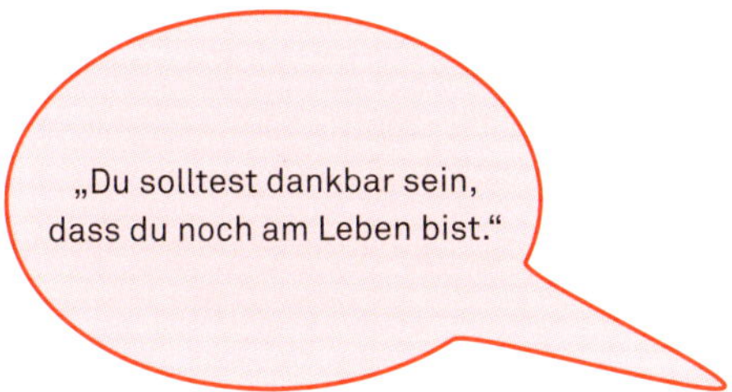

1.1 Das Missverhältnis

Auch wenn das Gegenteil zunehmend und unwiderleglich erwiesen und der Öffentlichkeit zum Beispiel im Macmillan Cancer Support's Report (*Cured – But at What Cost?*, Macmillan Cancer Support, 2013a) seit mehreren Jahren zugänglich ist, scheint es weltweit, auch in der Gesundheitsversorgung, nur wenig Akzeptanz zu finden, dass viele von uns, die über eine primäre oder sekundäre Krebsdiagnose hinaus leben, regelmäßig an einer Vielfalt schlimmer langfristiger Nebenwirkungen leiden, und zwar sowohl emotional als auch körperlich.

Entgegen der landläufigen Meinung können diese Nebenwirkungen auch zunehmen und sich eben nicht bessern. Zusätzlich zu den Leiden, die sehr oft die Lebensqualität beeinträchtigen, muss jeder, der mit und nach Krebs lebt, das Missverhältnis der eigenen Lebensqualität nach Diagnose und Behandlung und dem ertragen, was anderen, aber auch ihm selbst darüber erzählt wurde.

Des Weiteren werden Betroffene – wenn auch verständlicherweise – oft genug von der Denkschule des „Sei froh, dass du noch lebst" bombardiert, etwa von Menschen, die geliebte Personen durch Krebs verloren haben. Dies ist eine immense zusätzliche Stressquelle für alle, die nach einer Krebsdiagnose und -behandlung zu kämpfen haben. Solche Urteile klingen uns in den Ohren, während wir uns seelisch und körperlich dahinschleppen und oft stumm leiden, um uns nicht auch noch anzuhören, wie würden zum Beispiel „übertreiben“ oder „abnorm reagieren“.

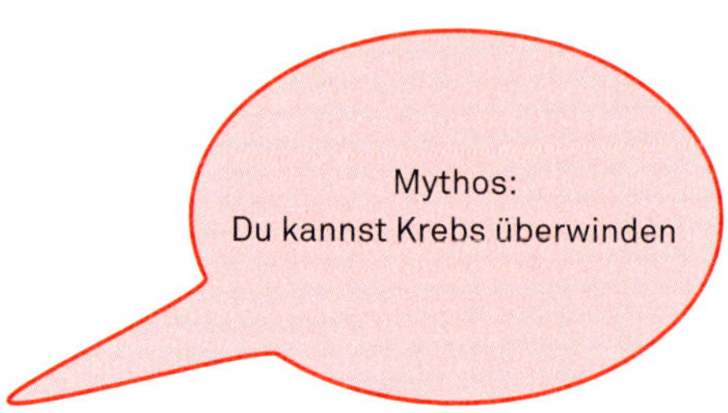

Nachdem bei mir 2004, mit 48/49 Jahren, zweimal Brustkrebs diagnostiziert wurde, sagte man mir wiederholt, ich könnte erwarten, etwa ein Jahr nach den Operationen und den Erstbehandlungen wieder normal zu sein. Daher war es ein enormer Schock für mich, dass ich weder psychisch noch physisch zur Normalität zurückkehrte. Vielmehr waren die vier Jahre meiner adjuvanten Chemotherapie (nach drei Monaten täglicher Strahlentherapie), die einige Monate nach meiner Erstbehandlung begannen, furchtbar elend.

1.1.1 „Dreh' ich durch?“

Ich erinnere mich daran, dass ich dachte: „Werde ich verrückt, weil man mir sagt, meine Art zu fühlen sei nicht normal?“ Ich weiß sogar noch, dass ein Arzt meinte, ich würde überreagieren, als ich ihm erklärte, ich hätte Angst vor einem Rezidiv! Inmitten von alldem sagte mir ein anderer Arzt, ihm sei Krebs lieber als ein chronisches Müdigkeitssyndrom (Chronic Fatigue Syndrome, CFS). Dies beruhte auf der Überzeugung, dass Sie von Krebs genesen und wieder zu Ihrem normalen, aktiven Selbst zurückkehren, während dies beim CFS – nach eigener Erfahrung ein schrecklicher Zustand – nicht der Fall ist. Zwar würde ich die Annahme dieses Arztes hinsichtlich des CFS nicht in Frage stellen, jedoch war und bleibe ich der Ansicht, dass Krebs für viele von uns eine Diagnose ist, über die wir niemals hinwegkommen.

Es gibt viele Gründe dafür, die ich in diesem Kapitel anschneide und in späteren Kapiteln mit den Worten anderer und meinen eigenen weiter ausführe. Vereinfacht gesagt, ist es meiner Überzeugung nach fast unmöglich, eine Krebserkrankung zu „überwinden“, wenn die meisten von uns wissen, dass sie jederzeit wieder auftreten kann. Entgegen den Erwartungen vieler kommt es auch nur selten vor, dass jemand nach einer Tumordiagnose keine längerfristigen körperlichen und seelischen Auswirkungen irgendeiner Art hat (Crompton, 2018; Macmillan Cancer Support, 2017). Und diese körperlichen und seelischen Auswirkungen sind – wie ich bereits erwähnte – unvermeidlich und untrennbar miteinander verflochten.

Besonders schockierend fand ich die Selbstsicherheit dieses Arztes, dass er im Recht sei, indem er das CFS und Krebs derart miteinander verglich. Ich weiß noch, dass ich ihm sagte, ich wäre nicht so sicher, ob der Unterschied so groß sei, wie er behauptete. Langsam wurde mir nämlich immer deutlicher bewusst, dass sich einige der Auswirkungen, zum Beispiel der Strahlentherapie und der Operationen und vielleicht sogar der Krebserkrankung selbst, nicht, wie man mir gesagt hatte, mit der Zeit bessern würden, sondern sich im Gegenteil verschlechterten.

1.1.2 Dennoch nicht allein

Als ich begann, über meine Beobachtungen zu schreiben, dass es für mich sowohl emotional als auch körperlich schlechter lief, und dies zu veröffentlichen begann, stellte ich erleichtert fest, dass ich mit meinem Erleben der längerfristigen Auswirkungen nicht allein war. Besonders erinnere ich mich an einen Beitrag, den ich 2007, etwa vier Jahre nach Abschluss meiner letzten Strahlentherapie für *Breast Cancer Care News* (Galgut, 2007a) schrieb. Damals war ich etwas unsicher, wie sowohl diejenigen, bei denen Brustkrebs diagnostiziert worden war, als auch meine Kolleg*innen in der Gesundheitsversorgung reagieren würden. Ich riskierte damit nämlich, mich zu exponieren, indem ich sagte, ich würde – entgegen meiner Ausbildung als Psychologin und dem, was man mir beigebracht hatte – in meinem posttraumatischen Leben nicht erwartungsgemäß reagieren. Vielmehr lebte ich noch immer auf Messers Schneide, voller Schrecken vor einem Rezidiv, obwohl ich Brustkrebs im Frühstadium gehabt und eine sehr gute Prognose hatte.

1.1.3 „Nur du fühlst dich so"

Ich hatte auch eine schlechte Vorahnung, denn allen Personen mit medizinischem Hintergrund und sonstigen in der Pflege und Versorgung bei Krebs Tätigen zufolge sollte ich das Gegenteil von dem erwarten, was ich in Wirklichkeit erlebte. Man sagte mir sogar, meine ständige Angst sei übertrieben und sowohl meine emotionalen als auch meine körperlichen Reaktionen seien ungewöhnlich. Ich nahm lediglich an, ich müsse in gewissem Maße ein seltener Fall sein, dem meine Ausbildung in Psychologie und Beratung keine Hilfe war, denn diese neigte eher der Denkschule „Sie sollten ein größeres Trauma in einem Jahr überwunden haben" zu.

Indessen war die Reaktion auf meinen Beitrag in *Breast Cancer Care News* überwältigend. Viele Frauen schrieben mir, wie erleichtert sie seien, dass eine Psychologin, die obendrein aus erster Hand wusste, wie sich Brustkrebs anfühlt, ihren Gefühlen Ausdruck verlieh und wie erleichternd es sei, „normal" zu sein. Also hatten auch sie das Gefühl gehabt, die einzigen zu sein, denen es so erging. In sehr bewegender Weise erzählten mir einige Frauen, es habe sogar ihre Suizidideen gelindert, als sie hörten, es sei normal, zu fühlen, wie sie fühlten.

Eine ganze Reihe von Frauen drängte mich auch, weiterhin ihre Fürsprecherin zu sein, da sie es zwar gerne selbst täten, sich aber nicht trauten, aus Angst, für „verrückt" und/oder „nicht normal" erklärt zu werden. Auch waren sie besorgt, sich frei zu äußern würde ihre Pflege und Versorgung beeinträchtigen, da es sich negativ darauf auswirken könnte, wie sich Ärzte und Pflegende ihnen gegenüber verhielten, wenn sie herausfanden, was sie wirklich dachten. Dies war ein Wendepunkt für mich, da ich auf einer tieferen Ebene zu verarbeiten begann, wie psychologisch unkonstruktiv diese Neigung des ärztlichen Berufs und anderer Kolleg*innen aus der Gesundheitsversorgung sein kann, ängstliche Patient*innen als „abnorm" zu bezeichnen, wenn sie lediglich normale menschliche Reaktionen zeigen. Damit meine ich, dass Gesundheitsfachpersonen und andere sagen: „Das sind nur Sie selbst", statt: „Ich weiß, Sie sind nicht die/der einzige, der/dem dies so ergeht."

1.1.4 Menschen mit anderen Tumoren fühlen oft ebenso

Seither habe ich mit vielen anderen gesprochen, die unter längerfristigen Auswirkungen einer Reihe anderer Tumorarten leiden. Es fanden sich viele Gemeinsamkeiten, auch wenn die Therapien bei den verschiedenen Tumoren variieren. Oft gleichen die Ansichten der Betroffenen einander und bestätigen damit das Missverhältnis zwischen dem, wie wir uns nach einer Tumorerkrankung fühlen sollten, und dem wirklichen Leben. Und die Auswirkungen dieses Missverhältnisses auf die unter Langzeitwirkungen von Krebs Leidenden können emotional verheerend und bisweilen stärker sein als die körperlichen Folgen, die sie erdulden. Deshalb muss dieses Missverhältnis mehr denn je hinterfragt werden, denn immer mehr Menschen leben nach einer Krebsdiagnose – mit oder ohne Rezidiv – noch Jahre weiter. Auch muss untersucht werden, *warum dieses Missverhältnis besteht* und *was dagegen getan werden kann*. Daher ist dieses Buch nötig.

Die Wahrheit ist: Die Auswirkungen von Krebs bleiben bestehen.

Nachdem ich begonnen hatte, zu meinen Überzeugungen zu stehen und mich in Kreisen der Gesundheitsversorgung stärker zu äußern, stellte ich fest, dass dortige Berufskolleg*innen abweisend sein konnten.

Auch neigten sie dazu, mir gegenüber ungeduldig zu werden, wenn ich von meiner dualen Perspektive als Psychologin und als Frau sprach, bei der zweimal Brustkrebs diagnostiziert worden war. Einmal wurde ich nach einem Vortrag über meine duale Perspektive von einer Kollegin konfrontiert, die meinte, ich könne nicht gleichzeitig Psychologin und Patientin sein. Vielmehr solle ich entweder als die eine oder als die andere sprechen. Als ich fragte, warum nicht, hieß es, wenn ich aus meiner Sicht als Patientin spräche, würde ich die Schlagkraft meiner Argumentation schwächen, weil ich nicht objektiv sein könnte. Ich dagegen sagte, meiner Ansicht nach könne man aus keiner der Perspektiven heraus jemals objektiv sein. Diese Bemerkung stieß jedoch auf taube Ohren.

Man sagte mir auch, man fühle sich kritisiert, wenn ich aus meiner Perspektive als Patientin heraus sprach. Ich versuchte dann zu erklären, dass ich niemanden kritisiere. Nachdem ich jedoch schon vor meiner eigenen Erkrankung Frauen mit Brustkrebs unterstützt hatte und dachte, einen einigermaßen guten Job gemacht zu haben, war ich schockiert, als ich feststellte, dass ich von einigen grundlegend falschen Annahmen ausgegangen war. Zweifellos hatten die von mir Unterstützten dies bereits erkannt, waren jedoch zu höflich, um es mir zu sagen. Ich sagte, ich hielte es für meine Pflicht, über das zu sprechen, was ich in meiner Rolle als Patientin gelernt hatte, und hoffte, man wäre an meinen neuen Erkenntnissen interessiert. Leider hieß es stattdessen, ich würde überreagieren.

Bedauerlicherweise ist diese Haltung in der Gesundheitsversorgung noch immer recht verbreitet und muss ständig hinterfragt werden, um die Versorgung von Patient*innen flächendeckend zu verbessern. Ich betrachte diesen Standpunkt zumindest teilweise als eine Form der Selbstverteidigung. Auch erscheint mir sein Ursprung tückischer, da er Teil eines medizinischen Modells, einer paternalistischen Einstellung gegenüber Patient*innen ist, die die meisten mir bekannten Personen in der Gesundheitsversorgung heute für überholt, abstoßend und gänzlich unnötig halten würden.

1.2 Gewissheit erzeugt Ungenauigkeit

1.2.1 „Sie sind überängstlich ..."

„Das ist nicht normal. Sie sollten Ihren Krebs überwunden haben und Ihr Leben weiterführen".

Die Macht der gängigen Meinung darüber, wie das Leben nach einer Krebsdiagnose sein sollte, kann ein ernsthaftes Hindernis bilden. Zum Beispiel erinnere ich mich deutlich an mein erstes Buch (*The Psychological Impact of Breast Cancer*). Ich hatte es 2010, sechs Jahre nach meiner ersten Diagnose aus meiner dualen Perspektive heraus geschrieben. Eine Kritikerin hielt mich sowohl emotional als auch körperlich für anormal, weil ich so lange nach der Diagnose immer noch emotional und körperlich litt, obwohl das Buch viele Beispiele anderer enthielt, denen es wie mir erging. Soweit ich wusste, hatte die Kritikerin selbst keinen Brustkrebs gehabt, auch wenn sie sich als Autorität für die psychischen Auswirkungen von Brustkrebs ausgab. Ich erinnere mich, dass ich sehr betroffen und ein wenig schockiert war, wie sicher sie sich war, dass ihre Ansichten richtig und meine lächerlich wären. Das gilt auch für ihre unbeugsame und engstirnige Haltung.

1.2.2 Eine Kraft, mit der man rechnen muss

Die extrem negative Beurteilung dieser Kritikerin war mir eine Feuertaufe und eine gute Lektion, mit wem und was ich es zu tun hatte, wenn ich das Krebs-Establishment auf diese Weise herausforderte. Ich wusste, dass die Kritikerin mit ihrer Ansicht über das Leben nach einer Krebserkrankung nicht alleinstand und in gewisser Weise verstand ich ihren Standpunkt. Bevor ich selbst Brustkrebs bekam, hatte ich ihrer Sichtweise nähergestanden, sowohl was meine Ansicht über posttraumatische geistige Gesundheit als auch was das Leben nach Brustkrebs betraf. Sehr wahrscheinlich hatte sich diese Person durch meine veränderte Grundhaltung kritisiert gefühlt und ich verstand ziemlich gut, warum: Ich stellte ihre herkömmliche Meinung über das Leben während und nach einer Krebserkrankung auf eine Weise in Frage, die ihre langgehegten Überzeugungen anzweifelte.

1.2.3 Einen hohen Berg besteigen

Bedauerlicherweise ist mir beim Aufzeigen des Missverhältnisses zwischen dem, was man herkömmlich über das Leben nach Krebs sagt, und wie es für viele von uns wirklich aussieht, noch eine ganze Reihe weiterer negativer Reaktionen begegnet, und zwar innerhalb wie außerhalb der Welt der Gesundheitsversorgung.

Besonders erinnere ich mich an meinen Versuch der Zusammenarbeit mit einer Organisation beim Verfassen meines zweiten Buches (*Emotional Support Through Breast Cancer*, Galgut, 2013a). Ich schrieb es auf Drängen einer ganzen Reihe von Frauen mit der Diagnose Brustkrebs, weil sie es leid waren, zu hören, sie sollten den Krebs nach einem Jahr „oder so" überwunden und „hinter sich gelassen" haben. Zu sagen, die Zusammenarbeit mit dieser Organisation sei frustrierend gewesen, wäre untertrieben.

Diese Frustration entstand, weil wir uns nicht einig waren, wie viel emotionale Verunsicherung die Betroffenen nach der Diagnose und Behandlung von Brustkrebs erleben. Die Organisation neigte zu der Ansicht, nur eine Minderheit der Frauen habe längerfristige psychische und physische Probleme, während mein Verleger und ich gegenteiliger Ansicht waren. Am Ende beschlossen wir, mit dieser Organisation nicht kooperieren zu können, weil unser beider Ansichten so weit voneinander abwichen, dass sich unmöglich ein gutes Ergebnis erreichen ließe.

Interessanterweise bestätigten Buchbesprechungen nach Erscheinen meines Handbuchs, dass viele nach einem Mammakarzinom längerfristig sowohl emotional als auch körperlich leiden. Der Macmillan Cancer Support beispielsweise bat 24 Frauen mit Brustkrebs um eine eingehende Besprechung des Buches: 13 gaben ihm die Spitzenwertung mit fünf Sternen und von acht Personen erhielt es vier Sterne. Alle waren sich einig, dass das Leiden nach Diagnose und Behandlung weitergeht. Neben dem Auftrieb für mein Ego war es eine große Erleichterung für mich, auf diese Weise bestätigt zu sehen, was mündliche Berichte und meine eigene Erfahrung mich hatten annehmen lassen. Darüber hinaus zeichnete die British Medical Association das Buch 2014 mit einem Preis aus, was nicht zuletzt deshalb sehr befriedigend war, weil es zeigte, dass es in der Welt der Medizin auch Menschen gibt, deren Einstellungen nicht so eingefahren sind, und dass es in der Medizin Ohren gibt, zu hören.

1.2.4 Immer noch ein hoher Berg

Nichtsdestoweniger ist der Weg – während ich dieses Buch schreibe – immer noch sehr steinig, steil und tückisch, wie immer, teilweise infolge des Einflusses, den eine bestimmte Fraktion in der Welt der Krebsbehandlung immer noch hat. Wie Kari, eine in der Onkologie tätige Pflegende mir kürzlich sagte:

„Ich würde nicht wagen, diese Menschen herauszufordern, denn es gibt sie schon seit so vielen Jahren, sie sind viel älter und mächtiger als ich und ich könnte meinen Job verlieren. Aber ich sehe sie mit Patienten und es läuft mir kalt den Rücken herunter. Sie meinen, es am besten zu wissen und in gewisser Weise tun sie das auch. Aber ihnen entgeht so viel, weil sie so engstirnig sind, und die Patienten leiden darunter. Manchmal fällt es schwer, zuzuschauen.“

Vielleicht ist es an der Zeit, die Grenzen zu erweitern von dem, was wir bereit sind, über die Langzeitfolgen zu sagen und damit zu konfrontieren. Das ist die Absicht dieses Buches - ein rechtzeitiger Beitrag zur Debatte und – wie ich hoffe – ein größerer verfügbarer Wissensschatz zum Thema Langzeitfolgen von und nach Krebs.

1.3 Zusammenfassung

Für die an den Langzeitwirkungen von Krebs Leidenden kann Folgendes hilfreich sein:

- Wir können daran denken, dass oft ein deutliches Missverhältnis besteht zwischen dem, was man uns über das längerfristige Leben nach der Diagnose erzählt, und dem, wie es tatsächlich für viele von uns ist.
- Wir können uns gestatten, unsere eigene Erfahrung mit den langfristigen Auswirkungen von Krebs anzuerkennen und daran denken, dass wir mit unserem Gefühl definitiv nicht allein sind und uns nicht schuldig fühlen müssen, überlebt zu haben.
- Wir können das Selbstvertrauen haben, jene kritisch zu hinterfragen, die hinsichtlich des langfristigen Lebens mit den Auswirkungen von Krebs nicht unsere Position haben. Damit lässt sich das Leben, zumindest psychisch, etwas verbessern.

Sich offen zu äußern, kann Kraft geben – natürlich nur, wenn Ihnen danach ist. Sollte jemand verharmlosen oder herabsetzen, womit Sie gerade zu tun haben, könnte es helfen, der Person in Varianten der folgenden Sätze zu antworten. Es sind nur Anregungen, ich kann mir vorstellen, dass Ihnen noch viel mehr einfallen:

- „Sie können nicht wirklich wissen, wie es sich anfühlt, solange Sie nicht in meiner Lage sind. Und ich weiß, dass ich mit meinem Erleben nicht alleinstehe."
- „Ich würde es zu schätzen wissen, wenn Sie erst einmal auf meine gelebte Erfahrung hören, bevor Sie urteilen."
- „Ich lebe, aber meine Lebensqualität hat (stark) abgenommen und damit ist schwer zurechtzukommen."

Für Gesundheitsfachpersonen, die Familie, Freunde und andere kann es wirklich hilfreich sein, wenn Sie zum Beispiel Ihrer Patientin, Ihrem Partner, Ihren Freund*innen sagen, dass Sie ...

- ... verstehen, dass das Leben in unterschiedlichem Maße schwer für sie ist.
- ... wissen möchten, was sie durchmachen.
- ... akzeptieren, dass zwischen der Art, wie das Leben nach einer Krebsdiagnose in der Gesundheitsversorgung und der Gesellschaft gesehen wird, und der Art, wie viele es tatsächlich erleben, ein Missverhältnis besteht.
- ... wissen, dass das Leben nach einer oder mehreren Krebsdiagnosen oft schwerer ist als man uns glauben machen will.
- ... den Hut davor ziehen, wie sie damit umgehen.
- ... es nicht immer verstehen oder gut hinbekommen, es aber versuchen wollen.

- ... Ihre Patientin, Ihr Partner, Ihre Freunde sagen sollen, wenn Sie etwas nicht verstehen oder nicht schaffen.

Natürlich möchte ein Partner oder eine Freundin vielleicht weiter gehen als eine Gesundheitsfachperson dies realistischerweise tun kann, um alle oben genannten Punkte auf sich zu nehmen. Diese Anregungen gelten jedoch unabhängig davon, ob Sie mit einem Patienten/einer Patientin arbeiten oder eine längerfristig betroffene Person, zum Beispiel als Partner*in, Familienmitglied, Freund*in, unterstützen.

2 Warum akzeptieren wir Langzeitwirkungen nicht?

Diese Frage habe ich mir auch oft gestellt. Warum besteht die Gesellschaft im Großen und Ganzen und sogar Gesundheitsfachpersonen meist auf einer Version des Lebens nach der Diagnose, die im Wesentlichen falsch ist, weil die Realität ihrer Auswirkungen heruntergespielt wird? Diese Frage ist komplex und tiefgreifend, und die nachstehenden Gründe sind bei Weitem nicht erschöpfend.

2.1 1. Grund: Festgefahrene Einstellungen

2.1.1 „Ich mach' das schon seit Jahren, ich weiß es besser."

Festgefahrenheit und Engstirnigkeit sind in der Gesundheitsversorgung ebenso endemisch wie in der übrigen Welt. Sicher kann ich es in der Gesundheitsversorgung Tätigen nachfühlen, wenn sie ärgerlich und abweisend auf jene reagieren, die ihr eingefahrenes Denken kritisch hinterfragen. So etwas ist sehr unangenehm. Es kann jedoch zu erheblichen emotionalen Störungen führen, ein Ethos aufrechtzuerhalten, der die Überlegenheit eingefahrenen Denkens und überlieferten Wissens gegenüber anderen und neuen Perspektiven und Erkenntnissen fördert. „Wie das?", mögen Sie fragen.

In Macmillans „Am I Meant to Be Okay Now?" (Macmillan Cancer Support, 2017) werden viele Beispiele von Menschen aus der Medizin und anderen Bereichen genannt, die von dieser Art Einstellung betroffen waren. So sagt zum Beispiel Florencia, deren Behandlung wegen Knochenkrebs vor 21 Monaten endete:

„Sie [medizinisches Personal) denken, dass Sie nach Abschluss der Behandlung wieder in Ordnung sind." Und Chris sagt im selben Macmillan-Report: „Nach Abschluss der Behandlung von Kopf- und Halskrebs heißt es: ‚Wetten, dass Sie jeden Morgen aufwachen und glücklich sind, noch am Leben zu sein?' Wissen Sie, nichts trifft weniger zu als das?"

Verständlicherweise ist das Endergebnis leider nur allzu oft, dass sich die von Krebs Betroffenen als Versager fühlen, weil sie, wie Frances, die im selben Bericht zitiert wird, nach Abschluss ihrer Behandlung eines Hodgkin-Lymphoms vor vier

Jahren sagt: „Man fühlt sich wie ein Versager und hat es nicht geschafft, wieder den Schwung zu bekommen, den man Ihrer Ansicht nach haben sollte."

2.1.2 „Patient*innen mit Krebs sind nicht rational"

Auch wenn nicht alle Gesundheitsfachpersonen generell auf diese Weise auf Krebspatient*innen zugehen, besteht doch die Tendenz dazu. Das in Großbritannien noch immer vorherrschende medizinische Modell der Gesundheitsversorgung neigt dazu, Sichtweisen von Patient*innen zu infantilisieren und/oder herunterzuspielen. Sie sind krank und daher nicht imstande, die eigene Situation distanziert zu betrachten und akkurat zu beurteilen. Daher lässt sich jeder Patient, der über Langzeitwirkungen klagt, leicht als irrational, überreagierend oder wahnhaft abtun.

Melanie, bei der vor sechs Jahren Darmkrebs diagnostiziert wurde, sagt es so:
„Ich kann nicht glauben, wie der Arzt mich behandelte, als ich ihm von den Problemen zu erzählen versuchte, die ich seit der Operation und den Behandlungen hatte. Er tat einfach ab, was ich sagte, und meinte, ich sei überreizt und bräuchte Ruhe, das würde helfen. Aber ich kenne auch andere, die Schmerzen und Inkontinenz haben wie ich, und er behandelte mich wie eine Sechsjährige ohne Recht auf eigene Meinung. Er ging mir wirklich auf die Nerven. Bevor ich ihm begegnete, war ich nicht verärgert, aber danach. Ich brauche wirklich Hilfe, weiß nur nicht, wo ich sie bekomme."

2.1.3 „Ich sah und hörte, aber verstand nicht"

Als langjährige Gesundheitsfachperson gestehe ich, dass auch ich schuldig war, Augen und Ohren vor Dingen verschlossen zu haben, die mich zu sehr provozierten. Vielmehr hörte ich, verstand aber nicht. Ich schaute, aber sah nicht. Erst nachdem ich selbst zweimal Brustkrebs gehabt hatte, erkannte ich, wie ignorant ich in Bezug auf die Realität der Diagnose und Behandlung von Brustkrebs gewesen war. Vorher war ich viel zu festgefahren, um mehr zu erkennen. Und ich verstehe, warum es anderen ebenso ergeht. Ich denke jedoch, dass wir beruflich wie ethisch verpflichtet sind, uns unseren eingefahrenen Haltungen – in diesem Fall hinsichtlich der Langzeitwirkungen von Krebs – zu stellen oder uns einzugestehen, dass wir es nicht können. In diesem Fall sind wir für jene, die mit Krebsfolgen zu tun haben, wohl kaum von besonderem Nutzen.

2.1.4 „Ich war zu ängstlich"

Ich fürchtete mich auch zu sehr vor Brustkrebs und der Möglichkeit, selbst daran zu erkranken, um jenen richtig zuzuhören, die mich emotional unterstützten. Ich sagte mir, ich würde zuhören und hinreichend gut verstehen, aber meine Furcht schob sich dazwischen. Dann bekam ich selbst die Krankheit, vor der ich solche Angst hatte, und geriet von jetzt auf gleich auf ein neues und fremdes Territorium. Das Leben veränderte sich. Ich veränderte mich. Nicht, dass ich Krebs jetzt weniger fürchten würde – ihn gehabt zu haben, hat mich nicht davon befreit. Ich verstehe nun, was ich vor meiner eigenen Erkrankung nicht habe verstehen können. Aber ich hätte riskieren können zu versuchen, es besser zu verstehen. Ich hätte meiner eigenen Furcht öfter ins Antlitz schauen können als ich es getan habe, und ich hätte mir selbst und jenen, die ich emotional unterstützt habe, eingestehen können, dass ich erstens nicht wusste, was sie durchmachen, aber zuhören und so gut ich konnte verstehen wollte, und zweitens, dass Brustkrebs mir Angst machte. Von meiner jetzigen Warte aus weiß ich, dass diese Enthüllungen von den in Therapie Befindlichen oft gut aufgenommen werden und sich lohnen können.

2.2 2. Grund: Generelle Angst vor Krebs

„Niemand möchte wirklich über Krebs nachdenken und erst recht nicht über dessen Langzeitwirkungen." Ständig heißt es, bei der Hälfte der heute Lebenden würde irgendwann Krebs diagnostiziert (Cancer Research UK, 2015). Eine beängstigende Vorhersage, und es wäre ein ungewöhnlicher Mensch, vielleicht ein Roboter, den dies nicht sehr ängstigen würde, in der Gesundheitsversorgung Tätige eingeschlossen. Überdies herrscht in unserem kollektiven Bewusstsein noch immer die seit Generationen überlieferte Geschichte, dass Krebs tötet. Die meisten von uns kennen Menschen, die an Krebs gestorben sind. Diejenigen, bei denen er bereits ein- oder mehrmals diagnostiziert wurde, leben in der Furcht vor einer weiteren Diagnose und vor dem Tod. Und natürlich tragen auch die Sprache beziehungsweise Formulierungen, die wir verwenden, nicht dazu bei, unsere Ängste zu zerstreuen. Ein Beispiel: „Es ist wie ein Krebsgeschwür in unserer Gesellschaft." Ohne es zu wollen, können Sätze wie dieser unsere Furcht und den Schrecken vor einer Krebserkrankung verstärken, die sich in jedem Fall ausbreitet und den Betroffenen immer tötet.

Natürlich führt Krebs heutzutage nicht immer zum Tode. Im Gegenteil, man spricht zunehmend darüber wie über eine chronische Krankheit, daher ist dieses Buch so notwendig! Dann wiederum kennen viele von uns auch Menschen, die sehr unter den Krebsbehandlungen gelitten haben. Und man hat mir oft gesagt, dass Menschen, die selbst keinen Krebs gehabt haben, sich mehr vor den Behandlungen fürchten als vor allem anderen, selbst wenn diese manchmal weniger rigoros sind als früher.

2.3 3. Grund: Einstellungen „Überlebender"

2.3.1 „Ärzte und Pflegende mögen mich beurteilen"

Ich weiß, dass viele seit langem Leidende es müde sind, sich zu äußern, aus Angst vor einer Verurteilung und Zensur durch ihre Ärztinnen und Ärzte, Pflegenden und anderen Gesundheitsfachpersonen. Sie befürchten sogar eine Beeinträchtigung der Pflege und Versorgung, wenn sie sich offen äußern.

Auch sind da jene unter Langzeitwirkungen Leidende, die ihre Probleme nicht einmal sich selbst gegenüber eingestehen wollen. Und ich verstehe warum. So ist zum Beispiel die Furcht vor einer Rückkehr des Krebses Grauen erregend und die meisten von uns möchten dem nicht ins Auge sehen. Außerdem wünschen sich wahrscheinlich die meisten von uns, das Leben möge wieder normal werden. Ich verstehe auch, dass es leichter sein kann, seine inneren Kämpfe für sich zu behalten, weil man sich dann wahrscheinlich weniger mit dem Urteil anderer beschäftigen muss.

Den meisten von uns sagt man zu Beginn der Behandlungen auch, diese hätten wenige Auswirkungen. So stehen wir von Anfang an unter dem Druck, es auch so zu erleben und zu akzeptieren. Katy, zitiert im Macmillan Cancer Support's Report (2017) über das Leben nach einer Krebsbehandlung sagt dazu:

„Ich denke, fast wird erwartet: ‚Sie hatten Krebs, Sie haben ihn hinter sich, es ist nichts davon übrig, also geht es Ihnen besser.' Ich hatte den Eindruck, dies wurde erwartet und versuchte, dem gerecht zu werden."

2.4 4. Grund: Zurückhalten und Verwässern von Informationen über Behandlungsfolgen

2.4.1 „Ich musste immer wieder fragen …"

Privat haben mir gegenüber einige Ärzte außerhalb und gelegentlich auch in der Onkologie zugegeben, dass Krebsbehandlungen viele scheußliche Langzeitwirkungen haben, die nicht offen eingestanden werden, aber bekannt sind. Einer, der diese Wirkungen zugibt, ist Dr. Evans, der später in **Kapitel 7** vorgestellt wird. Auch wenn diese Ärzte diesbezüglich sehr besorgt sind, kann es für sie äußerst schwierig sein, sich offen zu äußern, nicht zuletzt wegen ihrer Beziehungen zu den Pharmaunternehmen (s. Dr. Evans in Kap. 7).

Patient*innen und der Öffentlichkeit insgesamt jedoch nicht alles zu erzählen, was über kurz oder lang von Krebsbehandlungen zu erwarten ist, spricht gegen deren Akzeptanz. Wenn nicht eingestanden wird, dass es sie gibt, lässt sich zu Recht sagen, dass ihre Existenz – wenn sie denn eintreten – ein Schock ist und möglicherweise von den darunter Leidenden wie von deren Umgebung verleugnet wird.

Heutzutage sind Ärzte und Ärztinnen wirklich gefordert, alle bekannten möglichen Nebenwirkungen der Behandlung aufzuzeigen, und auf den Einverständnisformularen finden sich längere Listen potenzieller Probleme (Chan et al., 2017). Manchen ist diese Transparenz jedoch immer noch nicht genug, wie Olu, bei der vor drei Jahren Lungenkrebs diagnostiziert wurde, sagt:

„Ich musste immer und immer wieder fragen, welches die Risiken wären. Ein paar wurden erwähnt, aber ich wusste, da waren noch andere, und wenn ich drängte, sie zu erfahren, stand ich vor einer Mauer. Schließlich fühlte ich mich, als täte ich etwas Schlechtes. Letztlich gab ich auf, weil ich wusste, ich hatte den Krebs im Leib und musste vor allem meine Operation hinter mich bringen und das Beste hoffen.“

Wenn Sie wissen, dass Krebs in Ihnen steckt, wie ich sehr wohl weiß, fällt es Ihnen allerdings nicht leicht, über Langzeitwirkungen nachzudenken, und jeder behandelnden Person wird dies bewusst sein. Sie wollen einfach nur den Krebs loswerden und nie wieder bekommen. Weiterleben ist die Hauptsache und es erfordert Mut, sich gegen ärztlichen Rat und Beweise zu stellen und eine Therapie, selbst nur teilweise, aus Furcht vor Langzeitwirkungen abzulehnen. Nichtsdestoweniger, würden viele argumentieren, sollten medizinische Informationen vor Beginn einer Therapie immer auch klare, aktuelle Daten über deren Langzeitwirkung beinhalten, und zwar unabhängig davon, wie widerwärtig sie sein mögen. So könnte zum Beispiel eine x-prozentige Chance bestehen, dass diese Therapie Sterilität, Lungenkrebs, ein Sarkom etc. verursacht. Manche in der Medizin Tätige könnten sagen, dies sei in solch schwerer Zeit zu brutal für ihre Patient*innen, daher müsse die Wahrheit abgemildert werden, weil sie Patient*innen von der benötigten Therapie abbringen könnte. Andere wiederum würden argumentieren, die brutalen Fakten müssten offengelegt werden.

2.4.2 „Ich sollte mich nicht so fühlen“

Diejenigen von uns, bei denen eine oder mehrere Diagnosen gestellt wurden, reagieren gegenüber einer „Ich sollte nicht klagen“-Version des Lebens nach der Behandlung im Allgemeinen nicht weniger empfindlich als Gesundheitsfachpersonen (Macmillan Cancer Support, 2017). Hinsichtlich der Glaubenseinstellungen über richtiges

Handeln und Denken, auf die viele von uns konditioniert wurden, unterscheiden sich Krebspatient*innen nicht. Genau gesagt heißt das, unsere Gedanken und Emotionen herunterzuspielen, vor allem, wenn sie negativ sind. Daher können wir anderen den Eindruck vermitteln, weniger zu leiden als wir es tatsächlich tun.

Es braucht Mut, um gegen den Strom zu schwimmen und zu sagen, dass man zu kämpfen hat, dass das Überleben kein Zuckerschlecken und das Leben im Gegenteil düster ist. Ich weiß selbst, wie viel Zorn einem entgegenschlagen kann, wenn man sich offen zu äußern wagt. Häufig denken die Menschen, man solle einfach dankbar sein. Still zu sein ist oft viel einfacher, vor allem, wenn man bedenkt, wie sehr sich viele von uns hinsichtlich offener Äußerungen hin und her gerissen fühlen, da sie vielleicht gegen unsere konditionierten Reaktionen ankämpfen, „still zu sein" und „sich glücklich zu schätzen".

Da ist auch noch das Schuldgefühl der/des Überlebenden. Ich kann gar nicht mehr zählen, wie oft ich in den vergangenen 15 Jahren von Menschen aus allen Gesellschaftsschichten einschließlich meiner Kolleg*innen gehört habe, ich hätte Glück, überlebt zu haben, und dann sah, wie jemand mit den Augen rollte, wenn ich schilderte, wie hart mein Leben im Umgang mit den Langzeitwirkungen von Krebs ist. Obwohl ich weiß, dass ich die Wahrheit sage, kann es mir extrem schwerfallen, meine eigenen Gefühle zu validieren, auch wenn dies berufsbedingt von mir erwartet wird. Ich merke, dass ich mich frage, ob ich nicht eine Simulantin bin und aus einer Maus einen Elefanten mache. Ich kann mich sehr schuldig fühlen, wenn ich „mich beklage", während andere gestorben sind, und wieder andere, weniger Privilegierte als ich, auf ihre Weise leiden. Ja, in diesem Punkt habe ich mein Leben und bin in der Tat dankbar dafür. Das heißt jedoch nicht, dass mein Leben nur leicht oder freudvoll ist. Diese inneren Konflikte machen mir das Leben noch schwerer.

2.4.3 „Zuzugeben, was wir nicht wissen, ist auch wichtig"

Historisch betrachtet scheint es in der Medizin verpönt, wenn man zugibt, etwas nicht zu wissen. Man könnte sogar sagen, dass dies allgemein gilt. Aber bisweilen kennt niemand die Risiken und jeder, bei dem Krebs diagnostiziert wurde und der vor eine Therapie steht, könnte durchaus auch diese kennen oder in diesem Punkt zumindest die Wahl haben wollen. Es gibt eine Menge, was die medizinische Wissenschaft nicht weiß. Ein im Macmillan-Report Throwing Light on the Consequences of Cancer and its Treatment (2013b) zitierter Patient unterstreicht die Notwendigkeit, Patient*innen mit Krebs wahrheitsgemäße Informationen und damit echte Wahlmöglichkeiten zu geben:

„Ich hatte ein kolorektales Karzinom, dessen Nebenwirkungen mein Leben auf sehr üble Weise beeinträchtigt haben. Man hätte mich hinsichtlich dieser Effekte warnen bezie-

hungsweise beraten müssen, damit ich entscheiden kann. Hätte ich davon gewusst, hätte ich mich nicht operieren lassen.“

Im Nachhinein leicht zu sagen, könnte man meinen. Es hängt natürlich von den relativen Risiken ab, die ein Patient einginge, wenn er die Behandlung ablehnen oder sich für weniger entscheiden würde.

Für meinen Teil bin ich absolut sicher, dass ich in jedem Fall versucht hätte, auf kürzeren Zyklen zu bestehen, wenn ich mehr Zugang zu dem gehabt hätte, was damals über die Langzeitwirkungen der Strahlentherapie bekannt war. Vor allem bei meinem zweiten Tumor, der weniger aggressiv war. Wie die Dinge liegen, hat man mir mehrmals gesagt, ist vieles von dem, womit ich jetzt zu kämpfen habe, wie etwa Probleme mit dem Immunsystem, sehr wahrscheinlich ein Ergebnis der Bestrahlungen und anderer Therapien, die ich hatte. Obwohl ich vor der Behandlung versucht hatte, nach den Langzeitrisiken zu fragen, wurde mit vielem von dem, was bekannt war, zurückgehalten und die Liste der Nebenwirkungen auf den Einverständnisformularen war vor 15 Jahren viel kürzer als heutzutage.

2.5 5. Grund: Die „Unaussprechlichen“

2.5.1 „Offen sprechen über Intimes ist schwer“

Viele an den Langzeitwirkungen von Krebs Leidende haben Probleme, die als „unappetitlich“ gelten. Mit „unappetitlich“ meine ich alles, was mit Blasen- oder Darmstörungen sowie mit Problemen in Körperbereichen zu tun hat, über die wir in der westlichen Gesellschaft nicht gern sprechen, wie etwa die Geschlechtsorgane und die Sexualfunktionen. Diese Zurückhaltung verstärkt noch die unaussprechliche Natur dieser Langzeitwirkungen.

Sich nicht offen zu äußern, bewirkt außerdem, dass es in der Gesundheitsversorgung Tätigen und anderen leichter fällt, diese Auswirkungen zu verleugnen, vor allem, weil ihre Möglichkeit und Existenz auch in der Gesundheitsversorgung nicht überall bekannt sind. Außerdem sind sie ebenso anfällig wie andere für das Gefühl der Verlegenheit, über Bereiche unseres Körpers zu sprechen, von denen uns die Gesellschaft gelehrt hat, uns unbehaglich oder verschämt zu fühlen.

Bei vielen Gelegenheiten habe ich versucht, mit einem Arzt zum Beispiel über Muskel-Skelett-Schmerzen zu sprechen. Wenn ich offen über meine Narben von den Brustoperationen zu erzählen begann und erklärte, sie liefen die eine Brust abwärts und über die andere hinweg, traten oft Unbeholfenheit und Verlegenheit zwischen uns, vermutlich, weil ich „Brust“ gesagt hatte, ein Organ, das in vielen Gesellschaften mit Sex assoziiert wird. Wenn ich zu gegebenem Anlass darüber zu sprechen versucht habe, wie es mir seit meinem Brustkrebs mit Sex und meinem Körperbild geht, kam es nur selten vor, dass der/die Gesprächspartner*in nicht unbehaglich und/oder verlegen zusammenzuckte und das Thema wechseln wollte.

2.5.2 „Die Notwenigkeit, offen zu sprechen"

Wir müssen mehr über diese Themen sprechen, um mehr Bewusstheit und Verständnis zu fördern und den vielen an diesen „unaussprechlichen", aber üblichen Problemen Leidenden zu helfen. Wie wir das tun, ist etwas ganz anderes. Professor Smith spricht darüber in Kapitel 8 und bestätigt, dass in der Gesundheitsversorgung Tätige hinsichtlich der sogenannten „Intimbereiche" des Körpers offener mit Patient*innen umgehen müssen. Auch müssen sie von sich aus Gespräche über Symptome beginnen, statt damit auf die Patient*innen zu warten, um die Lebensqualität der an langfristigen Störungen Leidenden zu verbessern.

2.6 6. Grund: Kollektive Einstellungen zu einem Trauma

In vielen Ländern kann die gängige Meinung darüber, wie das Leben nach einem extremen Trauma zu sein hätte, leicht darauf abfärben, wie wir das heikle Thema der Langzeitwirkungen von Krebs betrachten. Mit „wir" meine ich die Betroffenen, die ihnen Nahestehenden, die mit den Betroffenen Arbeitenden sowie die Allgemeinheit in Großen und Ganzen (**Abb. 2-1**).

Die meisten von uns, die primär oder sekundär mit einem extremen Trauma befasst sind, werden dazu neigen, ihre Gedanken, Gefühle und Symptome herunterzuspielen, indem sie sich sagen, diese seien nicht gerechtfertigt und sie seien die einzigen, die sich so fühlen. Tendenziell könnten sie auch ihre Reaktionen rationalisieren. Wie Steve Haines in seinem Buch zu diesem Thema (2016) schreibt, sind wir allerdings nicht gut gerüstet, um ein Trauma zu rationalisieren, denn: „Die meisten Anteile des Gehirns, die extreme Traumata verarbeiten, sind sehr alt. Manche der Reflexe, die wir nutzen, um auf Gefahr zu reagieren, stammen ursprünglich von Reptilien." Ein gutes Argument, das jedoch nur in geringem Maße verstanden wird. Wir Menschen sind nicht gut gepolt, wenn es darum geht, in unserer komplexen Welt mit einem extremen Trauma – sei es Krebs oder etwas anderes Furchtbares – zurechtzukommen. Demnach ist es ganz normal, wenn wir dadurch völlig durcheinandergeraten.

Ob nun wir selbst oder jemand Nahestehendes mit den Nachwirkungen von Krebs befasst sind: Wir wissen, dass wir wie verrückt kämpfen, aber auch Angst haben, uns offen zu äußern, weil wir entsprechend konditioniert wurden, um nicht als „unausgeglichen", „verrückt" oder „überreagierend" etc. zu gelten. Die meisten

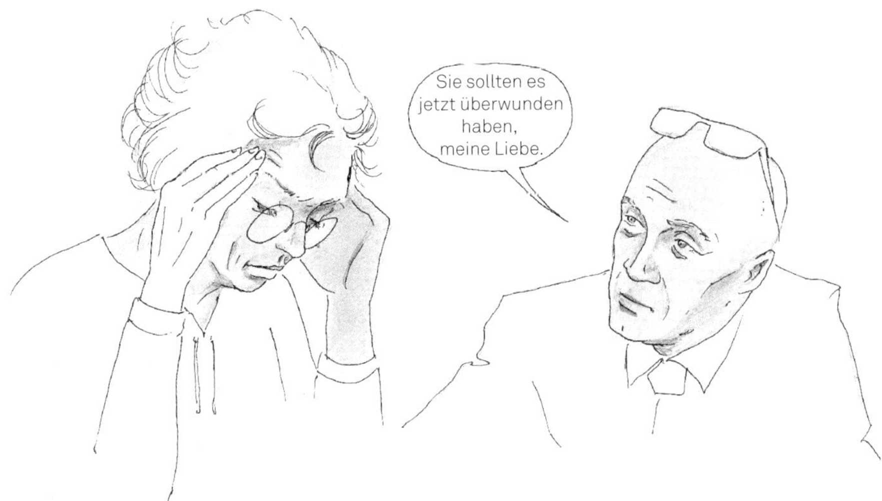

Abbildung 2-1: Beispiel für ein Klischee im Umgang

von uns sind in einer Gesellschaft aufgewachsen, in der uns zum Beispiel beigebracht wurde, extreme Reaktionen auf ein Trauma seien nur für eine begrenzte Zeitspanne akzeptabel. Dauern sie jedoch über diese festgesetzte Zeit – bei einem schweren Trauma gewöhnlich etwa ein Jahr – hinaus an, gilt dies als anormal und die Symptome müssen behandelt werden, oft mit Medikamenten wie Antidepressiva.

Dieser Konflikt zwischen unseren unverarbeiteten, urzeitlichen Reaktionen auf ein Trauma und dem, was wir anderen zufolge erleben sollten, kann bei allen Menschen mit tiefen und anhaltenden Gefühlen in Bezug auf Krebs und dessen langfristige Beeinträchtigungen sowie bei Nahestehenden zu enormer geistiger Anspannung führen. Innerlich schreien sie: „Ich komme immer noch nicht klar damit. Wie denn auch, wenn ich unter diesen Nebenwirkungen leide. Wenn ich sie leiden sehe. Wenn mein Krebs wiederkommen und/oder jederzeit aggressiver werden kann. Wenn man solche Angst hat, dass eine nahe Person noch mehr Krebs bekommt!?" Diese häufige Botschaft anderer, wir würden unsere anhaltenden Symptome übertreiben und daher stimme psychisch etwas nicht mit uns, intensiviert unser Leiden noch.

Um die Situation noch komplexer zu machen, kann das Endergebnis des gesamten Konflikts darin bestehen, dass wir ihn teilweise leicht auf Partner*innen, die Familie, Freund*innen, Patient*innen etc. projizieren. Raj, dessen Frau vor sieben Jahren Brustkrebs hatte, formuliert es so:

„Ich kann einfach keinen Sinn darin sehen, dass meine Frau immer noch so leidet. Es scheint schlimmer zu werden. Ihr Krebs ist weg und trotzdem macht sie sich Sorgen, dass

er zurückkommen könnte. Ich weiß das auch, dränge es aber die meiste Zeit zurück. Warum kann sie das nicht? Sie frustriert mich wirklich und ich verliere die Beherrschung. Ehrlich gesagt weiß ich auch, dass sie es die meiste Zeit nicht vortäuscht, aber ich verstehe es nicht und kann es nicht akzeptieren, und das macht uns beide unglücklich. Ich hasse es und ich hasse, was es uns angetan hat."

2.7 7. Grund: Verkennen der psychischen Folgen eines Extremtraumas

2.7.1 „Sie verstehen die Härte nicht und erschweren mein Leben"

In Fortsetzung meiner vorangehenden Bemerkungen trete ich vehement dafür ein, dass viele von uns – auch in Medizin und Psychologie – verkennen, wie das Leben für einen Menschen nach einem Extremtrauma wie Krebs natürlicherweise ist. Ohne es zu wollen, können wir leicht zum Teil des Problems statt zur Lösung für jene werden, die langfristig mit Krebs leben. Dies geschieht, wenn wir voller Überzeugung behaupten, unter Langzeitwirkungen Leidende würden „aus einer Maus einen Elefanten machen", „simulieren" oder „übermäßig dramatisieren".

2.7.2 Entflechten des Prozesses

Nach jedem bedeutsamen Trauma im Leben, in diesem Fall Krebs und seine Nachwirkungen, vertritt die gängige Meinung energisch und im Brustton der Überzeugung, das Leiden habe eine Grenze. Außerdem solle es nach spätestens ein bis zwei Jahren enden, andernfalls sei etwas ernsthaft nicht in Ordnung. Auch der Verlauf sollte geradlinig sein.

Es gibt jedoch sowohl meiner klinischen als auch meiner persönlichen Erfahrung nach nur selten – wenn überhaupt – ein lineares oder limitiertes Durchlaufen der fünf Stadien, wie in Traumamodellen, vorhanden sein sollte (Galgut, 2014a, 2013b, 2012a). Im Beitrag von Catherine Moser (2021) über Traumatisierungen findet sich eine differenzierte Beschreibung des Traumabegriffs und eine Kritik von linearen und limitierten Verlaufs- und Bewältigungsmodellen.

Ich habe noch nie von jemandem gehört, der alle Stadien – Schock, Nicht-wahrhaben-Wollen, Zorn etc. – bis hin zur Auflösung und Akzeptanz einschließlich der Zeit nach einer Krebsdiagnose, der Behandlung und darüber hinaus – in etwa einem Jahr glatt durchlaufen hätte.

Caroline Lloyd (2018) schreibt in ihrem Buch über die Entmystifizierung des Traumas über Verlust und Trauer, was sich auch auf Krebs übertragen lässt:

„Diese Modelle bleiben beliebt, weil sie all jene ansprechen, die gerne Struktur in etwas brächten, das eine überwältigende emotionale Achterbahn sein kann. Auch erlauben sie der trauernden Person und ihren Unterstützungspersonen, sich zu fühlen, als hätten sie Kontrolle, als könnten sie ihren Fortschritt durch eine Reihe vorhersehbarer Stadien hindurch verfolgen. In Wahrheit kann Trauer unkalkulierbar und unkontrollierbar sein" (Lloyd, 2018, S. 36).

In Bezug auf Krebs kann ich vollkommen verstehen, dass alle Betroffenen, von Gesundheitsfachpersonen bis hin zu den mit Krebs Lebenden, eventuell lieber versuchen, emotionale Reaktionen auf dieses spezielle Trauma aus vielfältigen Gründen herunterzuspielen und in gewisser Weise kontrollieren zu wollen. Einige dieser Gründe werden in diesem Kapitel und an anderer Stelle in diesem Buch beleuchtet.

2.7.3 „Leider sind wir nicht so gepolt"

Statt einzugestehen, dass es Langzeitwirkungen gibt, die sich negativ auf das Leben von Menschen auswirken, fällt es leichter, körperlichen und emotionalen Auswirkungen ein Zeitlimit zu setzen. Leider sind die Reaktionen auf Krebs in etwa so elementar wie emotionale Reaktionen nur sein können, vor allem wegen der Natur von Krebs, der keine Grenzen kennt, ganz gleich, ob man ihn im Griff zu haben meint oder nicht. Die Möglichkeit von noch mehr Leiden und Tod hängt stets über einem.

Die Unkontrollierbarkeit emotionaler Reaktionen auf ein Trauma im Allgemeinen ist nicht zu leugnen und viele Menschen mit Traumata jeder Art haben mir gesagt, sie würden nicht viel von dem erleben, was sie angeblich erleben sollen. So kann zum Beispiel das Gefühl eines Schocks kommen und gehen oder scheinbar überhaupt nicht eintreten. Ich selbst erinnere mich noch sehr gut daran, dass ich mir nicht besonders bewusst war, schockiert zu sein, als ich zweimal in rascher Folge mit der Diagnose und Behandlung meines Brustkrebses zu tun hatte. Erst drei oder vier Jahre nach Abschluss meiner Initialbehandlung begann ich den Schock zu spüren. Nicht dass ich nicht schon zu Anfang im Schock gewesen wäre, meine ich, nur schien ich ihn unter Kontrolle zu halten, um all die schrecklichen Dinge zu überstehen, die mir geschahen. Ich musste es, sonst wäre ich untergegangen. Andere haben mir gesagt, es sei ihnen ähnlich ergangen. Und obwohl jeder Krebs individuelle emotionale Auswirkungen haben wird, gibt es auch eine ganz eindeutige Gemeinsamkeit des Erlebens, nicht zuletzt die Tatsache, dass Emotionen nonverbale, unbewusste körperliche Reaktionen sind, die jeder Mensch hat, ob er will oder nicht.

2.7.4 „So traumatisch und endlos kann Krebs doch nicht sein“

Die Fehleinschätzung des Krebstraumas und seiner anhaltenden Wirkungen rührt zum Teil von dem immer noch herrschenden Unwissen darüber her, dass man nicht etwa eine Diagnose bekommt, behandelt wird und dann genesen ist. Selbst die glücklicheren „Überlebenden“ mit weniger Nebenwirkungen nehmen oft noch jahrelang nach der Diagnose starke Medikamente, die gravierende medizinische Nebenwirkungen haben.

Ich weiß noch, dass ich von der Unerbittlichkeit der Brustkrebsbehandlungen schockiert war. Mir ist bewusst, dass es bei anderen Krebsbehandlungen oft ähnlich oder gar schlimmer ist. Einige der Behandlungen laufen sogar doppelt so lange wie meine, die über fünf Jahre dauerte, und oft genug verschwinden die Nebenwirkungen selbst nach Abschluss der Therapie nicht und nehmen unter Umständen noch zu. Natürlich müssen jene mit einer sekundären Tumordiagnose oft ein Leben lang schwere Therapien ertragen, etwas, dessen sich viele nicht bewusst sind oder es ignorieren.

2.7.5 „Nicht endende Initialtherapien, ich halte das nicht mehr aus“

Mir war nicht klar geworden, wie viele Stadien die initiale Phase nach der Diagnose hatte und wie anstrengend das ist: Auf die Operation, selbst ein langer und mehrstufiger Prozess, folgte die Strahlentherapie, eine mehrstufige und lange, tägliche Tortur über sechs Wochen. Nachdem ein paar Monate nach der ersten die zweite Diagnose gestellt wurde, musste ich den gesamten Prozess nochmals durchmachen. Nach alldem brauchte ich adjuvante Chemotherapie, wie die meisten. In meinem Fall wurde über den Zeitraum von vier Jahren einmal im Monat ein Medikament mit einer dicken Nadel in das Unterhautgewebe meines Bauches injiziert. Das verursachte starke Schmerzen und Hämatome, ganz zu schweigen von den furchtbaren Effekten, dass meine Eierstöcke plötzlich mehrmals aktiviert und wieder deaktiviert wurden, weil ich die Medikation zweimal aussetzen musste, um sie erneut zu beginnen.

2.7.6 „Es ist vorbei. Wo ist jetzt das Problem?“

Ich hatte wirklich das Gefühl, es nähme kein Ende und erinnere mich genau, wie ich mich nach all den Eingriffen und schlechten Reaktionen der Haut und des Körpers insgesamt ständig erschlagen fühlte, obwohl alle Behandlungen abgeschlossen waren.

Ich weiß noch, dass ich den gesamten Prozess zu analysieren versuchte, um die fortwährenden und kumulativen emotionalen Auswirkungen des Prozesses jenen zu erklären, die nicht glaubten, wenn ich sagte, wie es mir wirklich ging, und auch, um ihn zusammenhängend für mein erstes Buch, *The Psychological Impact of Breast Cancer* (Galgut, 2010) zu beschreiben. Schließlich erstellte ich ein Diagramm, das ich aktualisiert habe, um auch die additiven Folgen der Langzeitwirkungen von Krebs zu erfassen (**Abb. 2-2**). Es zeigt, wie ein Trauma die Auswirkungen des nächsten verstärkt und beruht auf meinen Erfahrungen mit zwei Diagnosen, zwei Operationen, zwei dreimonatigen Zyklen täglicher Strahlentherapie und vier Jahren adjuvanter Chemotherapie sowie danach dem schrittweisen Auftreten langfristiger Wirkungen im Laufe der Zeit. In den vergangenen 15 Jahren gab es für mich keinerlei Erholung und ich kenne andere, die ebenso leiden, und zwar nicht nur mit Brustkrebs, sondern mit einer Reihe anderer Tumoren. Dennoch sagt nur selten jemand etwas anderes als: „15 Jahre, das ist erstaunlich." Und das ist es wirklich. Ich hoffe jedoch, mehr als hinreichend klarzumachen, dass das nicht alles ist.

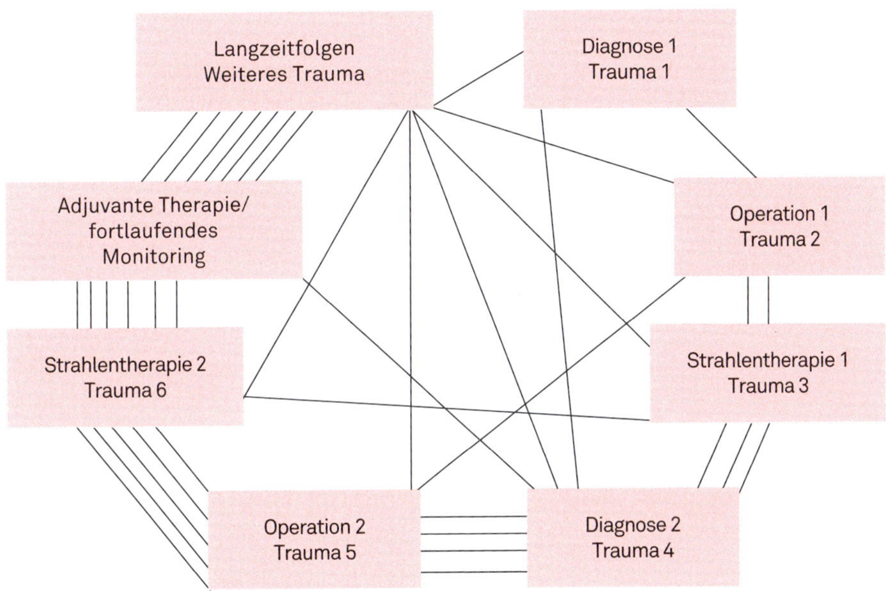

Abbildung 2-2: Additive Folgen der Langzeitauswirkungen von Krebs

2.7.7 „Die kumulativen Auswirkungen sind unklar"

Um es genauer zu sagen: Der Schock der Operation geht zum Beispiel im Schock der Strahlentherapie auf, verstärkt damit die traumatische Reaktion und führt zu Stressaufbau, daher die im weiteren Verlauf von Diagnose 1 bis hin zu Langzeitwirkungen zunehmenden Linien. Man ist mit so vielen Schocks beschäftigt, dass das Krebstrauma mehrschichtig und komplex wird. All die Linien, die das Diagramm in kreuz und quer durchziehen und ein Trauma mit dem anderen verbinden, zeigen den chaotischen Zustand von erhöhtem Stress.

Auch andere, im Diagramm nicht enthaltene Faktoren können die Komplexität des Traumas erhöhen. Mitten im Coping können wir auch an andere Traumata erinnert werden, zum Beispiel kann barbrüstig auf einem Strahlentherapietisch zu liegen und mit Strahlung beschossen zu werden, sich anfühlen wie eine Vergewaltigung ähnlich sexueller Belästigung oder gar sexuellem Missbrauch, obwohl es das eindeutig nicht ist. Es so zu formulieren, mag extrem erscheinen, aber viele von uns einschließlich meiner selbst fühlen sich bisweilen so. Und die unerbittliche Natur selbst der kürzeren Strahlentherapiezyklen, die in den vergangenen Jahren die längeren, die ich hatte, zu ersetzen scheinen, können leicht dazu beitragen, bei jedem, der solch eine Tortur durchläuft, Angst zu erzeugen. Es scheint und ist in der Tat endlos.

2.7.8 „Dann kommen die Folgen der Langzeiteffekte"

Auch der Umgang mit den Langzeitwirkungen von Krebs setzt die Betroffenen ständiger Retraumatisierung aus, was wenig zur Kenntnis genommen wird. So kann zum Beispiel jedes kleine Symptom Panik auslösen, dass der Krebs zurückgekehrt ist, was uns wiederum an die Initialdiagnose und das entsprechende Trauma erinnert.

2.7.9 „Nehmen die Effekte wirklich mit der Zeit zu?"

Wie kann das sein? Als ich mein erstes Buch schrieb, hatte ich noch nicht richtig erkannt, dass sich die körperlichen Nebenwirkungen und in der Tat auch die emotionalen mit der Zeit nicht bessern, sondern auf vielfältige Weise verschlechtern würden. Ich hoffte noch immer, zu genesen und wieder normal zu werden. Und die Botschaft des medizinischen Personals und der Leute in der Gesundheitsversorgung lautet generell: „Sie hatten Glück, dass es früh erkannt wurde." Zuerst hieß es, ich sei geheilt, aber diese Behauptung änderte sich, und zwar zu Recht, weil Brustkrebs, ganz gleich, wie klein und wie gut er unter Kontrolle ist, jederzeit wieder auftreten kann. Wenn es also heißt: „Sie sind am Leben. Wo ist Ihr Problem?", ist das auch dann eine arrogante Frage, wenn ich natürlich Glück habe, bis hier überlebt zu haben.

Meine Lebensqualität ist jedoch die meiste Zeit ziemlich schlecht und dies an mehr Tagen, als ich zugeben mag (s. **Kap. 5**). Krebs zu „überwinden" ist für viele von uns einfach keine realistische Hoffnung. Die Furcht vor einem erneuten Auftreten (s. **Kap. 3**) ist allgegenwärtig und auf manche Art auch schlimmer, da ich nach all diesen Jahren mehr in das – hoffentlich tumorfreie – Überleben investiert habe.

2.8 8. Grund: Gnadenlose allgegenwärtige Ideologie der Langzeitwirkungen

Die allgegenwärtige Ideologie der Langzeitwirkungen von Krebs macht keine Gefangenen. Sie ist ein richtig furchtbares Biest.

2.8.1 Diese Konfrontation macht Angst

Zum Schluss dieses Kapitels über einige der Gründe, warum es uns tendenziell schwerfällt, die Langzeitwirkungen von Krebs und die Probleme, die sie vielen bereiten, zu akzeptieren, sei nochmals hervorgehoben: Es kann sehr schwer sein, die festgefahrene Position der vorherrschenden Kultur hinsichtlich dieser Wirkungen kritisch zu hinterfragen, und zwar sowohl in der Gesundheitsversorgung als auch außerhalb.

2.8.2 „Selbstzweifel können hinderlich werden"

Bei jedem Satz, den ich für dieses Buch schreibe, höre ich meine externe Kritikerin sagen, ich rede Unsinn. Sie sagt mir, meine Ansichten seien nicht hinreichend valide, übertrieben und ich täte besser daran, zu schweigen. Die Versuchung ist da, aber wie die Dinge stehen, bin ich wagemutig. Viele sind es nicht und ich verstehe, warum.

2.8.3 „Ständiges Hinterfragen ist entscheidend"

Die in der Gesundheitsversorgung und außerhalb dominierende Kultur, welche sich hartnäckig weigert, die Existenz dieser Wirkungen anzuerkennen, muss ständig kritisch hinterfragt werden. Andernfalls wird sich für die zunehmende Zahl der Krebsüberlebenden, von denen viele verständlicherweise die Konsequenzen offener Äußerungen fürchten, nichts ändern. Hier unterbreche ich mein Plädoyer, zumindest bis Kapitel 3!

2.9 Zusammenfassung

Für die an den Langzeitwirkungen von Krebs Leidenden:

- Vertrauen Sie Ihren eigenen Erfahrungen und Erkenntnissen. Sie wissen besser als alle anderen, was Sie erleben.
- Sie haben das Recht, wütend zu sein und zu protestieren, wenn Ihre Erfahrung durch irgendjemanden – Ärzte, Pflegende, Fachkräfte für geistige Gesundheit, Kolleg*innen etc. – untergraben wird.
- Es ist normal, wütend zu sein, wenn bei Ihnen Krebs diagnostiziert wurde.
- Es ist normal, wütend zu sein, wenn Sie an den Langzeitwirkungen von Krebs leiden.
- Nach einem Trauma kann es helfen, Ihr eigenes Denken über das Leben kritisch zu hinterfragen. Krebsdiagnosen und -behandlungen sind enorme Traumata. Ebenso ihre Folgen. Es überrascht nicht, wenn es Ihnen emotional schlecht geht, wenn es Ihnen schwerfällt, damit zurechtzukommen etc. Die Realität ist, dass wir Menschen seltener als man meinen könnte so gepolt sind, um diese Traumata überhaupt oder leicht „hinter uns zu lassen“ und „weiterzumachen“.
- Leider können die Folgen von Krebs mit der Zeit zunehmen. Dies geschieht emotional und körperlich mehr Menschen als man meinen könnte. Es kann Ihnen emotional helfen, die Möglichkeit in Betracht zu ziehen, statt sie zu verleugnen, auch wenn dies nicht für jeden der richtige Weg sein mag (Galgut, 2016a, 2013c).
- Sich schuldig zu fühlen, dass man überlebt hat, kommt oft vor. Außerdem können wir wütend und ärgerlich sein, weil unser Leben hart ist.
- Viele von uns neigen dazu, unsere Mühen mit dem Leben nach der Diagnose und Behandlung herunterzuspielen. So hat man es uns gelehrt und natürlich möchte niemand, dass der Krebs sein Leben zum Schlechteren verändert. Das kommt aber nur selten vor, ganz gleich, was die Medien sagen.
- Leider ist über das Leben nach einer Krebsdiagnose und -behandlung nur wenig bekannt. Vielleicht lohnt es sich, zu bedenken, dass nicht jede/r unsympathisch ist. Es ist den Betreffenden nur nicht bewusst.
- Menschen auf jede Weise zu informieren und zu unterweisen wird, sofern Sie es ertragen können, uns allen helfen. Es ist aber auch in Ordnung, wenn Ihnen nicht danach ist.

Für Gesundheitsfachpersonen und andere:

- Gestatten Sie sich die Erkenntnis, dass die Arbeit mit Tumorpatient*innen mit Langzeitwirkungen sehr anstrengend sein kann. Auch Sie sind nur ein Mensch und denselben Belastungen, Spannungen und Emotionen unterworfen, wie wir anderen auch.

- Es kann sich lohnen, Ihre eigenen Gedanken und Überzeugungen über das Leben nach einer Krebsdiagnose und -behandlung zu hinterfragen. Überlegen Sie zum Beispiel, dass die Auswirkungen von Krebs und dessen Behandlung sowohl emotional als auch körperlich mit der Zeit eher zu- als abnehmen können.
- Versuchen Sie, Ihren Patient*innen gegenüber hinsichtlich der Nebenwirkungen von Therapien ehrlich zu sein. Die meisten Menschen möchten es so.
- Versuchen Sie zuzuhören, was Ihre Patient*innen wirklich sagen, selbst wenn Sie nicht damit übereinstimmen. Versuchen Sie, Ihr Urteil ein wenig aufzuschieben. Aufgrund unseres eingefahrenen Denkens fällt das den meisten von uns schwer, kann sich jedoch lohnen, selbst wenn es uns nur ein wenig gelingt.
- Es kann Sie bei Ihren Patient*innen aufwerten, zu sagen, dass Sie nicht wissen, wie sie sich fühlen, es aber gerne wüssten.
- Der Patientin vor Ihnen kann es wirklich helfen, wenn Sie klar äußern, dass Sie an Langzeitwirkungen glauben. Schon dies kann ihr helfen, sich ihrer Situation anzupassen.
- Es kann auch helfen, wenn Sie das Thema selbst ansprechen, statt dies der Patientin zu überlassen. Ein Beispiel: „Ich frage mich gerade, ob sich irgendetwas, zum Beispiel die Bewältigung des Alltags, mit der Zeit verschlechtert hat."
- Die „unaussprechlichen" Themen anzuschneiden kann, wenn Ihnen dies möglich ist, eine große Hilfe sein. Siehe dazu auch Prof. Smith in Kapitel 8.
- Versuchen Sie, sich nicht allzu sehr unter Druck zu setzen, um die Dinge für Ihre Patient*innen zu „regeln". Das ist vielleicht ohnehin nicht zu schaffen!
- Die Überweisung an geeignete Kolleg*innen kann – falls und wann nötig – ebenso willkommen sein.
- Es kann auch helfen, sowohl Ihre eigenen als auch die Grenzen Ihrer Patient*innen zu erkennen.
- Es kann Wertschätzung für Ihre Patient*innen zeigen, wenn Sie zugeben, dass wir alle, einschließlich Ihrer selbst, nur Menschen sind.
- Oft brauchen Patient*innen lediglich Wertschätzung für das, was sie körperlich und emotional durchmachen. Das unterstützt sie und nützt ihnen.
- Denken Sie daran, dass sich Ihre Patient*innen oft vor Ihrem Urteil fürchten.

Für die Familie und Freund*innen:

- Wenn es Sie nervt, dass Ihre Partnerin oder Ihr Freund den Krebs noch nicht „überwunden" hat, kann es hilfreich sein, Ihr eigenes Denken über das Leben nach einer Krebserkrankung zu hinterfragen.
- Denken Sie daran, dass es normal ist, sich zu ärgern, wenn Ihre Partnerin oder Ihr Freund immer noch leidet. Sie sind nur ein Mensch und haben ebenfalls ein Recht auf Unterstützung und Verständnis.
- Versuchen Sie, Ihr Urteil ein wenig aufzuschieben.

- Denken Sie an Mythen über die emotionalen und körperlichen Langzeitwirkungen von Krebs. Viele Menschen kommen einfach nicht über die Krebsdiagnose und -behandlung hinweg.
- Geben Sie Ihrer Partnerin/Ihrem Freund eine Chance, Ihnen zu erzählen, wie es ihr/ihm geht, und tun Sie Ihr Bestes, zuzuhören, ohne zu unterbrechen. Um zu prüfen, ob Sie sie/ihn verstanden haben, können Sie wiederholen, was man Ihnen gesagt hat.
- Wenn sich Ihre Partnerin/Ihr Freund stark genug fühlt, können Sie ihr/ihm sagen, wie es Ihnen geht, und darum bitten, in eigenen Worten zu wiederholen, was Sie gesagt haben. Sich gehört zu fühlen, kann beiden Seiten beim Coping helfen.

3 Die Angst vor noch mehr Krebs

3.1 Eine häufige und verkannte Langzeitwirkung

Murphys Gesetz. Gerade wollte ich dieses Kapitel schreiben, als ich ein Problem mit dem rechten Bein bekam. Eines Morgens hatte ich beim Umhergehen das Gefühl, als sei mein Knie aufgekratzt. Es erinnerte mich daran, wie ich mir als Kind die Knie aufgeschlagen hatte. Ich nahm es nicht weiter zur Kenntnis, bis ich plötzlich eine sehr große, harte Schwellung unter meiner Kniescheibe, nahe am Schienbein wahrnahm. Da ich ohnehin einen Termin beim Arzt hatte, zeigte ich es ihm und er schickte mich sofort zur Ultraschalluntersuchung. Dabei zeigte sich etwas, das die Nekrose eines Lymphknotens hätte sein können, vielleicht nichts Ernstes, aber im Bereich um die Geschwulst fand sich etwas Flüssigkeit. Sie fiel daher in die Kategorie verdächtiger und möglicherweise kanzeröser Läsionen. Alles, was mit Lymphknoten zu tun hat, ist für Menschen, die bereits Krebs hatten, besonders besorgniserregend, da ein Problem mit den Lymphknoten die unwillkommene Botschaft einer Rückkehr oder Ausbreitung des Krebses bedeuten kann (**Abb. 3-1**).

Es ist schwer, jemandem, der noch keine Krebsdiagnose bekommen hat, zu erklären, was für eine schreckliche Situation das ist. Man spricht oft über Tumornarben, die an sich schon schrecklich sind, aber für jene von uns, die in Angst vor einer weiteren Primärdiagnose und/oder der Ausbreitung des Krebses auf andere Teile des Körpers, wie etwa Knochen oder Organe oder vor weiteren Metastasen leben, ist das noch etwas ganz anderes.

Obwohl ich mit nur zwei Primärdiagnosen bislang ziemliches Glück hatte, bin ich sicher nicht allein, wenn ich sage, dass ich mir weitere Behandlungen gegen eine andere Form von Krebs nicht vorstellen kann. Die beiden ersten „Attacken“ haben mir so viele Probleme hinterlassen, dass ich mir nicht vorstellen kann, wie meine Seele oder mein Körper mit einer weiteren klarkäme. Daher ist eine Situation wie die oben beschriebene, in der ich darauf warte, ob der Knoten in meinem Knie noch mehr Krebs bedeutet oder nicht, eine wahre Höllenqual, denn sie könnte bedeuten, dass mein Leben unmittelbar zu Ende geht. Und ich fürchte nur eines mehr als den Tod, nämlich mit dem Wissen zu leben, unheilbar krebskrank zu sein.

Ich habe wirklich Angst,
es könnte immer wiederkommen.
Sie müssen
positiver sein.

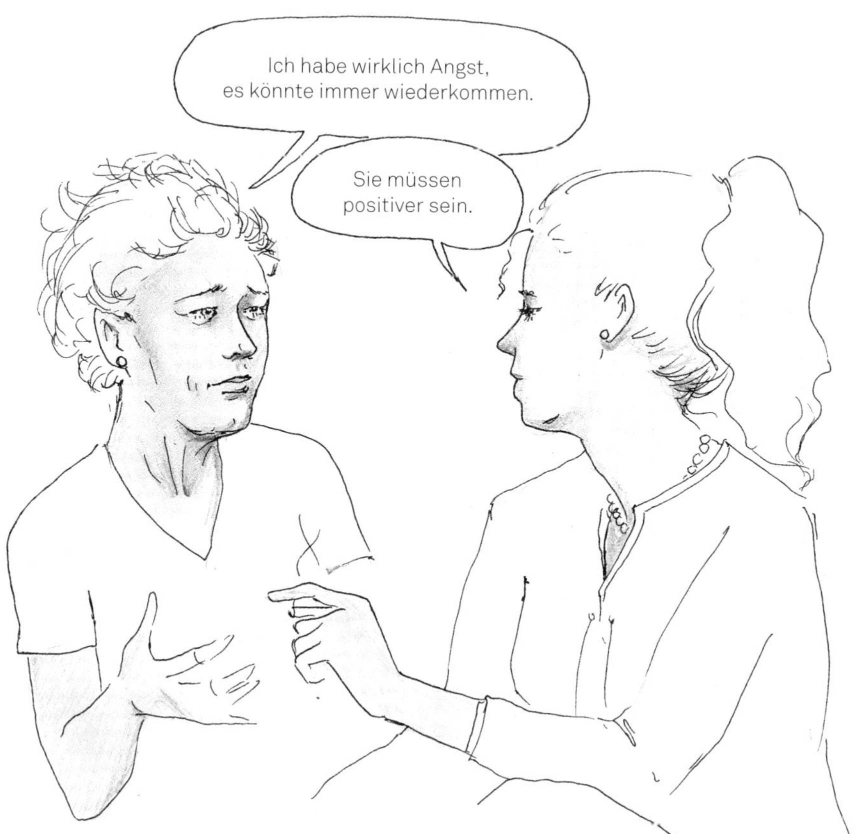

Abbildung 3-1: „Menschen verstehen nicht, warum uns diese Furcht derart verfolgt." (Rumi, Diagnose vor fünf Jahren)

So viele Menschen leben mit unheilbarem Krebs und ich fühle mit ihnen. Ich stelle mir vor, dass sie stets hoffen und viele leben ja jahrelang damit. Offensichtlich ist es aber eine ganz andere Situation als meine.

Ich fürchte jene Worte: „Sie haben mehr Krebs." Ein primäres Rezidiv wäre natürlich weniger beängstigend als eine Ausbreitung in meine Knochen und/oder Organe. Aber natürlich will ich weder das eine noch das andere. Das Folgende mag für Sie völlig überzogen klingen, aber in Wirklichkeit frage ich mich oft, ob ich die ganze Zeit mit dem blitzenden Damoklesschwert über mir leben möchte, das mich täglich mal mehr, mal weniger blendet.

Es mag schwer verständlich erscheinen, aber die beiden Wochen, die ich gerade durchlebt habe, waren eine Höllenqual. Auch wenn mich ein Arzt beruhigt hatte, dieser Knoten sei seiner Meinung nach sicher nicht kanzerös, wollte er dennoch einen erneuten Scan machen lassen, um sicherzugehen, dass der Knoten kleiner geworden und die Flüssigkeit verschwunden war. Während der gesamten zwei Wochen dachte ich dauernd, warum er wohl in zwei Wochen einen Scan durchführen lassen wollte, wo er doch 100-prozentig sicher war, dass es kein Krebs ist. Verheimlichte er mir eine 1-prozentige Chance, dass es doch Krebs ist, um mir zu helfen, die beiden Wochen zu überstehen? Wie konnte er sich überhaupt absolut sicher sein? Schützte er sich nur selbst? Ärzte müssen das, aber ich kenne ihn und hatte überhaupt nicht diesen Eindruck. Ich dachte auch immer noch an Spätfolgen einer Strahlentherapie und daran, was Dr. Evans, der Onkologe, in meinem Interview für das Buch über diese möglichen Folgen einer niedrigen Strahlendosis im Gewebe gesagt hatte, nämlich noch mehr Krebs (s. Kap. 8). Diese Risiken waren gering, aber vorhanden.

Fast alle Menschen nach einer Krebsdiagnose, mit denen ich je gesprochen habe, sagen, es sei diese winzige Möglichkeit, es könnte Krebs sein, die ihnen im Kopf herumspuke. Und dieses Grauen werden wir mit ins Grab nehmen. Unsere Vorstellungen laufen Amok. Rationales Denken und das Abwägen prozentualer Chancen passen in solchen Zeiten nicht ins Szenario. Wir erleben einfach nur elendes Grauen.

3.1.1 Ein gemeinschaftliches Erleben

Oft höre ich: „Nun, wir sind alle verschieden", und auf vielen Ebenen ist das ein triftiges Argument. Ich beobachte jedoch eine enorme Gemeinsamkeit im Erleben, wenn es um die Furcht vor dem erneuten Auftreten, der Ausbreitung oder der Verschlechterung einer stabilen, aber immer noch bestehenden Krebserkrankung geht. Im Laufe der Jahre habe ich mit Hunderten von Menschen mit einer Krebsdiagnose gesprochen. Fast jede/r von ihnen hat diese Furcht und das Grauen eingestanden, unabhängig von ihrer Zurückhaltung, viel über die sonstigen Auswirkungen zu sagen, die das Krebsleiden auf sie hat. Ich kann in voller Überzeugung und rückhaltlos behaupten, dass 99,9 Prozent derer, mit denen ich gesprochen habe, dem zustimmen. Die hier nicht enthaltenen 0,1 Prozent sind diejenigen, die sagen, ihr Krebs käme nicht wieder, es ginge ihnen also gut. Vielleicht haben sie Recht, so selbstsicher zu sein. Ich weiß es nicht. Manche Tumore haben sicher niedrigere Rezidivraten als andere.

Die Bemerkung von Liz ist typisch für das, was die meisten sagen. Sie hatte ein malignes Melanom und meint: „Ich wache kaltschweißig auf und denke, einen Knoten gespürt zu haben und muss das überprüfen." Albträume dieser Art sind eine regelmäßige Erscheinung bei den meisten, die offen mit mir über ihr Leben mit einer Krebsdiagnose oder einem Rezidiv gesprochen haben.

3.2 Was erhöht die Furcht vor Rezidiv und Ausbreitung?

Es gibt einige Faktoren, die einen krebskranken Menschen schwerer mit der Angst vor Rezidiven und einer Streuung leben lassen.

3.2.1 Fehlendes Verständnis und Verleugnung des Umfelds

Das Problem mit der Furcht vor einem Rezidiv ist, dass diese gemeinschaftliche Erfahrung einfach nicht anerkannt und/oder ignoriert wird. Gleiches gilt für die extreme Ausprägung der Furcht. Außerdem möchte die Allgemeinheit diese Furcht oft dämpfen.

Medizinisches Personal ist nicht weniger als andere anfällig dafür, die extreme Furcht von Patient*innen vor einem Rezidiv zu dämpfen. Ich verstehe, warum und es fällt schwer, angesichts einer derartigen Furcht bei einer Patientin ruhig zu bleiben. Ein weiterer überlieferter Glaubenssatz ist, die Furcht vor einem Rezidiv nehme mit der Zeit ab, daher glauben medizinisch Tätige so etwas im Allgemeinen wirklich.

Ich erinnere mich an den Onkologen, der mir sehr selbstsicher sagte, meine Befürchtungen würden mit der Zeit nachlassen und ich würde die Furcht nur auf dem Weg zu meinem jährlichen Scan spüren. Er war sich darin sehr sicher und in keiner Weise der Vorstellung zugänglich, dass Patient*innen ihre Gefühle auch unterdrücken könnten, aus Angst, ihr Arzt könnte anderer Meinung sein und sie für „überreagierend" oder „anormal" halten.

Auch schien der Onkologe seine Position hinsichtlich der Furcht vor einem Rezidiv und ob sie mit der Zeit zunimmt nicht anzuzweifeln. Es schien ihm nicht in den Sinn zu kommen, dass er falsch liegen und den Patient*innen zusätzlich Probleme bereiten könnte, indem er so selbstsicher behauptet, die Furcht vor einem Rezidiv nehme mit der Zeit immer ab statt zu.

Ich erinnere mich auch an eine Meinungsverschiedenheit mit einem anderen Onkologen, einige Jahre nach der Diagnose, weil er meine seiner Ansicht nach „‚deutlich übertriebene' Angst" nicht verstand. Ich sollte den Krebs inzwischen „überwunden" haben und mir keine Sorgen mehr machen, dass er wiederkäme, weil die Chance nur gering sei. „Der hat leicht reden", würden viele von uns behaupten.

Wie schon in **Kapitel 3.1** erwähnt, liegt das Problem darin, dass medizinisch Tätige nur selten psychologisch ausgebildet sind, und diejenigen, die es sind, wie etwa Psychiater*innen, haben gewöhnlich eine sehr „medizinische" Betrachtungsweise menschlichen Leidens. Auch sie wurden ausgebildet, eine Version des Lebens nach dem Trauma zu akzeptieren, der zufolge zwingend etwas psychologisch nicht stimmt, wenn die Person nicht nach einem Jahr darüber hinweg ist. Nur wenige scheinen diese Überzeugungen zu hinterfragen und hätte ich nicht selbst zwei Brustkrebsdiagnosen durchlebt, täte ich es vielleicht auch nicht. Sicher war meine Ausbildung in Psychologie sehr „medizinisch“, da man sich dort denselben Sichtweisen über das Leben nach dem Trauma anschloss.

Zena, bei der vor sechs Jahren ein Ovarialkarzinom diagnostiziert wurde, spricht von einer wenig hilfreichen Erfahrung mit einem Arzt:

„Einige Jahre nach meiner Diagnose wurde ich zu einem Psychiater überwiesen, weil ich meine Depression wegen all dem, was mir passiert war, und wegen meiner Angst, der Krebs könnte wiederkommen, einfach nicht loswurde. Der Arzt schien mich ernst zu nehmen und war freundlich zu mir, hatte aber nur die Diagnose einer Depression, die mir nicht neu war, und Antidepressiva zu bieten. Er verstand nicht wirklich, wie es mir ging, und ich fragte mich, ob er dachte, ich würde überreagieren, weil er ständig darüber sprach, dass ich wieder in Ordnung käme und die Zeit helfen würde. Hat sie immer noch nicht. Ich wünschte, er hätte meine Situation besser zu verstehen versucht und relevantere Fragen gestellt.“

Zenas Erfahrung ist eine heilsame Mahnung für uns alle, die wir in der Gesundheitsversorgung und vielleicht vor allem in Bereich geistiger Gesundheit tätig sind, zu versuchen, unsere festen Einstellungen, in diesem Fall bezüglich des Grauens vor einem Rezidiv, kritisch zu hinterfragen, sollte unser berufliches Handeln den Bedürfnissen unserer Patient*innen zuwiderlaufen.

3.2.2 „Die Menschen wollen es nicht wissen“

Ich sehe durchaus ein, dass es Gesundheitsfachpersonen, ja der Gesellschaft im Ganzen schwerfällt, die Furcht vor einem Rezidiv und einer Ausbreitung zu verstehen, zu akzeptieren und mehr darüber wissen zu wollen. Ebenso wie die eingefahrenen Überzeugungen in Bezug auf ein Trauma hat auch dies etwas damit zu tun, dass das extreme Ausmaß der Furcht vor einem Rezidiv und einer Ausbreitung enorm dem zuwiderläuft, was man uns als richtige Denkweise über Krebs vermittelt hat, vor allem, wenn er unter Kontrolle ist.

Die Formulierungen „in Remission“ und „Entwarnung“ sind in der Gesellschaft noch immer weit verbreitet und laufen auf die Botschaft hinaus, dass der Krebs diagnostiziert, behandelt und gewöhnlich geheilt oder eingedämmt wurde. Also, wo ist das Problem? Alles ist erledigt und niemand muss sich noch ängstigen. Alles ist gut.

Und als Menschen möchten schließlich die meisten unser Grauen – nicht zuletzt vor dem Tod – nicht akzeptieren oder wurden nicht dazu angehalten und mangels einer anderen Position akzeptieren sie es eben nicht. Ich weiß gar nicht mehr, wie oft jemand ein Gespräch von gleich mit den Worten begann: „Es geht Ihnen jetzt also wieder gut?“, was so viel hieß wie: „Keinen Krebs mehr, hoffe ich“, wobei die indirekte Botschaft vielleicht lautete: „Damit käme ich nicht klar“. Wenn ich dann sage: „Soweit mir bewusst, nicht“, entspannt sich die Person beinahe sichtbar, daher war dies vermutlich die Botschaft.

3.2.3 Mit starken Emotionen ist schwer zurechtzukommen

Wenn ich heikle Themen anspreche, zum Beispiel: „Mein jährlicher Scan steht an“, und jemandem sage: „Ich habe große Angst“, tritt oft eine Spannung zwischen uns. Die Antwort ist dann entweder: „Ah, ich muss gehen“ oder: „Oh, das wird schon“, und dann spricht er weiter über seine Dinge. Äußere ich schreckliche Angst, ist gewöhnlich klar, dass das anderen zu viel ist und ich definitiv überreagiere. Wie ich bereits erwähnte, neigen wir als Gesellschaft dazu, extreme Emotionen zu dämpfen, nicht zuletzt, weil es gewöhnlich inakzeptabel ist, es anders zu machen. Wie oft haben Sie jemanden sagen hören: „Mir graut ein wenig“ oder so ähnlich – ein Widerspruch in sich.

3.2.4 „Wegen Ihnen fühle ich mich schlechter“

Bei manchen Gelegenheiten habe ich versucht, mich offen und ehrlich auf jemanden einzulassen und dann hieß es, meine Ängste und mein Leiden würden nur dazu führen, dass sich meine Gesprächspartner*innen mit ihren eigenen Ängsten und ihrem Leid schlechter fühlen. Das ist ein interessanter Punkt und es stimmt: Wenn Sie zum Beispiel jemandem ein Feedback zu seiner Erzählung geben, kann dies leicht seine diesbezüglichen Gefühle verstärken, wie ich aus meiner klinischen Tätigkeit sehr wohl weiß. Natürlich wünscht jemand, der in Therapie kommt, eine Validierung seiner Gefühle, aber im alltäglichen Gespräch ist dies recht oft nicht der Fall ist. Zumindest möchte man die eigenen Gefühle nicht verstärkt haben. Manchmal gestehen Menschen jedoch ein, selbst Angst vor Krebs zu haben. Dies verstehe ich vollkommen und akzeptiere es ebenso wie die Tatsache, dass Angst und Furcht ständig, etwa von den Medien, genährt werden.

3.2.5 Schön wäre, wenn …

Schön wäre es, wenn es mehr Menschen gäbe, die mit uns zurechtkommen, während wir an den Langzeitwirkungen von Krebs leiden und unseren Gefühlen Ausdruck verleihen. Als Realistin ist mir aber auch durchaus klar, dass man nie wirklich wissen kann, wie sich etwas im Leben anfühlt, solange man es nicht selbst erlebt hat, Krebs eingeschlossen. Und das bringt für alle von uns, die langfristig an den Auswirkungen dieser schrecklichen Krankheit leiden, eine zusätzliche Reihe von Problemen mit sich, nicht zuletzt, dass wir uns isoliert und marginalisiert fühlen.

3.2.6 Akzeptieren, dass ich mehr Angst hatte

Aufgrund meiner eigenen tiefsitzenden Überzeugungen, ein Überbleibsel meiner psychologischen Ausbildung und meiner Erziehung, brauchte ich lange, um zu erkennen, dass ich, entgegen der herkömmlichen Meinung zu diesem Thema, mit der Zeit *mehr* Angst vor einem Rezidiv und einer Ausbreitung bekam statt weniger, wie es hätte sein sollen. Diese Erkenntnis war eine echte Offenbarung für mich – und ein Schock. Als ich begann, mit anderen über deren Umgang mit den Langzeitwirkungen von Krebs zu sprechen, war es interessant und erleichternd, dass etliche bestätigten, auch sie hätten im Laufe der Zeit immer mehr Angst vor einem Rezidiv. Aber auch sie hatten Mühe, dies zu akzeptieren, weil es der Botschaft, die Angst würde abnehmen, so sehr zuwiderlief. Sylvie, bei der vor fünf Jahren ein primäres Mammakarzinom diagnostiziert wurde, meinte: „Solange mir nicht jemand sagen kann, dass Brustkrebs nie wiederkommt, werde ich davor Angst haben."

Nun ist aber Brustkrebs einer jener Tumore, die jederzeit, auch nach 30 Jahren, erneut auftreten können. Diejenigen von uns mit dieser Diagnose müssen einfach damit leben. Die gängige Überzeugung, Menschen bekämen „Entwarnung", ist – soweit mir bewusst – bei den meisten Tumorarten und ganz bestimmt bei Brustkrebs ein Märchen. Das stets drohend blitzende Damoklesschwert spielt also weiter eine bedeutende Rolle.

3.2.7 „Ich habe jetzt mehr in die Zukunft investiert"

Frances, bei der vor acht Jahren Darmkrebs diagnostiziert wurde, sagt dazu:

„Unmittelbar nach Abschluss der Behandlung fällt es einem unter Umständen schwer, irgendetwas über den Tag hinaus zu planen. Und jede Anregung, jeder Hinweis auf eine Zukunft kann undenkbar erscheinen, weil sich nur schwer in diesen Begriffen denken lässt. Selbst irgendwelche Vorkehrungen zu treffen, kann zu riskant erscheinen. Mit den Wochen und Monaten beginnt sich der Zeitrahmen etwas zu erweitern. Aber selbst dann braucht es eine ganze Weile, bis man allmählich glaubt, dass man weiterleben wird."

Wie Frances und andere bin auch ich mit der Zeit besser imstande, zu glauben, dass ich weiterleben könnte und habe daher mehr in die Zukunft investiert. Noch immer buche ich kaum etwas im Voraus, solange ich nicht wirklich muss. Und natürlich ist es schwer, irgendetwas zu planen, wenn Sie – wie ich – an all den körperlichen

Langzeitwirkungen leiden, weil ich von Tag zu Tag, ja von Stunde zu Stunde nicht weiß, ob ich imstande sein werde, diese Dinge zu tun, diese Menschen zu treffen oder nicht.

Allerdings wage ich nach 15 Jahren zu erwarten, dass ein Scan tumorfrei ist und nicht umgekehrt, und natürlich ist mir das viel lieber, als wenn man noch mehr Krebs findet.

3.3 Furcht und Grauen vor weiteren Behandlungen

Dieses Grauen vor weiteren Behandlungen, das ich bereits angesprochen habe, bedarf weiterer Ausführung, weil es zu einer alles beherrschenden Quelle großer Angst vor einem Rezidiv werden kann.

3.3.1 „Es trifft also nicht nur mich"

Ich brauchte eine Weile, um zu erkennen, dass ich mit meinem Grauen vor noch mehr Therapien nicht allein war. Bei mir war es so stark, dass ich durchaus hätte beschließen können, bei einem Rezidiv keine weiteren Behandlungen mehr zu wollen und dem Krebs seinen Lauf zu lassen. Noch bevor ich überhaupt mit anderen an Langzeitwirkungen Leidenden darüber sprach, äußerte ich meine Gedanken zweien meiner Ärzte gegenüber. Beide waren entsetzt bei dem Gedanken, ich könnte mich statt für weitere Therapien für keinerlei Behandlung und damit für den Tod entscheiden. „Oh nein, Sie sind zu jung", war eine der Antworten. Die Vorstellung, ich könnte – obwohl erst in den 60ern – nicht weiter um mein Leben kämpfen, läuft der Grundeinstellung des durchschnittlichen Arztes, der ausgebildet ist, Leben zu retten und Patient*innen nicht aufzugeben, derart zuwider, dass ich Verständnis habe. Aber keiner von ihnen nahm sich genügend Zeit, um mich bis zu Ende anzuhören, und ich musste daraus schließen, dass sie dazu einfach nicht bereit oder imstande waren.

3.3.2 Hören Sie besser zu …

Ich denke, für alle von uns in der Gesundheitsversorgung ist jetzt die Zeit gekommen, mehr und besser zuzuhören, selbst wenn das, was uns unsere Patient*innen sagen, in keiner Weise unseren Überzeugungen entspricht. Als Patientin fiel es mir schwer, diesen Ärzten zu sagen, was ich über noch mehr Therapien dachte, vor allem, weil ich – wie gesagt – etwas auszusprechen glaubte, das nur wenige in meiner Situation empfinden. Ich war überrascht und erleichtert, als ich jemandem kürzlich erzählte, wie es mir ging, und zur Antwort bekam: „Ja, ich glaube, auch ich würde mich nicht mehr behandeln lassen." Auch andere, die mit den Langzeitwirkungen zu tun haben, sagten mir auf direktes Befragen Ähnliches und jetzt glaube ich, diese Sichtweise ist ziemlich häufig.

Menschen äußern sich allerdings nur sehr zurückhaltend darüber, wie es ihnen geht, und zwar aus folgenden Gründen:

- Es läuft den Erwartungen von Ärzten und Pflegenden völlig zuwider.
- Es klingt, als seien wir für unser Leben seit der Diagnose nicht dankbar.
- Es scheint jenen, die ihr Leben durch Krebs verloren haben, ihren Familien und Freund*innen gegenüber respektlos.

3.3.3 Therapien sind noch immer brutal

„Aber so schlimm ist die Therapie doch sicher nicht, oder?", habe ich sagen hören. Damit sind wir bei einem weiteren Tabuthema, über das ich aus eigener Sicht und der Sicht Dritter ausführlich in meinem Buch *The Psychological Impact of Breast Cancer* (Galgut, 2010) und in meinem Leitfaden *Emotional Support Through Breast Cancer* (Galgut, 2013a) sowie in mehreren Artikeln geschrieben habe (www.cordeliagalgut.co.uk).

Kurz gesagt: Krebstherapien sind oft immer noch brutal, auch wenn viele Ärzt*innen und andere auf diesem Gebiet Tätige das vielleicht gar nicht gerne hören. Die Menschen möchten denken, die Dinge hätten sich gebessert, und in gewisser Weise haben sie das auch. Aber soweit ich sehe, sind die grundlegenden Therapien noch immer dieselben wie zu der Zeit, als ich sie bekam.

Ein Märchen ist, dass eine Chemotherapie stets schlimmer ist als eine Strahlentherapie. Lou, bei der vor 18 Jahren Brustkrebs diagnostiziert wurde, formuliert es so:

„Durch die Chemotherapie fühlte ich mich ziemlich schlecht, müde, energielos, aber ich war darauf vorbereitet und gebe zu, dass es nicht so schlimm war, wie ich gedacht hatte. Weniger vorbereitet war ich darauf, wie schlecht es mir nach den Bestrahlungssitzungen gehen würde. Nach den Sitzungen war mir schwindlig, meine Beine fühlten sich an, als würden sie mich nicht mehr tragen und mir war übel. Im Allgemeinen heißt es nicht, dass man sich nach einer Strahlentherapie schlecht fühlt und man hat eher den Eindruck, sie sei kinderleicht."

Um darauf zurückzukommen, was ich in Kapitel 2 gesagt habe: Meine beiden Zyklen Strahlentherapie und adjuvanter Chemotherapie waren für mich physisch und psychisch zermürbend, daher erfüllt mich der Gedanke an mehr davon, selbst bei den heute kürzeren Zyklen, mit oder ohne Chemotherapie, mit Grauen. Mein Körper ist genügend ramponiert worden und mehr könnte ich weder kurz- noch langfristig vertragen.

Letztlich geht es um die individuelle Entscheidung und darum, dass Gesundheitsfachpersonen diese Entscheidung der Patient*innen respektieren. Diese Therapien scheinen in der Tat Leben zu retten, das lässt sich nicht leugnen, und heutzutage kann es Behandlungsoptionen geben, die als weniger brutal gelten könnten, wie etwa die Immuntherapie. Aber nach dem, was ich so höre, sind auch sie strapaziös und können längerfristige Auswirkungen haben.

3.4 Vor- und Nachteile therapeutischer Fortschritte

3.4.1 Ein zweifelhafter Segen

Auch wenn Therapien heute meines Wissens stärker individuell zugeschnitten sind als früher, erhalten die meisten Menschen immer noch eine Standarddosis, weil sich eben diese als wirksam zur Beseitigung des Krebses erwiesen hat, und zwar unabhängig davon, ob es sich um Radio- oder Chemotherapie handelt. Das Problem ist, dass bislang niemand weiß, welche Dosis ein Mensch braucht, um seinen Tumor individuell zu behandeln. In Wirklichkeit brauchen manche vielleicht überhaupt keine, andere nur eine geringe und wieder andere eine große Dosis. Da es nun aber so ist, werden einige Patient*innen entweder eine Behandlung bekommen, die ihr Tumor möglicherweise nicht braucht, oder sie werden übertherapiert, womit ihre Risiken langfristiger Auswirkungen steigen. In Kapitel 8 spricht Dr. Evans über die Probleme bei der Entscheidung, wie viel Therapie seine Patient*innen erhalten sollen. Es ist eine harte Entscheidung und keine leichte Position für jeden Onkologen, der für die Planung und Durchführung einer Therapie bei einer Patientin/einem Patienten verantwortlich ist.

Wie ich es sehe, haben auch einige Fortschritte, wie etwa der Oncotype DX Breast Recurrence Score Test, ihre Vor- und Nachteile. Natürlich ist es ein großer Vorteil, dass sich jetzt viel leichter sagen lässt, ob ein Tumor auf die Behandlung, etwa eine Chemotherapie, anspricht oder ob er wieder auftritt, indem man ihn auf diese relativ neue Weise testet. Wäre meine Diagnose jedoch erst kürzlich statt vor 15 Jahren gestellt und der Onkotyp meines ersten Tumors – ein sehr aggressiver, wenn auch kleiner HER2-positiver (3+) Tumor ohne Ausbreitung in die Lymphknoten oder den Körper einschließlich des angrenzenden Brustgewebes – bestimmt worden, hätte es durchaus sein können, dass man mir aufgrund des starken HER2-Elements trotz seiner Begrenztheit eine passende Chemotherapie und/oder Herceptin empfohlen hätte. Mein Onkologe kannte HER2-Tumoren und deren Grading noch nicht, weil der Test damals noch relativ neu war.

Rückblickend hatten das mangelnde Wissen des Onkologen und das Fehlen eines Oncotype-DX-Tests vielleicht ihr Gutes. Eine passende Chemotherapie zusätzlich zu den beiden Strahlentherapien hätte dazu führen können, dass ich mich im Gegensatz zu der ohnehin schrecklichen adjuvanten Therapie heute noch schlechter gefühlt hätte.

Angesichts der hochgradigen Verbrennungen durch die beiden Strahlentherapien und verschiedener weiterer systemischer Auswirkungen bin ich ganz sicher, dass eine komplette Chemotherapie mich hätte umbringen können. Tatsache ist: Auch ohne diese zusätzlichen Therapien bin ich 15 Jahre nach meiner ersten Diagnose immer noch am Leben. Und hätte ich die Chemotherapie überlebt und Herceptin genommen, so rettet dieses Medikament sicherlich Leben, kann aber zahlreiche und potenziell schwere Nebenwirkungen haben. Daher bin ich erleichtert, auch dies umgangen zu haben.

Hoffentlich gelingt es mir im weiteren Kapitel, dazulegen, wie komplex und gerechtfertigt die Furcht vor einem Rezidiv ist. Das Grauen vor weiteren Behandlungen sowie ein ständiger Mangel an präzisem Wissen über ihre kurz- und langfristigen Nebenwirkungen und ihre Wirksamkeit halten diese Furcht maßgeblich am Leben.

3.4.2 Noch mehr Komplikationen

Das fehlende Verständnis für den Schrecken, der den Gedanken an eine Rückkehr des Krebses begleitet, wird weiter kompliziert durch die Tatsache, dass die Gemeinschaft der „Krebsüberlebenden" in den Augen der Öffentlichkeit, der Medien und der in der Gesundheitsversorgung Tätigen grob in diejenigen mit einer Primärdiagnose und diejenigen mit Sekundärdiagnose (Metastasen) unterteilt wird. Die erste Gruppe gilt als glücklich, dem Krebs entkommen und wieder normal – und als unvernünftig, wenn sie über ihr Los klagt.

Der zweiten Gruppe geht es noch schlechter, weil sich der ursprüngliche Krebs ausgebreitet und im Körper ausgesät hat: Metastasen, die bestimmt niemand will. Diese Gruppe leidet besonders unter der Ignoranz der Menschen und der Furcht vor der eigenen Situation. Außerdem werden diese Menschen viel mehr bedauert und marginalisiert als die erste Gruppe, weil man meint, statistisch seien sie dem Tode näher. Und offensichtlich ist dies bedauerlicherweise vielleicht so, wenn auch nicht unbedingt.

Bevor ich jetzt weiterschreibe, atme ich tief durch, denn was jetzt kommt, ist auf dem Gebiet von Krebs provokativ, umstritten und fast ein Tabu: Die Annahme, das Los der Person mit einer Primärdiagnose sei stets besser als das einer Person mit Sekundärdiagnose, kann irrig sein. Ich habe nämlich mit Menschen mit Sekundärdiagnose gesprochen, deren Krebsleiden dankenswerterweise unter Kontrolle steht, die keine ständigen Schmerzen haben und deren Zustand seit einer Reihe von Jahren stabil ist. Ebenso habe ich mit Menschen mit Primärdiagnose gesprochen, die so sehr leiden, dass es ihnen völlig egal ist, ob sie leben oder sterben, weil ihre Lebensqualität so schlecht ist. „Dies sind Extreme der beiden Gruppen", mögen Sie sagen, worauf ich antworten würde: „Ich bin nicht sicher." Die Polarisierung könnte geringer sein.

Es versteht sich jedoch von selbst, dass keine vernünftige, fühlende Person behaupten würde, für die meisten Menschen sei eine Primärdiagnose schlechter, als Metastasen zu haben. Ich sage nur, dass es oft genug mehr Überschneidungen zwischen den Gruppen geben könnte, als wir tendenziell annehmen.

3.4.3 Und wieder mangelndes Verständnis

Eines ist sicher und lohnt die Wiederholung: Viele der in der britischen Gesundheitsversorgung und andernorts Tätigen verstehen weder die eine noch die andere Gruppe besonders gut. Es gibt nur wenige, die beiden Gruppen zuhören und den physischen und emotionalen Bedürfnissen beider Gruppen wird gegenwärtig einfach nicht adäquat entsprochen. Angesichts der kommenden Flut von Menschen, die eine Krebserkrankung überleben und an Langzeitwirkungen leiden, weiß ich wirklich nicht, wohin uns das alles führt, außer dass wir baldmöglichst damit beginnen, mehr Bewusstsein für diese Themen zu wecken.

3.4.4 Komplexes Grauen vor einem Rezidiv und einer Ausbreitung

Unter der Oberfläche derer, die sich schrecklich vor einem Rezidiv fürchten, brodelt zweifellos noch viel mehr, als auf den ersten Blick sichtbar sein könnte. Meine Hoffnung ist, dies zumindest in diesem Kapitel vermittelt zu haben.

3.5 Zusammenfassung

Wer an Langzeitwirkungen von Krebs leidet, möge an Folgendes denken:

- Es herrscht allgemeine Furcht vor einem Rezidiv und vor einer Ausbreitung, ob andere das offen aussprechen oder nicht.
- Furcht und Grauen vor Kontrolluntersuchungen, Kernspintomographien etc. sind vollkommen normal und zu erwarten.
- Wenn Sie mit jemandem sprechen, der Krebs hatte und sagt, es gehe ihm gut, ist das vielleicht wirklich so. Es könnte aber auch seine Art und Weise sein, mit Furcht und Grauen umzugehen.
- Wenn Sie sich fürchten und Ihnen davor graut, dass Ihr Kebs zurückkehren oder sich verschlechtern könnte, sind Sie damit definitiv nicht allein. Lassen Sie nicht

zu, dass man Ihnen etwas anderes erzählt. Es ist sogar eine normale emotionale Reaktion als Mensch, sich so zu fühlen.

- Es ist auch durchaus sinnvoll, sich im Laufe der Zeit mehr vor einem Rezidiv zu fürchten.
- Es gibt keine „richtige" Art, zu fühlen. Wenn Sie weder Furcht noch Schrecken verspüren, ist auch das in Ordnung.
- Ärzt*innen, Pflegende, unsere Familien, Arbeitskolleg*innen etc. sind oft nicht psychologisch geschult. Daher haben Gesundheitsdienstleister wahrscheinlich dieselben falschen Vorstellungen davon, wie wir uns fühlen, wie die Gesellschaft im Allgemeinen.
- Es ist völlig normal, sich vor mehr Behandlungen zu fürchten, und zu bezweifeln, ob Sie weiteren Therapien zustimmen würden. Manche werden unsicher sein oder sich fürchten, sich aber dennoch behandeln lassen, während andere sich weigern könnten. Beide Entscheidungen haben ihre Gültigkeit.
- Viele Menschen würden argumentieren, die Entscheidung zu weiteren Behandlungen sei allein Ihre und nicht die Ihres Arztes, Ihrer Pflegenden, Ihres Partners beziehungsweise Ihrer Partnerin, Ihrer Kinder etc.
- Es kann helfen, wenn Sie für sich selbst laut aussprechen, dass Sie sich so fühlen dürfen, wie Sie sich fühlen, ganz gleich, was Sie fremder Ansicht nach denken oder fühlen sollen. Beginnen Sie mit: „Ich darf mich ... fühlen." Und machen Sie weiter, wie Sie wollen.
- Auch mit einer guten Prognose dürfen Sie sich beklagen und erwarten, dass Ihre Gefühle wahrgenommen und akzeptiert werden.
- Wenn Sie mit einer Sekundärdiagnose zu kämpfen haben, können Sie darüber sagen, was Sie möchten und erwarten, dass Sie akzeptiert werden und man versucht, Ihre Position und Ihre Bedürfnisse zu verstehen.

Für Ärzt*innen, Pflegende etc.:

- Es wird Ihren Patient*innen helfen, wenn Sie sich mit Ihrem Urteil darüber, wie es ihnen mit ihrer Furcht vor einem Rezidiv und einer Ausbreitung, vor weiteren Behandlungen etc. geht, zurückhalten, so gut Sie können.
- Nehmen Sie sich Zeit zum Zuhören. Nicht psychologisch geschult zu sein, bedeutet nicht, dass Sie nicht helfen können. Einfache Sätze wie die folgenden können mehr helfen, als Sie sich überhaupt vorstellen können:
  - „Das ist mir neu, ich wüsste das gerne."
  - „Ich habe gehört, was Sie gesagt haben."
  - „Ich möchte helfen, so gut ich kann."

Denken Sie daran: Es ist in Ordnung, zu sagen, dass Sie psychologisch nicht geschult sind und weiterverweisen müssen. Sie können nicht alles tun. Es ist auch in Ordnung, zu sagen, dass Sie etwas nicht wissen. Ihre Patient*innen könnten es durchaus zu würdigen wissen, wenn Sie dies zugeben.

Für die Familie und Freund*innen:

- Es kann schwer zu akzeptieren sein, dass die Furcht Ihres Partners, Ihrer Familie oder Ihrer Freundin vor einem Rezidiv nicht verschwindet.
- Es ist nur natürlich, dass die Partnerin, die Familie oder der Freund sich wünschen, vom Krebs genesen zu sein.
- Natürlich werden Sie sich Sorgen machen, dass die Partnerin, die Familie oder der Freund weiter an Krebs erkrankt.
- Es kann schwer sein, wenn sowohl Sie als auch Ihre Partnerin, Ihr Angehöriger oder Ihr Freund sich Sorgen machen, dass der Krebs zurückkehrt.
- Es kann helfen, wenn jede*r die Gefühle zum Ausdruck bringt. Sie sollten Ihre Partnerin, Ihre Angehörige oder Ihren Freund ermutigen, Ihnen zu sagen, wie es ihr/ihm geht und versichern, dass Sie nicht urteilen, sondern zuhören werden.
- Sie können der Person dann ein Feedback des Gehörten geben.
- Sie könnten die Person fragen, ob es in Ordnung ist, wenn auch Sie sagen, wie es Ihnen geht und dabei prüfen, ob die Person Sie richtig verstanden hat.

Der folgende Abschnitt kann für Sie interessant sein, wenn Sie sich fragen, welche Vorteile die emotionale Unterstützung durch eine ausgebildete Fachkraft haben könnte und wie man jemanden findet.

3.5.1 Die Vorteile von Beratung oder Psychotherapie

Meiner Ansicht nach haben Beratung und Psychotherapie viele Vorteile, vorausgesetzt, Sie finden einen Psychologen, Berater oder Psychotherapeuten, der gut zu Ihnen passt. Dies ist allerdings nicht leicht, wenn Sie sich privat keinen leisten können. Sie können aber auch durch Ihren Hausarzt überwiesen werden und haben – zumindest in Großbritannien – eine gewisse Auswahlmöglichkeit. Es gibt viele verschiedene Therapeut*innen und therapeutische Ansätze. Am besten lassen sich diese Unterschiede verstehen, wenn Sie sich eine der Webseiten am Schluss dieses Abschnitts anschauen.

Allgemein gesprochen müssen Psycholog*innen beim Health and Care Professions Council (HCPC) registriert sein. Unsere Berufsbezeichnung ist geschützt und heutzutage muss unsere Ausbildung die Promotion beinhalten. Wenn Sie also einen Berater oder eine klinische Psychologin aufsuchen, so sind sie meist bis zu diesem Grad ausgebildet. Das heißt natürlich nicht, dass Sie mit jedem Psychologen zurechtkommen.

Es gibt viele Berater*innen und Psychotherapeut*innen, die Sie aufsuchen können, und viele von ihnen sind gut ausgebildet. Es gibt zugelassene und registrierte Berater*innen und Psychotherapeut*innen mit großer klinischer Erfahrung und solche mit weniger Erfahrung. Daher ist es wichtig, deren Qualifikationen und Erfahrung zu prüfen, bevor Sie jemanden aufsuchen.

Ich verwende die Begriffe „Berater*in", „Psychotherapeut*in" und „Therapeut*in" synonym. Alle drei arbeiten – wie die Psycholog*innen – kürzer oder länger mit Klient*innen und was jede*r von ihnen zu bieten hat, können Sie nur herausfinden, indem Sie sich einen individuellen Eindruck verschaffen.

3.5.2 Erfahrung des Therapeuten

Zum Thema der langfristigen Auswirkungen von Krebs könnten Sie jeden beratenden oder klinischen Psychologen fragen, ob er Erfahrungen in der Arbeit mit Menschen hat, die mit Langzeitwirkungen von Krebs leben. Es gibt einige Organisationen, die eindeutig Erfahrung auf diesem Gebiet haben. Vielleicht sind sie für Sie geeignet, vielleicht auch nicht. Das finden Sie nur heraus, wenn Sie mit einem Therapeuten sprechen, der für eine dieser Organisationen arbeitet, oder eine Probesitzung absolvieren und dann für sich entscheiden.

Auch manche Therapeut*innen ohne Erfahrung mit Krebsbetroffenen können von Nutzen sein, je nachdem. Leider spiegelt mein Berufsstand die Allgemeinheit auf diesem Gebiet wider. Sie könnten sagen: „Na, die sollten doch mehr Verständnis und Akzeptanz zeigen als die Allgemeinheit." Dem würde ich zustimmen. Hoffentlich ist das im Allgemeinen auch so, auch wenn ich es anders befürchte.

3.5.3 „Das fühlt sich nicht richtig an"

In einer Sitzung mit jemandem, der Sie und Ihre Situation nicht versteht, ist es Ihr gutes Recht, das auch zu sagen und keine weitere Zeit und vielleicht auch Geld zu verschwenden. Sie könnten sagen: „Es tut mir leid, aber ich fühle mich nicht hinreichend verstanden und akzeptiert" – oder etwas Ähnliches. Es ist ein gutes Zeichen, wenn der Therapeut in etwa antwortet: „Ich möchte Sie gerne verstehen. Sagen Sie mir bitte, inwieweit mir das nicht gelingt." Ich schlage vor, Sie lassen sich von Ihrem Instinkt leiten, ob Sie bleiben oder nicht.

Leider ist auch ein Therapeut, der Krebs gehabt hat, nicht immer die richtige Wahl. Wenn er dies zu erkennen gibt, kann es hilfreich sein. Wenn er viel über die eigenen Erfahrungen spricht und Ihre Erfahrungen „übergeht", ist das gewöhnlich nicht hilfreich, selbst wenn es eine große Hilfe sein kann, wenn er „Insider-Wissen" über Krebs zu erkennen gibt. Selbst wenn er einiges seiner Erfahrungen mitteilt, kann dies eine Hilfe sein, vorausgesetzt, es wirkt sich nicht hinderlich darauf aus, dass es Ihre, nicht seine Therapie ist. Noch einmal: Sie haben jedes Recht, die therapeutische Beziehung zu verlassen. Wenn Sie Einzelsitzungen wünschen, gibt es in den meisten Städten der Welt eine Menge guter Therapeut*innen. Außerdem arbeiten viele von uns inzwischen online, daher ist die Auswahl noch größer.

3.5.4 Die Therapie, Krebs und ich

Nach all den vorangehenden Abschnitten kann ich nicht behaupten, den idealen Therapeuten beziehungsweise die ideale Therapeutin gefunden zu haben, der/die mich bei den Langzeitwirkungen von Krebs unterstützen könnte (Galgut, 2014b, 2011). Persönlich würde ich mich niemals an einen Therapeuten wenden, der nicht selbst eine Menge Therapien durchlaufen hat. Ich denke, man muss verstehen, wie es ist, Klient*in und zugleich Therapeut*in zu sein. Daher bin ich immer noch zeitweise in Therapie, um sicherzugehen, dass ich – als Teil meiner kontinuierlichen Weiterentwicklung – in meinen persönlichen Angelegenheiten Unterstützung bekomme. Meine Zeit mit meinen Therapeut*innen habe ich über die Jahre genutzt, um mich während meiner Krebserkrankung zu unterstützen, vor allem in den ersten paar Jahren.

Zu validieren, wie ich mich fühle, war der Schlüssel. Ich hatte eine Therapeutin, die selbst Krebs gehabt hatte und verstand, wie es ist, auf der anderen Seite des Zauns zu stehen. Das war sehr hilfreich. Aber nach Einsetzen der Langzeitwirkungen habe ich keinen Therapeuten mehr gefunden, der es „kapiert“. Ich versuche es gerade mit einer neuen Therapeutin. Wir werden sehen.

Um ehrlich zu sein: Solange der Therapeut zuhört, einigermaßen gut zu verstehen scheint und mir abzuladen erlaubt, ist das in Ordnung. Sobald er versucht, mir zu sagen, was ich denken und fühlen sollte, bin ich blitzschnell aus der Tür. Solange mir mein Therapeut eine mir neue Betrachtungsweise meiner Situation anbieten kann, solange er hilfsbereit und vorurteilslos ist, erwarte ich persönlich besser nicht zu viel. So ziehe ich mehr Gewinn aus der Erfahrung. Meiner Ansicht nach bin ich jedoch meinem Therapeuten gegenüber verpflichtet, ihm klar zu sagen, was ich möchte. In meinem Fall ist dies nur eine Möglichkeit, mich in einem sicheren Raum, fern von meinem Alltag, bei jemandem zu entlasten, der niemanden in meinem Leben kennt.

3.5.5 Ein Therapeut, der Krebs gehabt hat oder nicht?

Für mich ist der ideale Therapeut jemand, der mit seinem eigenen Urteil möglichst zurückhalten kann, zuhört und zeigt, dass er versteht, was ich ihm gut darlege. Dies ist heutzutage wichtiger für mich als alles andere. Er muss auch offen sagen, ob er

Krebs hatte oder nicht und wie er ihn erlebt hat, wenn ich mit etwas Krebsbezogenem Unterstützung bei ihm suchen soll. Hatte beispielsweise ein Familienmitglied, ein Freund Krebs oder ist daran gestorben? Er muss sagen können, wenn er etwas nicht weiß, statt etwas vorzuspiegeln. Therapeut*innen könnten durchaus zurückhaltend werden, wenn es darum geht, einige dieser Fragen zu beantworten, und das Thema der Selbstenthüllung ist in meiner Profession insgesamt umstritten. Heutzutage ist es jedoch lebenswichtig und nur vernünftig, diese Art Offenheit von einem Therapeuten zu erwarten.

Ich bin mir bewusst, dass ich nach all den Jahren der Therapie, der klinischen Praxis und reichlichen Nachdenkens über diese Themen eine schwierige Klientin bin. Wer immer das Buch liest, könnte meinen, ich sei zu anspruchsvoll, aber wie oben gesagt: Ich beschreibe meinen idealen Therapeuten. Die meisten von uns, mich eingeschlossen, werden dem nicht sehr oft gerecht, und das ist in Ordnung, schließlich sind wir alle nur Menschen.

3.5.6 Organisationen für Beratung und Psychotherapie

Die nachstehend genannten sind britische Organisationen. Ähnliche gibt es jedoch in allen englisch- und nichtenglischsprachigen Ländern weltweit. Außerdem sind Therapeut*innen weltweit leicht im Internet zu finden.

British Association for Behavioural & Cognitive Psychotherapies (BABCP): www.babcp.com

British Association for Counselling and Psychotherapy (BACP): www.bacp.co.uk

British Psychological Society (BPS): www.bps.org.uk

United Kingdom Council for Psychotherapy (UKCP): www.psychotherapy.org.uk

Deutsche Adressen

Deutsche Krebsgesellschaft (DKG): https://www.krebsgesellschaft.de/onko-internetportal/basis-informationen-krebs/krebs-und-psyche/professionelle-psychologische-betreuung-bei-einer-krebserkrankung.html

Deutscher Krebsinformationsdienst (DKI): https://www.krebsinformationsdienst.de/service/adressen/psychoonkologen.php

Psychoonkologie: https://www.psycho-onkologie.net/

Deutsche Therapeutenvereinigung: https://www.deutschepsychotherapeutenvereinigung.de/nc/patienten/psychotherapeutensuche/

Therapeutensuche von Pro Psychotherapie e. V.: https://www.therapie.de/therapeutensuche/

3.5.7 Fragen an einen potenziellen Therapeuten

Es kann sehr schwerfallen, einem infrage kommenden Therapeuten eine der folgenden Fragen zu stellen. Wenn es Ihnen lieber ist, schicken Sie sie per E-Mail:

- Welches sind Ihre Qualifikationen? Vielleicht möchten Sie davon und von den Zulassungen und Diplomen auch Belege sehen. Viele Therapeut*innen haben eigene Webseiten, auf denen diese Nachweise genannt werden, und professionelle Webseiten, auf die sie Sie verweisen können, um ihre Zulassungen und Diplome überprüfen zu können.
- Wie viel Erfahrung haben Sie mit Klient*innen?
- Haben Sie ein Fachgebiet?
- Unterstützen Sie von Haus aus Menschen, die mit Langzeitwirkungen von Krebs zu tun haben?
- Wie geht es Ihnen mit diesem Thema?

Jede Frage, die Ihnen wichtig ist, ist auch in Ordnung, wobei ein Therapeut natürlich das Recht hat, sie nicht zu beantworten. Weigert er sich jedoch, haben Sie das Recht, zu fragen, warum. Anhand seiner Antworten insgesamt können Sie dann eine Entscheidung treffen. Andere Fragen bezüglich der Art seiner Arbeit, seiner Honorare etc. sollten entweder auf seiner Webseite zu finden oder an anderer Stelle verzeichnet sein. Wenn nicht, fragen Sie nach.

Wenn es Ihnen lieber ist, schicken Sie eine E-Mail. Es kann auch nützlich sein, die Stimme eines Menschen zu hören. Wenn Sie daher mit der Antwort-Mail zufrieden sind, könnten Sie um ein kurzes Gespräch bitten. Sollte Ihnen Ihr Instinkt sagen, dass diese Person nicht gut für Sie ist, sollten Sie das Selbstvertrauen haben, sich den nächsten Therapeuten zu suchen. Es gibt eine Menge davon! Der Markt ist kompetitiv und viele von uns möchten helfen.

4 Weitere körperliche und emotionale Langzeitwirkungen

4.1 Ich hab's nicht geglaubt

Hätte mir vor 15 Jahren, als Brustkrebs für mich noch so neu war, jemand gesagt, ich würde noch Jahre später an seinen Auswirkungen leiden, hätte ich das kaum glauben können. Alles, was man mir gesagt hatte, sprach dagegen. Ich erinnere mich sogar daran, dass mir mehrere Ärzte gesagt haben, nach der Operation und der Strahlentherapie ginge alles ganz leicht, und ich habe nicht einen Augenblick daran gezweifelt. Teils, weil ich daran glauben wollte, und zum Teil, weil mir nicht im Traum eingefallen wäre, es könnte falsch sein. Schließlich waren sie ja die Krebsspezialist*innen.

4.1.1 Ich wollte meinen Ärzt*innen glauben

In einer so schrecklichen Zeit brauchte ich es auch, meinen Ärzt*innen zu glauben, denn nach gängiger Meinung wissen sie es am besten. Auch wenn mir ein Arzt mitfühlend sagte, ich hätte keinen Brustkrebs, da ich zu jung sei, während ich in Wirklichkeit Brustkrebs hatte, bewahrte ich mir einen etwas blinden Glauben daran, Ärzt*innen wüssten besser als ich, was mich körperlich plagt. Dieser – wenn auch etwas erschütterte Glaube – an Ärzt*innen blieb gegenüber den Onkolog*innen, denen ich begegnete, eine kleine Weile erhalten, trotz einer schlechten Erfahrung mit meinem ersten Brustchirurgen. Zu diesem Zeitpunkt hatte ich auch einen Onkologen, den ich mochte und dem ich vertraute.

4.1.2 Dann schwand mein Vertrauen

Das meiste meines Vertrauens in ihr klinisches Urteilsvermögen und, mehr noch, in den Brustchirurgen schwand rasch an dem Tag meiner zweiten Diagnose und kam nie wieder. Sogar nach Jahren verfolgen mich noch die Fehler, die da gemacht wurden (s.u.), darunter auch, dass der Onkologe meine feste Überzeugung, auch meine zweite Brust habe Krebs, einfach beiseite schob. Schließlich schickte er mich zu einer Kernspintomographie, machte aber deutlich, dass meine Befürchtungen seiner Ansicht nach auf eine überzogene Vorstellungskraft zurückzuführen seien und sagte mir, ich solle eine einwöchige Auszeit nehmen, was ich tat.

Außerdem glaubte an jenem Tag der zweiten Diagnose auch der Radiologe nicht, dass es in meiner linken Brust einen Tumor gebe. Sie wussten, dass einige Monate zuvor ein Tumor in meiner rechten Brust diagnostiziert worden war und dachten vermutlich, dies würde die Chancen auf einen zweiten Tumor verringern. Die Mammographie war ihrer Ansicht nach „sauber" und sie wollten mich wegschicken, ohne die fragliche Brust auch mit Ultraschall zu untersuchen. Ich aber bestand darauf, so sehr ich auch weglaufen wollte. Verärgert stimmten sie zu. Ich zeigte ihnen, wo der Tumor meiner Ansicht nach saß, und siehe da: Sie konnten ihn ziemlich deutlich erkennen! Ungläubig schauten sie, aber es ließ sich nicht leugnen. Diese Brust war zuvor noch nicht mit Ultraschall untersucht worden: Ultraschall und Mammographie gehörten in Kombination nicht zu den Routineuntersuchungen. Der Tumor war 1,5 Zentimeter groß, wäre bei der Ultraschalluntersuchung also auch bei der ersten Diagnose fast sicher erkennbar gewesen. Diese grobe Nachlässigkeit hätte mich das Leben kosten können.

4.1.3 Selbstsicher zu sein, rettete mir das Leben

Es waren meine Intuition und meine Selbstsicherheit gegenüber Ärzten, die mir sehr wahrscheinlich das Leben retteten. Ferner mein Beharren darauf, dass der Hausarzt mich überweist, der Onkologe mir zuhört und der Radiologe mit Ultraschall einen Bereich meiner Brust untersucht, der seiner Ansicht nach so nicht hätte untersucht werden müssen. Es war nicht leicht, gegenüber solch erfahrenen Ärzten gleich mehrfach selbstsicher aufzutreten, aber zum Glück tat ich es. Wenn nicht, hätte ich jetzt tot sein können.

4.1.4 „Das bilden Sie sich ein"

Bedauerlicherweise bin ich vollkommen sicher, dass keiner dieser Ärzte die Realität meiner gegenwärtigen Situation glauben würde. Meiner Ansicht nach würden sie die meisten meiner Symptome auf allgemeine Hysterie zurückführen und/oder behaupten, sie hätten ohnehin nichts mit Krebstherapie zu tun.

4.1.5 Jahre später – Eine Altlast an Misstrauen

Einerseits würde ich sagen, dass jeder, der über kurz oder lang eine Krebsdiagnose überwindet, gut daran tut, Misstrauen und eine kritische Haltung gegenüber allen in der Gesundheitsversorgung Tätigen zu hegen, andererseits meine ich, inzwischen von beidem zu viel zu haben. Ich zähle die Male nicht mehr, die man mir gesagt hat, ich sei überängstlich, übermäßig wachsam, zu klug, als dass es mir guttäte usw. Infolgedessen besteht die Lektion, die ich wiederholt lernen musste, darin, dass die in der britischen Gesundheitsversorgung häufigen selbstgefälligen Einstellungen zu einem bornierten Vorgehen führen. Dies wiederum kann für die Patient*innen am anderen Ende gravierende Folgen haben, wenn man dem nicht entgegentritt.

4.1.6 Zuhören und lernen

Da ist zum Beispiel der Arzt, der nicht mit dem Gedanken klarkommt, dass es einen zweiten Tumor in der Brust der Patientin gibt, da er seinem Kollegen traut, der ihm die Patientin überwiesen hat. Und ich habe sogar eine gewisse Sympathie für einen Arzt in diesem Dilemma: Sie können das klinische Urteil Ihrer Kolleg*innen nicht ständig anzweifeln oder Sie würden verrückt. Wenn Sie aber eine Patientin haben, die Ihnen instinktiv sagt, etwas stimme nicht, dabei auf einen Bereich ihres Körpers zeigt, der ihr Sorgen macht, und das wiederholt, dann ist es sicher an der Zeit, ihr gründlich zuzuhören, statt sie abzuwimmeln.

Dann ist da der Arzt ohne psychologische Schulung, für den ich nur wenig Sympathie empfinde und der seine Patientin als überängstlich und im Irrtum befindlich bezeichnet, wenn sie sagt, sie leide noch immer an den Nachwirkungen der Krebsbehandlung.

Beide lehnen es ab, zuzuhören und weigern sich, das zu akzeptieren, was ihnen nicht gefällt, selbst wenn es empirische Belege gibt und sie adäquate Beweise direkt vor der Nase haben.

4.1.7 „Ich lache in mich hinein"

Indem ich dies schreibe, kichere ich im Stillen, weil ich die Stimmen meiner Kritiker*innen in der Gesundheitsversorgung, einige davon meine Kolleg*innen, höre, die mich tatsächlich für unvernünftig halten, weil ich noch immer unter dieser Altlast an Misstrauen leide. Ich kann sie regelrecht sagen hören: „Oh je, da geht es schon wieder los. So viele offene Probleme, so viel ungelöste Wut, so viel Unvermögen,

Ärzten zu trauen und die Vergangenheit ruhen zu lassen.“ Und was die Wut betrifft, müsste ich ihnen zustimmen, weil sie spürbar ist, während ich diese Abschnitte nochmals lese.

4.1.8 Verharmlosen, um etwas künstlich zu erhalten

Die Tatsache, dass ich über viele Jahre Ausbildung in Psychologie und verwandten Disziplinen und über so viele Jahre klinische Erfahrung verfüge, zählt bei diesen sonderlichen Menschen nichts. Wenn ich darüber spreche, wie sich Krebs psychisch auf mich auswirkt, und zwar ganz gleich, ob ich dies aus meiner dualen Perspektive heraus tue oder nicht, bin ich „bloß“ eine Patientin. Es sei deutlich gesagt, dass ich einer guten Anzahl von Gesundheitsfachpersonen begegnet bin, die mehr Bewusstsein hatten und nachdachten als die oben Erwähnten. Ich spreche also nicht von *allen* Gesundheitsfachpersonen. Indessen sind die oben Erwähnten oft einflussreich, Bastionen des Establishments, deren Taktiken bedauerlicherweise darin bestehen, Dinge herabzusetzen, um ihre oft überkommenen Praktiken und Überzeugungen zu untermauern.

4.1.9 Wo bleiben nun die Betroffenen?

Wie ich wohl weiß, kann man sich äußerst verlassen und verzweifelt fühlen. Der Bericht von Macmillan Cancer Support, *Am I Meant to Be Okay Now?* (2017), ist voller Beispiele von Menschen, die wegen des Unterschieds zwischen ihrer Lebenswirklichkeit und dem, was sie angeblich zu erwarten gehabt hätten, äußerst niedergeschlagen sind. Aber selbst in diesem Bericht findet sich niemand, der beispielsweise noch zehn Jahre nach der Krebserkrankung leidet. Zweifellos wissen die am Erstellen dieses Berichts Beteiligten, dass es schon schwer genug ist, Gesundheitsfachpersonen und die Gesellschaft im Ganzen dazu zu bringen, zwei und erst recht zehn oder mehr Jahre nach der Diagnose bestehende Probleme zu akzeptieren.

4.2 Die Zeit seit der Diagnose 2004

Kürzlich fand ich einen Artikel von mir, den ich 2016 in *Private Practice*, der Zeitschrift der British Association for Counselling and Psychotherapy, veröffentlicht habe und der mich beim erneuten Lesen schockierte, weil es mir damals beim Schreiben körperlich und seelisch so schlecht ging. Zurzeit bin ich auf andere Weise gefordert, würde ich sagen. Darauf gehe ich im Folgenden ein. Jetzt, denke ich, ist es interessant für Sie, wenn ich Ihnen etwas aus meinem Artikel „Survived, but at what cost" („Überlebt, aber um welchen Preis"; Galgut, 2016b) berichte. Den Titel habe ich zum Teil aus einem Macmillan-Bericht mit ähnlichem Titel entlehnt (Macmillan Cancer Support, 2013a), in dem hervorgehoben wurde, dass das Leben nach einer Krebserkrankung oft genug kein Zuckerschlecken ist. Schon bei seinem Erscheinen war der Bericht umstritten, aber stichhaltig und sachbezogen – und ist es noch immer.

Vor 2016, das heißt während der zwölf Jahre, die ich nach der Krebsdiagnose und -behandlung überlebt hatte, dokumentierte ich in verschiedenen meiner Schriften, darunter Bücher und eine Reihe von Artikeln (Galgut, 2016c, 2014a, 2013d, 2012b, 2010), meine psychischen und physischen Probleme. Ich beschrieb darin das gleiche Ausmaß an körperlichen Störungen und emotionaler Verzweiflung, wie sie in nachstehendem Auszug deutlich werden. Kompliziert wurden die Dinge noch durch den Tod meiner Mutter.

Die schiere Erschöpfung der kumulativen Auswirkungen all dieses Leidens und meine nervliche Belastung treten jedoch besonders krass hervor. Ich schrieb dies zum Teil mit Unterbrechungen, während ich mehrere Wochen in der Klinik war. Außer dass ich mich wegen der wiederholten Sepsis so schlecht fühlte, hatten auch das ständige Wechseln von Kanülen, Infusionen, wiederholte Kernspintomographien etc. einen hohen Tribut gefordert. Inzwischen sind diese Eingriffe, so nötig sie sein mögen, infolge von Narbengewebe, Schmerzen und Infektionsgefahr viel schwerer zu tolerieren. Ich hatte die Nase voll.

„Ich schreibe diesen Artikel aus meinem Bett in der Klinik, nachdem ich mit einer zweiten Sepsis in diesem Monat stationär aufgenommen wurde. Die einzige Erklärung für diese Wendung der Ereignisse, zu der sich die Ärzte imstande sehen, sind die Langzeitwirkungen der Krebsbehandlung, vor allem der Strahlentherapie, die sich negativ auf meine Immunfunktionen ausgewirkt zu haben scheint.

*Zu sagen, ich sei emotional und körperlich am Ende meiner Kräfte, wäre grob untertrieben. Ich bin im Gegenteil verzweifelt über meine gegenwärtige Situation und die Zukunft, wobei das fehlende Bewusstsein der Gesellschaft für Langzeitwirkungen nicht gerade hilfreich ist. Mehr emotionales und vielleicht sogar medizinisches Verständnis würde mir in meiner Situation helfen. Als ich den Facharzt in der Klinik fragte: „Meinen Sie, diese wiederholte Sepsis könnte auch zwölf Jahre nach einer Krebsdiagnose und -behandlung noch auftreten?", meinte er interessanterweise: „Ja, ich habe das schon gesehen." Auch von anderen medizinischen Mitarbeiter*innen habe ich es schon gehört. Je mehr Informationen ich aus ihnen heraushole, desto mehr finde ich bestätigt, dass sie Patient*innengruppen haben, deren klinisches Bild meinem ähnelt. Ich frage mich, ob wir uns als Fachkräfte für seelische Gesundheit dieser möglichen Langzeitwirkungen und ihrer Folgen für uns als Betroffene – Klient*innen wie Kolleg*innen – hinreichend bewusst sind. Vielleicht nicht, weil sie in der Öffentlichkeit so wenig aufscheinen. Schon früher habe ich in BACP-Zeitschriften und an anderer Stelle über die Auswirkungen der Krebsbehandlung* *auf mich geschrieben. Dieser Artikel geht jedoch einen Schritt weiter: Diesmal bin ich beim Schreiben verzweifelter. Ich bin nicht sicher, ob ich jemals in einer solch offen verletzlichen Weise geschrieben habe. Beherrscht von der immer wiederkehrenden Sepsis und weniger extremen Infektionen ist mein Leben zurzeit so trostlos. Und dazwischen ist die Lebensqualität überhaupt nicht gut.*

Je nachdem, wie schlecht es mir geht, reichen die Symptome von „man kann damit leben" bis zu „unmöglich". Regelmäßige Schwindelanfälle und Probleme mit der Muskulatur und dem Skelett schränken meine Aktivität ein. Im Grunde bin ich eine aktive, lebensfrohe Person, wenn es mir gut geht, ich interessiere mich für vieles und reise gern. Wenn ich seit den letzten Jahren einen durchschnittlichen Tag einigermaßen überstehe, war das für mich ein guter Tag. Ich reise, indem ich mir entsprechende Sendungen im Fernsehen anschaue, und freue mich an möglichst vielem: dem Rotkehlchen auf dem Fensterbrett, dem Duft des Flieders im Garten in der Dämmerung, den Schattierungen des Himmels und der Bäume bei wechselndem Licht. Dennoch gibt es mehr Tage, als ich eingestehen möchte, an denen ich das Leben nicht mehr für lebenswert halte. Nicht dass ich mein Leben beenden möchte, ich will nur, dass es besser ist. Man sagt mir: „Sie haben Glück, überlebt zu haben. Der und der ist schon gestorben." Und es stimmt. Der kürzliche Krebstod von Virginia Woods war ein großer Schock. Sie selbst, ihre Kinder und jeder, der sie geliebt hat, taten mir so leid. Vor kurzem bin ich 61 geworden, wir waren also etwa im selben Alter.

Ich weiß, dass ich Glück gehabt habe. Ich bin immer noch am Leben und habe ein gewisses Maß an Hoffnung, aber mein Leben ist zurzeit heillos durcheinander und die Hoffnung schwindet rasch. Das ist eine sehr deprimierende Situation und es belastet mich sehr, mit dem allgemein mangelnden Bewusstsein für die Langzeitwirkungen von Krebs zurechtzukommen."

4.3 Gegenwart

Abgesehen von der Furcht vor einem Rezidiv fühle ich mich gegenwärtig emotional nicht mehr so wund. Möglicherweise war diese Wundheit ein Nebenprodukt ständiger Infektionen und der immer wiederkehrenden Sepsis. Jetzt ist es insofern ein wenig anders, als der ausgezeichnete Urogynäkologe, den ich habe, es geschafft hat, meine Lebensqualität in gewissem Maße zu verbessern, indem er zu mir hielt und verschiedene Strategien und Medikamente vorschlug, um die unmittelbar aufeinanderfolgenden Harnwegsinfekte, unter denen ich litt, zu verringern. Zum Beispiel nehme ich jetzt ein entzündungshemmendes Mittel, das bisweilen hilft, und bislang war ich in diesem Jahr nur einmal in der Klinik.

4.3.1 Es hilft, sich Dinge erklären zu lassen

Vor einiger Zeit hieß es, für die seit meiner Behandlung stark entzündete Blase seien eventuell meine Krebsbehandlungen verantwortlich. Als vor einigen Jahren eine Gewebeprobe unter dem Mikroskop untersucht wurde, fanden sich enorme Mengen an Mastzellen. Auch an anderen Stellen in meinem Körper, zum Beispiel im oberen und unteren Verdauungstrakt, findet sich eine große Mastzellaktivität, wie Biopsien kürzlich ergeben haben. Warum, kann zum jetzigen Zeitpunkt niemand genau sagen, aber es hilft mir schon, zu wissen, dass vieles davon auf die Krebsbehandlung zurückzuführen sein könnte. Wie viele Menschen stecken wohl im selben oder einem ähnlichen Dilemma, mit oder ohne Diagnose?

Kritiker*innen würden zweifellos sagen: „Gut, zur Not ist eine anhaltende entzündliche Reaktion nach einer Strahlentherapie der Brust und der Brustwand im unmittelbaren Bereich erklärbar, aber nicht in der Blase oder im gesamten Verdauungstrakt.“ Weniger skeptische Ärzt*innen haben mir jedoch gesagt, dass die kurz- und langfristigen Effekte einer Strahlentherapie systemisch sein können, ganz gleich, welcher Bereich des Körpers behandelt wird, daher kann auch die Blase betroffen sein. Ich erinnere mich auch tatsächlich daran, bei beiden Strahlentherapien über eine systemische Reaktion in Form von Schwindel, Übelkeit und allgemeinem Krankheitsgefühl geklagt zu haben und hatte währenddessen auch meinen ersten ausgeprägten Harnwegsinfekt. Von den Ärzt*innen und Pflegenden, die mich damals betreuten, wurden diese Effekte meist nicht ernst genommen oder heruntergespielt. Dabei erinnere ich mich an andere, die während einer Strahlentherapie über Ähnliches klagten. Die Anmerkungen von Dr. Evans und Prof. Smith in Kapitel 9 machen deutlich, was da unter Umständen mit mir und anderen geschieht.

4.3.2 Noch mehr ständige Schreckgespenster

Ich habe auch weiterhin ständig mit vestibulären Problemen, verursacht durch zunehmende Migräne, möglicherweise verstärkt durch Krebsbehandlungen und die oben erwähnten Entzündungsreaktionen, und zusätzlich mit einem gutartigen Lagerungsschwindel zu kämpfen. Diese vestibulären Probleme, die neben anderen Symptomen vor allem Schwindel, Übelkeit, Krankheitsgefühl und Seh- und Wahrnehmungsstörungen verursachen, beherrschen meinen Alltag noch immer. Wie bereits erwähnt, begannen alle außer der Migräne während meiner ersten Strahlentherapie und nahmen nach dem zweiten Bestrahlungszyklus nach meiner zweiten Diagnose und zweifellos nach den vier Jahren adjuvanter Chemotherapie zu. Manche medizinisch Tätigen vermuten auch, dass Krebs selbst negative längerfristige

Auswirkungen haben kann, die dann kein Rezidiv, sondern ein Nebenprodukt des Körpers im Umgang mit der Krankheit sind. Eine interessante Vorstellung.

4.3.3 „Mach was aus deinem Leben"

„Mach was aus deinem Leben. Das wird dir guttun."— Ja, das hat man mir eingetrichtert. Und ja, es macht mich wütend und ärgerlich, wenn Menschen so etwas sagen und es fühlt sich nicht zuletzt deshalb unfair an, weil ich ja mühsam versuche, etwas aus meinem Leben zu machen. Auszugehen ist jedoch ein wahrer Hindernislauf potenzieller Probleme und es kommt vor, dass ich es einfach nicht schaffe. Ich kann hinfallen – keine gute Idee bei Osteoporose, einer Krankheit, die durch adjuvante Chemotherapie verursacht und verstärkt wird. Ich kann regelrecht in Panik geraten, weil die Gegenstände um mich herum größer oder kleiner erscheinen, als sie sind oder sich zu bewegen scheinen. Es heißt, dies sei auf die Funktionsstörung meines vestibulären Systems zurückzuführen. Im Endergebnis kann ein Weg von A nach B zu Fuß oder in einem Fahrzeug wie die Alptraumversion einer Achterbahnfahrt sein, von der viele meinen, sie sei an sich schon ein Alptraum.

Allerdings versuche ich, nicht zu viel zuhause zu bleiben, denn sonst fühle ich mich ans Haus gefesselt. Menschenansammlungen können mich jedoch in Panik versetzen. Ich könnte niedergetrampelt werden, da heutzutage nur noch wenige Menschen auszuweichen scheinen und ich unsicher auf den Beinen bin. Ich erinnere mich an etwas, das schon eine Weile her ist: In einem meiner Lieblingskaufhäuser fuhr ich die Rolltreppe hoch und geriet anscheinend völlig grundlos in Panik. Ich wollte etwas kaufen und freute mich darauf, musste aber umkehren, weil es mir so schlecht ging. Mir ging durch den Kopf, es sei meine geliebte Mutter, die mich aus dem Grab heraus daran hindern wollte, Geld auszugeben, was sie nie gebilligt hatte. Ich musste lächeln, erkannte aber, dass es natürlich auch andere Gründe gab. Aber erst als ich mit meinem Arzt sprach, der auf Gleichgewichtsstörungen spezialisiert ist, verstand ich, dass die Beleuchtung im Laden, die Bewegungen um mich herum usw. sehr wahrscheinlich mein System überlastet und die Panik ausgelöst hatten. Es lässt sich kaum überbetonen, wie sehr diese dauernden Probleme mein Leben beeinträchtigen. Oft ist jede Art von Sozialleben unmöglich, da diese Probleme ständig bestehen. Zwar sind sie an manchen Tagen weniger lästig, meist aber schon. Wenn ich mich daher zum Beispiel verabredet habe, kann ich entweder das Treffen einhalten und mich wahrscheinlich schrecklich fühlen, was sich wiederum auf mein Gegenüber auswirkt (**Abb. 4-1**), oder ich kann absagen, was sich ebenfalls negativ auswirkt. Nicht immer haben Menschen Verständnis dafür. In jedem Fall ist es für mich ein Elend und diese Probleme beeinträchtigen alle Bereiche meines Lebens einschließlich meiner Arbeit (s. **Kap. 6**).

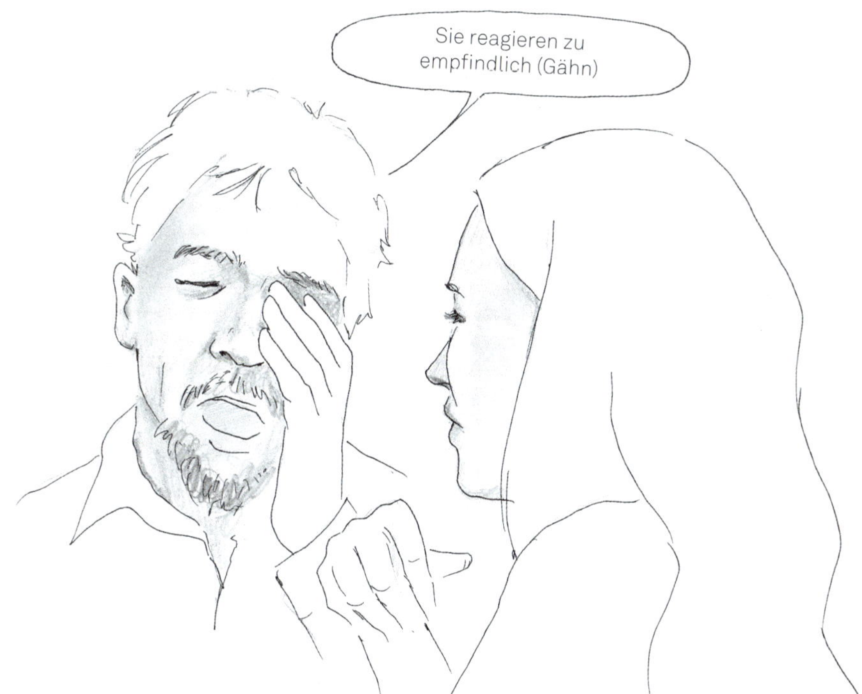

Abbildung 4-1: Wahrnehmungsprobleme der Umgebung

4.3.4 „Sie übertreiben“

Muskel-Skelett-Probleme sind häufig, ich weiß, vor allem mit zunehmendem Alter. Viele von uns haben sie und nicht nur von Krebs Betroffene. Häufig lähmen mich jedoch meine Muskel-Skelett-Probleme im wahrsten Sinne des Wortes und beeinträchtigen meine Mobilität oft ganz erheblich. Die meisten mir bekannten Menschen mit den üblichen altersbedingten Problemen bewältigen ihr Leben auch weiterhin, treffen sich mit anderen, fahren in Urlaub etc. Mir kann selbst das Gehen schwerfallen und ist stets unterschiedlich schmerzhaft. Heute zum Beispiel humple ich umher und kann mich überhaupt nicht viel bewegen. Ich finde das so frustrierend und seelenzerstörend. Und ich weiß nie, wann einmal ein besserer Tag kommt. Mein Narbengewebe wird sehr straff. Manche in der Gesundheitsversorgung Tätige glauben, eine Strahlentherapie beeinträchtige langfristig die Regenerationsfähigkeit des Gewebes. Vermutlich kann dies zu den Verwachsungen der Haut und den damit einhergehenden Nervenschmerzen beitragen, unter denen ich leide. Auch habe ich am ganzen Körper entzündliche Erkrankungen bekommen, von denen manche behaupten, sie seien durch die Krebstherapie bedingt, wie zum Beispiel eine Bursitis.

Dieses Buch zu schreiben, ist zum Beispiel eine große körperliche Qual, weil die Beweglichkeit meines Schreibarms beziehungsweise beider Arme beim Tippen zum Beispiel durch Narbengewebe und dadurch, dass ich beides vor einigen Jahren unterbrechen musste, ganz erheblich eingeschränkt ist. Mit den Schmerzen beim Schreiben beziehungsweise Tippen ist schwer zurechtzukommen. Sie strahlen in den Körper aus und weil mir schwindlig ist, versteife ich mich, während mein Gehirn versucht, mich aufrechtzuhalten, statt dass ich hinfalle. Dies verstärkt das Problem noch.

Ich bin jedoch entschlossen, weiterzumachen. Das einzige, was mich stoppen könnte, wären wiederholte Aktivierungen des sympathischen Nervensystems durch entzündete Nerven oder Gewebe, narbige Verwachsungen etc. Bis zu deren Verschwinden geht es mir sehr schlecht. Ich bin sehr willensstark, aber das setzt mich völlig außer Gefecht. Früher gewöhnlich einfache Bewegungen werden jetzt zum gigantischen Hindernis. Alles, für was ich meine Arme bräuchte, wird problematisch. Gleiches gilt oft auch für meine Beine und Füße. Sich bewegen, ziehen, schieben, die Hand ausstrecken, sich strecken etc. sind oft so schmerzhaft und verursachen Krämpfe und Zuckungen, dass ich aufgebe. Ich koche wirklich gern und mag viele andere Tätigkeiten, bei denen solche Bewegungen vorkommen. Daher sind diese Probleme äußerst lästig, frustrierend und deprimierend. Ich danke meinem Physiotherapeuten, dessen Behandlungen allein mir etwas Linderung bringen.

4.3.5 „Es kann nicht die Strahlentherapie sein“

Wie gesagt: In vielen Kreisen ist das gesamte Phänomen der Langzeitwirkungen einer Strahlentherapie umstritten. Im Vorangehenden habe ich einige Probleme skizziert, die durchaus damit zusammenhängen könnten. Es ist immer schwer, von „Streustrahlung“ zu sprechen, bei der etwas von der Strahlung im Behandlungsfeld darüber hinaus in benachbartes Gewebe eindringt. So gibt es beispielsweise zwischen meinen beiden Brüsten und den gesamten Rumpf abwärts große braune, muttermalartige Flecken und andere unansehnliche Erscheinungen, die mit der Zeit gewachsen sind und sich verändert haben. Es hieß, sie seien Folgen der Streustrahlung und bestimmt sind sie seit der Behandlung aufgetreten und sehen aus, als hätten sie damit zu tun. Zwar sind sie nur oberflächlich, wirken sich aber definitiv auf mein Selbstwertgefühl aus. In Kapitel 6 gehe ich darauf näher ein.

Aus meiner Sicht besorgniserregender ist jedoch, wie die Organe unter der Streustrahlung durch die beiden Strahlentherapien und möglicherweise die adjuvante Chemotherapie beeinträchtigt wurden. Einige Beweise dafür finden sich zum Beispiel in meiner Leber und im Verdauungstrakt und ich lebe in ständiger Furcht vor strahlentherapeutisch bedingtem Krebs, dessen Risiko mit der Zeit eher zu- als abnimmt. Dazu gehören beispielsweise Lungenkrebs sowie Tumore der Speiseröhre, des Blutsystems und der Blutgefäße (siehe die Anmerkungen von Dr. Evans, **Kap. 9**).

4.3.6 Ein Trauma nach dem anderen

Oft habe ich für praktische Hilfe auf meine Partnerin seit 37 Jahren zurückgegriffen, vor allem seit der Diagnose. Aber sie ist nun 70 Jahre alt, selbst nicht bei guter Gesundheit und bekam vor kurzem die Diagnose Demenz. Dies hat uns beide von jetzt auf gleich in Panik gestürzt: ein zusätzliches Trauma außer den Krebsfolgen, was die Stressreaktion verstärkte – ganz ähnlich wie in Kapitel 2 beschrieben.

Ich weiß, dass ich ihr nur begrenzt werde helfen können, wenn sich ihr Zustand weiter verschlechtert. Das macht mir die ganze Zeit Sorgen. Außerdem mache ich mir Sorgen, ob meine eigene Kognition intakt bleiben wird. Zwar kann ich zurzeit zum Glück für uns beide denken, aber nicht lange stehen und sitzen. Autofahren fällt mir sehr schwer und meine Partnerin kann nicht mehr fahren. Auch der öffentliche Nahverkehr ist schwer zu bewältigen. Ich kann kaum glauben, dass es so weit mit uns gekommen ist. Wie viele andere Menschen sind ebenfalls in diesem Dilemma und ringen außer mit den Folgeerscheinungen ihres Krebsleidens noch mit anderen gravierenden Problemen? Viele, kann ich mir vorstellen.

Unser beider wegen kann ich gut und gern auf die Folgeerscheinungen meines Krebsleidens verzichten. Aber ich stecke nun mal drin und meine Aufgabe ist es, das Beste daraus zu machen und das, was ich habe, so gut es geht wertzuschätzen und mir zugleich zu gestatten, nach Bedarf zu schimpfen und zu toben. Wer weiß, was die Zukunft bringt? Morgen, kommende Woche, nächstes Jahr – ein Rezidiv, Ausbreitung, noch schlechtere Auswirkungen. Vielleicht etwas Besserung ... Letzteres wäre herrlich, aber ich fürchte, Ersteres ist wahrscheinlicher. Und weiter geht's ...

Weitere Beispiele für die Langzeitwirkungen finden sich in dem Bericht von Mitzi Blennerhassett (s. **Kap. 10**). Sie hatte sowohl ein Anal- als auch ein Mammakarzinom und ist Autorin von *Nothing Personal: Disturbing Undercurrents in Cancer Care* (Blennerhassett, 2008), mit dem sie 2009 den Medical Journalists' Open Book Award gewann.

4.4 Zusammenfassung

Insgesamt gesehen kann es langfristig Leidenden wirklich helfen, wenn in der Gesundheitsversorgung Tätige, Partner*innen, die Familie und der Freundeskreis Verständnis zeigen und praktische Unterstützung leisten können. Selbst ein paar freundliche, verständnisvolle Sätze, wie etwa die folgenden, können eine große Hilfe sein:

- „Es muss wirklich schwer für Sie sein."
- „Sie haben sicher die Nase voll davon."
- „Wie kann ich Ihnen helfen?" (Es muss nicht viel sein. Selbst eine kleine Geste wird wahrscheinlich sehr geschätzt.)
- „Ich versuche so gut ich kann, zu verstehen, wie schwer Ihr Leben ist."

Denen von uns, die mit den oben beschriebenen Problemen zu tun haben, schlägt Deirdre, eine Therapeutin für Autogenes Training, nützliche Wege vor, wie wir uns selbst unterstützen könnten. Auch wer mit Menschen lebt oder arbeitet, die von Langzeitwirkungen betroffen sind, könnte diese Strategien nützlich finden.

Abschalten Ihrer Kampf-oder-Flucht-Reaktion

Deirdre meint, der folgende Body-Scan könne hilfreich sein. Ständiger Stress hält die Kampf-oder-Flucht-Reaktion für lange Zeiträume aufrecht und verursacht weiteren Stress. Entspannen schaltet die Ruhe-und-Erholungs-Reaktion ein, die Ihrem Körper ermöglicht, sich zu regenerieren. Wenn Sie sich wohl dabei fühlen, mit Ihrem Körper in Verbindung zu treten, versuchen Sie es mit diesem Body-Scan:

- Suchen Sie sich einen ruhigen Ort, wo Sie nicht gestört werden. Vielleicht möchten Sie zunächst die oberflächliche Spannung von Ihrem Körper abschütteln und atmen ein paar Mal tief ein und aus. Setzen oder legen Sie sich bequem hin und schließen Sie die Augen.
- Lenken Sie Ihre Aufmerksamkeit auf Ihren Körper und scannen Sie ihn einige Minuten sanft auf- oder abwärts. Beachten Sie, wie Sie sich fühlen und achten Sie auch auf jede körperliche Empfindung, auf die Pulse und Rhythmen Ihres Körpers. Sie müssen nicht versuchen, zu verändern, was Sie beobachten. Akzeptieren Sie es, ohne zu urteilen oder zu kritisieren, als das, was für Sie jetzt gerade geschieht.
- Lassen Sie Ihren Atem ganz natürlich fließen, während Sie beobachten.
- Zum Schluss Ihres Body-Scans gähnen Sie, strecken sich und öffnen Sie die Augen. Stehen Sie langsam auf.

Wenn Emotionen hochkommen, sagt Deirdre, versuchen Sie, sie einfach zur Kenntnis zu nehmen und loszulassen.

Sie könnten es auch mit folgender Entlastungsübung versuchen, um mit Ihren Emotionen in Verbindung zu treten. Halten Sie sich dann aber jeweils eine Stunde vor und nach dem Body-Scan frei.

Wenn Sie Gefühle freisetzen möchten, die sich Ihrer Ansicht festgesetzt haben, könnten Sie auch folgende Übung probieren. Sie beruht auf einer bewussten Entlastungsübung des Autogenen Trainings und hilft, „festgefahrene“ Gefühle freizusetzen. Sie müssen diese Gefühle während der Übung nicht spüren, auch wenn das natürlich gut ist:

- Entscheiden Sie zunächst, woran Sie arbeiten möchten. Das könnte zum Beispiel Ihr Gefühl von Schock und Panik sein. Suchen Sie sich einen Ort, wo Sie bei Ihrer Übung nicht unterbrochen werden. Am besten ist es, sie mehr als eine Stunde vor dem Schlafengehen zu machen. Arbeiten Sie stets in Ihrer Komfortzone und brechen Sie ab, sobald Sie sich unwohl fühlen.
- Nehmen Sie sich einen einzelnen Satz, der Ihr Gefühl ganz deutlich zum Ausdruck bringt. Wiederholen Sie ihn immer wieder, bis Sie ganz natürlich zum Halt kommen oder bis Sie den Satz nur noch murmeln. Sie könnten zum Beispiel sagen: „Ich fürchte mich“ oder: „Ich bin wütend auf Menschen, die mein Leiden kleinreden“.
- Machen Sie eine Pause und schauen Sie, ob Sie den Satz noch länger wiederholen sollten oder ob Ihnen ein anderer Satz einfällt. Wenn ja, machen Sie weiter wie bisher. Arbeiten Sie jeden Satz bis zum Schluss durch, bis keine neuen Sätze mehr hochkommen und Sie sich ruhiger fühlen. Versuchen Sie, nicht zu früh aufzuhören, weil Sie sich anschließend ängstlich oder reizbar fühlen oder leichte Kopfschmerzen haben könnten. Hören Sie aber in jedem Fall auf, wenn es Ihnen zu viel wird. Wenn es sich für Sie richtig anfühlt, können Sie sich auch körperlich bewegen, etwa indem Sie die Hände ringen oder auf und ab gehen.

Es kann auch helfen, die eigenen Gefühle wertzuschätzen, wie zum Beispiel:

- Es ist völlig normal, dass ich mich panisch fühle oder meine, die Kontrolle zu verlieren. Ich werde nicht verrückt.
- Ich muss meine Gefühle nicht unterdrücken, wenn ich nicht möchte. Sie sind nur eine normale Reaktion auf das, was ich gerade durchmache.
- Es ist in Ordnung, meine Gefühle zu unterdrücken, wenn ich muss, aber ich weiß, dass sie völlig normal sind.

5 Beziehungen und Krebs

5.1 Krebs beeinflusst Beziehungen

Beziehungen sind auch ohne Krebs nicht einfach. Und so schwierig sie ohnehin sind, können sich obendrein die langfristigen Auswirkungen von Krebs für jede Beziehung als fatal erweisen. Natürlich muss dieser Effekt nicht so schwer sein, aber Krebs scheint die Dynamik von Beziehungen in der Tat zu verändern. Oft auf negative Weise, aber auf manche Weise und in manchen Fällen oft auch positiv. Die Erfahrung bestätigt dies.

Um es klar zu sagen: Ich verstehe „Beziehungen" im generischen Sinne, das heißt, sie umfassen Partner*innen, die Familie einschließlich der Kinder, den Freundeskreis, Arbeitskolleg*innen und natürlich Gesundheitsfachpersonen.

Während ich zu schreiben beginne, bin ich mir bewusst, wie ich matt und lustlos werde bei der Erkenntnis, wie oft ich über dieses Thema schon nachgedacht und geschrieben habe. Die Versuchung ist groß, an dieser Stelle etwas einzufügen, was ich schon einmal geschrieben habe (Galgut, 2010, 2008, 2007b, 2007c), um mir den seelischen Schmerz und die Notwendigkeit der Selbstenthüllung zu ersparen, die ein lohnenswertes Kapitel zu diesem Thema eigentlich erfordert. Allerdings habe ich seit einigen Jahren nicht mehr viel über dieses Thema geschrieben, daher haben sich meine Ansichten weiterentwickelt. Es bedarf einer Aktualisierung meiner selbst. Ich werde auch ein paar Zitate Dritter verwenden, von denen einige anders fühlen als ich, andere wiederum genau dasselbe oder gar noch stärker spüren, wie sich Krebs auf ihre Beziehungen ausgewirkt hat.

Ich bin mir bewusst, dass das Folgende nicht angenehm zu lesen sein wird. Vor allem für jemanden auf meinem Arbeitsgebiet mag es eher als ungewöhnlich gelten. Als ich jedoch vor dem Verfassen dieses Kapitels mit anderen sprach, war man sich einig, dass es geschrieben werden müsste, dass ich mich nicht zurückhalten sollte, und dass einige der nachstehend angesprochenen Themen tabu seien und ans Licht gebracht werden sollten.

5.2 Beziehungen und ich – Der aktuelle Stand

Vermutlich habe ich mir vorgestellt, dass die Auswirkungen der Krebserkrankung auf meine Beziehungen inzwischen – 15 Jahre nach der Diagnose – nachgelassen haben. In Wirklichkeit ist vieles nicht leichter geworden. Nur die Grundgestimmtheit der Dinge hat sich insofern geändert, als ich mich stärker in das Unvermeidliche gefügt habe, dass nämlich meine ständigen Probleme infolge des Krebses meine Beziehungen beeinträchtigen.

Insofern als ich noch am Leben bin und „normal" aussehe, fällt es anderen oft schwer, meine fortlaufenden Probleme zu akzeptieren, es sei denn, ich liege mit einer Sepsis im Krankenhaus oder sehe sehr krank aus. Im Allgemeinen versuche ich heutzutage, mich von meiner besten Seite zu zeigen, wenn ich Menschen begegne, daher können die meisten über die Realität meines Lebens hinwegsehen, wenn sie möchten. Früher ware ich ehrlicher, merkte jedoch, dass dies nur zu mehr Problemen führte, daher gehe ich heutzutage mit meinem Umfeld nur noch selten so um. Allerdings habe ich Freund*innen, die meine Probleme kennen und akzeptieren, was ich sehr zu schätzen weiß. Es hilft, dass ich mich von Zeit zu Zeit mit ihnen treffen oder mit ihnen telefonieren kann oder über Videoprogramme mit ihnen kommuniziere. Und vor allem habe ich eine Freundin, die mir ein Rettungsanker ist.

Nahezu ausnahmslos haben jedoch alle ihre eigenen Probleme, ihr eigenes Leben und wir leben nicht nahe beieinander. Die einzige, die wirklich sieht, wie ich täglich leide, ist meine Partnerin, und sie hat jetzt, wie ich in Kapitel 5 erwähnte, selbst zu kämpfen. Demnach ist sie ganz klar außerstande, mich zu unterstützen oder mein Dilemma zu verstehen, wie sie es früher tat.

5.2.1 „Ich grolle"

Ich würde mir selbst etwas vormachen, würde ich mir nicht wenigstens eingestehen, dass ich gegenüber einigen Menschen Ressentiments empfinde, und zwar für ihr seit jeher mangelndes Verständnis dafür, was der Krebs körperlich, emotional und finanziell in meinem Leben angerichtet hat. Oft hat man mir in den vergangenen Jahren gesagt, andere Menschen, die mit Krebsfolgen zu tun haben, fühlten ebenso. Gedanken und Gefühle werden normalerweise zum Ausdruck gebracht als: „Sie ärgert mich jetzt. Ich kann ihr einfach nicht vergeben" oder: „Ich kann nicht vergessen, was er getan hat. Es steht ständig zwischen uns".

Ist diese Haltung psychologisch ratsam? Für mich selbst gesprochen insgesamt vielleicht nicht. Jeder von uns hat seine Fehler. Das gehört zu unserem Menschsein.

Ich frage mich, warum Menschen andere in schweren Zeiten verlassen, und es kann mir helfen, über die Gründe nachzudenken und ihre Auslöser zu verstehen. Ich erinnere mich an die Menschen, die mit meiner Diagnose und ihren Langzeiteffekten wirklich nicht zurechtkamen, und an diejenigen, die wiederholt sagten, ich solle mich nach dem Krebs zusammenreißen und ich würde meine Probleme übertreiben. Vergebung ist etwas Wunderbares, wenn Sie es hinbekommen, und bis zu einem gewissen Grad habe ich vergeben und tue es weiterhin. Dabei verwende ich Strategien wie: „Denk daran, dass sie mit deiner Situation einfach nicht zurechtkamen, es erinnerte mich an A, B, C oder D." Auf einige dieser Menschen bin ich aber heute noch mehr oder weniger wütend, ob ich will oder nicht. Schließlich bin auch ich nur ein Mensch.

Amal, bei der vor zehn Jahren Darmkrebs diagnostiziert wurde, spricht über ihre Wut und darüber, warum sie nicht vergeben kann:

„Ich werde so wütend, wenn ich an die Menschen denke, die mit meiner Krebsdiagnose und den Folgen nicht umgehen konnten. Eine frühere Freundin sagte mir, ich hätte den Krebs selbst verursacht, weil meine Ernährung schlecht sei, und ich solle sie jetzt umstellen. Es kam keine Sympathie, nichts von ihr. Ich sagte ihr, sie rede Blödsinn, und danach wollte ich nichts mehr mit ihr zu tun haben. Von Zeit zu Zeit muss ich sie treffen, aber sie ist nicht mehr meine Freundin. Meine Mutter meint, ich solle doch versuchen, mit ihr zu sprechen. Aber ich will's nicht und werd's auch nicht tun."

5.2.2 „Es ist befreiend"

Interessanterweise haben mir andere Menschen gesagt, sie fänden es befreiend, dass ich mir meine Wut und meinen Groll eingestehe, und es ginge ihnen dadurch mit ihrer eigenen Wut und ihrem Groll besser. So erzählte mir kürzlich eine Frau, es würde ihr helfen, damit zurechtzukommen und oft im Stillen zu wiederholen, wie wütend es sie macht, wenn andere Menschen ihr Leiden kleinreden. Sich ihre Wut einzugestehen, half ihr, nicht mehr so hohe Ansprüche an Menschen zu stellen und sich an dem zu freuen, was sie zu bieten hatten, statt ständig mehr Verständnis von ihnen zu erwarten.

An steter Wut und Groll festzuhalten und sich beides einzugestehen, kann auch ein nützlicher Selbstschutz sein und insoweit finde ich dies persönlich hilfreich. Denn: Wenn ich mir sage, bei dieser und jener Person habe ich kein gutes Gefühl, so erspart mir dies den Umgang mit ihr. Damit vermeide ich das Risiko, verletzt, geschwächt oder verurteilt zu werden, um nur drei Gefahren zu nennen. Wenn ich aus irgendeinem Grund dennoch mit ihnen zu tun haben muss, denke ich daran, dass es notwendig und in Ordnung ist, Grenzen enger zu ziehen. Ich werde den nötigen Kontakt haben und mich nicht schuldig fühlen, wenn ich mich dann wieder aus ihrer Gesellschaft entferne. Manchmal lohnt sich der Versuch, Groll zu überwinden, und manchmal lohnt er sich einfach nicht.

Sie könnten fragen: „Als Psychologin würden Sie diese Haltung doch in Frage stellen, oder?“ Nun: ja und nein. Aber glauben Sie mir, dass ich früher sehr intensiv versucht habe, Beziehungen mit Leben zu füllen, von denen ich mich heute fernhalten würde. Eine Grenze zu ziehen und zu sagen: „Dies ist nicht gut für mich und ich muss weggehen“ kann auch seelisch befreiend sein. Das war es und ist es für mich, auch wenn es manchmal schwerfällt. In gewisser Weise war der Krebs insofern nützlich für mich, als mir bei Menschen generell viel rascher „der Kragen platzt“ als früher. Vor meiner Erkrankung hätte ich zu sehr versucht, Beziehungen mit Menschen, die überhaupt nicht gut für mich waren, zum Funktionieren zu bringen. Jetzt tue ich das generell nicht mehr und weiß, dass sich auch andere Menschen seit ihrer Krebserkrankung in ähnlicher Weise verändert haben. Und natürlich kann niemand von uns einen anderen Menschen ändern, so sehr er sich das wünschen mag. Wir können uns nur so um diesen Menschen herum verändern, wie wir das für richtig halten.

5.2.3 Die Abneigung, sich zu äußern

Im Gespräch mit Menschen, bei denen Krebs diagnostiziert worden war, habe ich festgestellt, dass manche vielleicht anfänglich sagen, ihre Beziehungen seien unverändert. Nach längerem Plaudern und mit abnehmender Zurückhaltung werden jedoch etliche über mangelndes Verständnis klagen und über ihren Groll und darüber sprechen, dass sie nicht mehr so tolerant sind wie früher. Manche sprechen von den positiven Dingen: mehr Nähe zum Partner, zur Partnerin und die Freude an vorhandenen oder neu gewonnenen Freund*innen, die sehr unterstützend sind. Meiner Erfahrung nach sind jedoch diejenigen, die nur diese Erfahrung gemacht haben, in der Minderheit. Natürlich können positive und negative Erfahrungen nebeneinander bestehen und oft genug hat man mir Dinge erzählt wie: „Ich bin meinem Partner/Kind/Freund nähergekommen, aber niemandem sonst.“

5.2.4 Mehr Betroffene als wir denken

Von all den Menschen, die mit Langzeitwirkungen von Krebs zu tun haben und mit denen ich über die Jahre gesprochen habe, hat nur eine Handvoll versichert, ihre Beziehung sei durch den Krebs nicht beeinträchtigt worden. Selbstverständlich fühlen nicht alle wie ich, aber es sind vielleicht mehr als man denken könnte. Samira, bei der vor acht Jahren Brustkrebs diagnostiziert wurde, sagt über die langfristigen psychischen Auswirkungen von Krebs und das mangelnde Verständnis anderer Menschen:

„Mit dem Trauma zu leben, wird mit der Zeit nicht leichter. Es wird sogar zu einer stärker isolierenden Erfahrung, da man es nach allgemeiner Anschauung im Laufe der

Zeit überwunden haben sollte. Meine Diagnose, Operation, Chemo- und Strahlentherapie sind acht Jahre her. Ich bin zwar imstande, für längere Zeiträume zu vergessen, aber es braucht nicht viel, um die überwältigende Furcht und Panik zurückzubringen, eine Reaktion, die alle außer diejenigen, von denen ich weiß, dass sie es selbst durchlebt haben, für eine Überreaktion halten.“

5.2.5 Stumm bleiben

Ich frage mich, wie viele andere Menschen, die – mit oder ohne erkrankte Partner*innen und andere Probleme – auf allen Ebenen ihres Lebens Personen ertragen, die für sie nicht hilfreich sind. Auch frage ich mich, wie viele von ihnen unter Umständen nie mit jemandem darüber sprechen, wie es ihnen wirklich geht. Ich denke, es sind eine ganze Menge.

Vor einer Weile sprach ich mit einer Frau in dieser Situation. Sie offenbarte mir, es gebe eine Person in ihrem Leben, von der sie sich lösen wolle, weil sie ihr viel Kraft raube und ihr Leben noch unerträglicher mache. Allerdings hielt sie sich damit bislang zurück, für den Fall, dass andere Menschen sie verurteilen. Sie hatte noch nie mit jemandem darüber gesprochen, wie sie wirklich zu dieser Person stand, aber diese Beziehung wirkte sich enorm negativ auf sie aus. Den Mut zu finden, mit mir über Grenzziehungen zu sprechen und von mir darin bestärkt zu werden, dass wir alle dieses Recht haben, erhöhte ihr Selbstvertrauen enorm und gab ihr die Kraft, einiges zu verändern. Für mich eine einfache, für sie eine mächtige Intervention.

5.2.6 Es braucht mehr Forschungsergebnisse

Zu Krebs in Beziehungen sind mehr verlässliche Forschungsergebnisse und Einzelfallbelege erforderlich. Allerdings könnte es problematisch sein, zuverlässige Daten zu generieren. Oft genug haben mir Menschen, die interviewt worden waren, gesagt, sie seien zum Beispiel gegenüber Gesundheitsfachpersonen und Forschenden hinsichtlich ihrer Beziehung nicht ehrlich gewesen. Gründe dafür waren die Furcht, verurteilt zu werden, und die Sorge darüber, ob die befragende Person sie auch verstünde.

Es bedarf sensiblerer, unvoreingenommener Forschender, vorzugsweise mit Insider-Wissen über Krebs, um die verständliche Zurückhaltung von Langzeitüberlebenden einer Krebserkrankung überwinden zu helfen (**Abb. 5-1**). John, bei dem vor vier Jahren Lungenkrebs diagnostiziert wurde, sagte:

„Ich spreche wirklich mit niemandem viel darüber, wie es mir geht, am wenigsten mit meinem Hausarzt. Nach dem, was er so von sich gibt, glaube ich nicht, dass er es verstehen würde. Er hat nicht den Schatten einer Ahnung.“

Ich bin jetzt nicht sicher,
aber ich verspreche,
dass ich zu verstehen versuche.
Ich sage Ihnen,
wie ich mich fühle.
Ich
versuche,
nicht zu
werten.

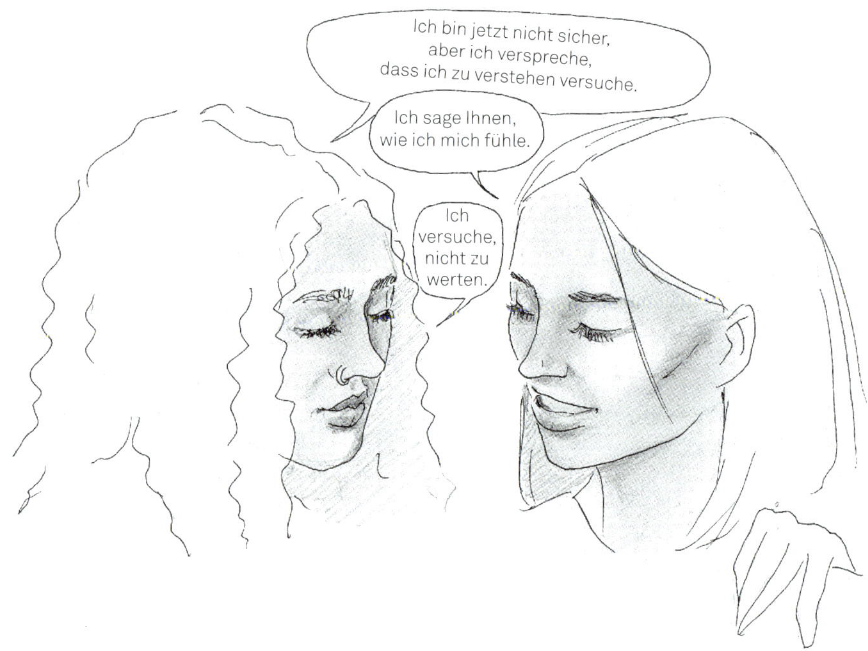

Abbildung 5-1: Freiheit von Wertungen und Vorurteilen

5.2.7 Empathie ist der Schlüssel

Es ist eminent wichtig, dass Menschen imstande sind oder wenigstens versuchen, empathisch zu sein, statt auf die Plattitüden und den Verständnismangel noch etwas draufzusetzen. Sie könnten nun sagen: „Sie als Psychologin können sicher verstehen, warum es Menschen derart an Verständnis mangelt, warum sie mit ihrem Urteil nicht zurückhalten usw." Meine Antwort wäre: „Einige der Gründe dafür habe ich in den vorangehenden Kapiteln dieses Buches untersucht: Furcht, mangelnde Erfahrung, starre Haltungen – alles reichlich vorhanden."

Insgesamt haben diese Bemerkungen bei den Empfänger*innen jedoch dieselbe Wirkung, ob wir nun verstehen, warum sich Menschen so äußern, oder nicht. Sie sind sehr schwer zu ertragen, wenn man so sehr zu kämpfen hat. Werturteile und Schuldzuweisungen können bewirken, dass wir uns sehr bedrückt, depressiv und im Unrecht fühlen, diese Probleme zu haben. Das kann bis zur Suizididee reichen.

5.2.8 Sie müssen nicht betroffen sein, um Betroffenen zu helfen

Es ist nicht nötig, selbst Krebs zu haben, um tiefe und bedeutsame Empathie für jemanden zu empfinden, der betroffen ist und mit den Langzeitwirkungen zu kämpfen hat. Es kann eine enorme Hilfe sein, wenn Sie imstande sind, zuzugeben, dass Sie nicht wirklich verstehen können, aber Ihr Bestes tun, statt dies alles nur vorzugeben. Schon das an sich wäre eine empathische Reaktion.

Folgendes Gedicht, das ich vor etwa zehn Jahren schrieb, steht für die Gedanken und Gefühle vieler anderer Menschen. Ich weiß das, weil sie es mir viele Male erzählt und sich dieses Gedichts bedient haben, um anderen zu sagen, wie sie sich fühlen:

Bitte …
sag mir nicht, wie ich mich fühlen oder
was ich über meinen Krebs denken sollte
dass ich ihn jetzt überwunden haben sollte,
dass ich positiver sein sollte,
dass ich dankbar sein sollte, am Leben zu sein.

Und bitte sag nicht: „Du überreagierst in deiner Situation.
Nur du allein fühlst dich so.“
Oder: „Es ist Zeit, dein Leben weiterzuführen.“

Wie kannst Du das wissen? Du bist nie in meiner Situation gewesen.

Und bitte frag mich nicht, was ich zu meinem Krebs beigetragen habe
und erzähl mir nicht, wie tapfer ich war.
Es gab überhaupt keine Wahl.
Ich habe nur Glück gehabt.

Und bitte frag mich nicht, wie mein Weg mit Krebs gewesen ist.
Es gab keinen Weg.
Es gibt keinen Weg, weil kein Ende in Sicht ist.

Und sag um Himmels willen nicht:
„Naja, schließlich sterben wir alle mal.
Ich könnte morgen vom Bus überfahren werden.“

Es ist anders.

Du hast nie dem Tod ins Auge geblickt.
Du hattest niemals Krebs.
Wir stehen jetzt an entgegengesetzten Ufern.

Sag mir stattdessen,
dass Du nicht wissen kannst, wie es ist, diese Hölle zu durchleben.

Sag mir stattdessen,
dass Du ein offenes Herz hast
und einen offenen Geist.
dass Du zuhören wirst,
dass Du versuchen wirst, zu verstehen,
selbst wenn meine Worte für Dich seltsam klingen.
Es ist meine Wirklichkeit.

Und bitte: Versuche, über Deine Ängste hinauszublicken
oder, wenn Du das nicht kannst, sag es mir.

Krebs zu haben, ist entsetzlich
und das Grauen lässt nicht nach,
weil die Furcht vor der Wiederkehr immer präsent ist.

Also sag mir bitte nicht, dass ich Glück gehabt hätte,
dass ich bald wieder normal wäre.
Denn mein Leben und ich wurden für immer verändert.

5.2.9 „Ich nehme mich heute mehr in Acht"

Auch wenn Intimität mit anderen, mit oder ohne körperliche Zuneigung und ohne Sex, mir wichtig ist, bin ich mir bewusst, dass ich mich vor Menschen viel mehr in Acht nehme als vor der Krebserkrankung. Zu oft hat man mich im Stich gelassen und zurückgewiesen, und so ist es mir fast lieber, keine engen Beziehungen mehr zu riskieren aus Furcht, abermals verletzt zu werden. Und enge Beziehungen mit Menschen sind harte Arbeit. Meist bin ich glücklicher mit einer Tasse Tee, einem Schokoriegel und einer guten Fernsehsendung. Ehrlich. Und ich weiß, dass ich damit nicht allein bin. Auch hier könnten Sie sagen: „Halten Sie als Psychologin das für eine gesunde Lebensweise?" „Jedem das Seine", würde ich antworten. Meiner Meinung nach gibt es weder ein abschließendes Urteil noch eine richtige oder falsche Antwort und ich habe genug von Menschen in den Medien und anderswo, die mir sagen, es gebe solch eine Antwort. Ich bin mir auch bewusst, dass ich lieber vor sexueller Nähe zurückscheue, weil mein Körperbild im unbekleideten Zustand nicht sehr gut ist. Robust war ich nie, aber jetzt ist es infolge meiner Narben, der Strahlenschäden meiner Haut und des Alternsprozesses meines Körpers noch schlimmer. Der Krebs hat sich definitiv negativ darauf ausgewirkt. Es ist fast leichter, nichtsexuell zu sein als jemandem irgendeinen Teil meines nackten Körpers zu zeigen. Wie gehabt, stehe ich bei diesem Thema in einem inneren Konflikt.

Die anderen körperlichen Probleme sind jedoch bedeutsamer. Sex könnte mich, offen gesagt, töten, wenn ich nach engem Kontakt mit jemandem, gleich welchen Geschlechts, einen fiesen, starken Harnwegsinfekt bekäme. Ich sehe schon die Schlagzeile vor mir: „Sex brachte ihr Sepsis."

5.2.10 „Ihre Standards sind zu hoch"

Nun, tendenziell erwarte ich tatsächlich zu viel von Menschen. Die Kehrseite ist meine Neigung, auch von mir zu viel zu erwarten. Ich bin mir dieser Neigung so sehr bewusst, dass ich tendenziell in die entgegengesetzte Richtung gehe und zum Beispiel nicht um das bitte, was ich brauche oder zu viel toleriere.

Inzwischen muss ich um Unterstützung bitten, weil ich keine andere Wahl habe. Die Kombination der Probleme meiner Partnerin und meiner eigenen Probleme ist bei weitem zu viel. Zum jetzigen Zeitpunkt brauche ich Menschen um mich herum, die etwas Positives beisteuern und, was noch wichtiger ist, die mich nicht jeden Augenblick beurteilen oder die Realität meiner Situation leugnen.

5.2.11 „Solidarität"

Jemand für mich sehr Wichtiges, den ich seit Jahrzehnten kenne, aber jahrelang nicht gesehen hatte, kehrte kürzlich in mein Leben zurück. Als ich ihm über die Demenz-Diagnose meiner Partnerin berichtete, war seine Antwort neben anderen unterstützenden Bemerkungen: „Solidarität." Das ist es, was ich von Menschen, die ich kenne, in meiner Situation brauche.

Ich weiß und akzeptiere, dass nicht viele imstande sind, nachhaltig zu unterstützen, und schon gar nicht in praktischen Belangen. Das ist hart. Ich akzeptiere die Grenzen anderer und ihre eigenen Situationen und Probleme im Leben. Natürlich wäre es wunderbar, wenn mehr als nur freundliche Bemerkungen kämen, aber es wäre schon etwas ganz anderes, wenn Menschen – und sei es nur oberflächlich – einfach nur freundlich wären und mit ihrem Urteil möglichst zurückhielten.

Nur eine Art von Bemerkung kann mich zu Tränen rühren, und ich weiß, dass ich damit nicht allein bin. Jay, bei dem vor drei Jahren Lungenkrebs diagnostiziert wurde, erzählte mir kürzlich, ein Freund habe ihn besucht, sich zu ihm gesetzt und offen und entspannt geplaudert. Das habe speziell an diesem Tag seine Stimmung gehoben. Er sagte:

„Ich war so niedergeschlagen und fühlte mich unwohl, und dann kam S. vorbei, fragte, wie es mir ginge und hörte wirklich zu. Ich weiß, er wird eine Weile nicht wiederkommen, aber das macht nichts. Ich fühlte mich von ihm so sehr verstanden und das war wirklich wichtig. Für einen Moment fühlte ich mich weniger allein und das half mir, über den Tag zu kommen.“

5.2.12 Intimität in Beziehungen und ich

Wie in Kapitel 1 erwähnt, gibt es eine klare Grenze dessen, was sich in solch einem kurzen Buch abhandeln lässt. Und dieses Thema von Beziehungen nach Krebs und besonders jenen, bei denen es auch um Sex geht, ist ein riesiges Thema, unabhängig davon, wie wir eine sexuelle Beziehung definieren. Es scheint allerdings einige gemeinsame Themen zu geben. Es scheint ein Kernkonsens zwischen denen zu bestehen, die mit verschiedenen Versionen meines eigenen Erlebens leben, dass nämlich Krebs unsere intimen Beziehungen verändert hat. Mit intim meine ich nicht unbedingt sexuell und die Ansichten über die Wichtigkeit einer sexuellen Beziehung gehen auseinander. Manche legen Wert darauf, auch nach einer Krebserkrankung eine sexuelle Beziehung zu führen, während es andere mehr oder weniger „unerheblich“ finden.

Ich kenne eine ganze Menge Menschen, die die Nase voll haben davon, dass die Gesellschaft uns derart unter Druck setzt, allein oder mit anderen Personen Sexualität zu leben. Ein gutes Beispiel dafür ist Suzy, die vor acht Jahren Darmkrebs hatte: „Ich halt’s nicht aus, wenn ich in den Medien all diesen Hype über Sex sehe. Als stimme etwas nicht mit uns, wenn wir uns nicht um Sex kümmern.“ Suzy ist eine Frau in der Postmenopause und es stimmt, dass ich längst nicht mehr so auf Sex fokussiert bin wie früher. In gewisser Weise finde ich es befreiend: ein Drang weniger, der befriedigt werden möchte. Vielleicht ist es für mich sogar noch befreiender, weil ich so viele Jahre zu erdulden hatte, in denen meine Ovarien durch die adjuvante Chemotherapie nach der Diagnose an- und abgeschaltet wurden. Die Hormonschwankungen waren unerträglich und ich fühle mit jeder Frau und jedem Mann, die dies als Krebsfolgeerscheinung ertragen müssen.

Für mich persönlich würde ich sagen, dass ich heutzutage nicht uninteressiert bin, Sex zu haben oder sexuell zu sein. Wenn mir aber jemand sagte, ich würde nie wieder eine sexuelle Beziehung haben, wäre ich wohl kaum am Boden zerstört. Heutzutage erschwert eine Kombination von ständigen Harnwegsinfekten und Muskel-Skelett-Schmerzen (s. Kap. 5) jeden sexuellen Kontakt und stört letztlich mehr, als es die Sache wert ist. Das ist natürlich traurig. Da ich jedoch heute an Sexualkontakt mit anderen nur noch in Verbindung mit nichtsexueller Intimität interessiert bin, nachdem ich meine Libido größtenteils verloren habe, sind der Geschlechtsakt und das Sexuell-Sein in den Hintergrund getreten. Würde mir jedoch jemand ankündigen: „Sie werden nie wieder körperliche Zuneigung zu einem anderen Menschen empfinden", wäre auch das sehr hart. Diese Sichtweisen sind mir viel wichtiger als der Sexualkontakt selbst. Ich weiß nicht, wie ich mich in Bezug auf Sex fühlen würde, wenn ich keinen Krebs und dessen Langzeitwirkungen hätte. Die Menopause bringt für die meisten Frauen eine Veränderung und viele sagen, Sex und das Ausleben der Geschlechterrolle würden eine geringere Rolle spielen. Also: Wer weiß? Vermutlich hätte auch ich eine geringere Libido. Aber: Wer weiß?

5.2.13 „Ihre eigenen Probleme, Cordelia?"

Ich bin mir bewusst, dass Leser*innen dieses Kapitel durchaus für überzogen halten könnten und denken, die Situation derer, die ein Krebsleiden überleben, werde übertrieben dargestellt. Allerdings hoffe ich, dass die Risiken, die ich eingehe, indem ich offen und eher arglos über meine eigenen Probleme spreche, anderen hilft, die fühlen wie ich. Und diese Menschen werden sich mehr oder weniger in meinen Worten wiederfinden und sich durch meine offenen Darstellungen wertschätzend wahrgenommen fühlen. Als Psychologin habe ich mit den Jahren festgestellt, dass es oft dankbar angenommen wird, wenn ich meine Menschlichkeit und Fragilität denen zeige, die ich emotional unterstütze. Dies muss natürlich sorgsam geschehen. Die klassische Antwort lautet: „Wenn Sie Ihr Menschsein und Ihre Zerbrechlichkeit zeigen, hilft mir das, meine zu akzeptieren." Mir klingen auch die Worte all derer in den Ohren, die mir die Realität ihres Lebens mit Krebs oder darüber hinaus enthüllt haben. Dazu gehören vor allem jene, die sagten: „Ich wage es nicht, dies meinem Arzt/Partner/Freund zu erzählen, aber Ihnen kann ich es sagen, weil Sie persönliche Erfahrung mit Krebs haben."

5.2.14 „Sie gehen beruflich und persönlich Risiken ein. Warum?"

Auch hier sehe ich trotz allem, wie ein oder zwei Kolleg*innen aus der Gesundheitsversorgung oder von sonst wo eine Besprechung dieses Buches schreiben, die am Wesentlichen vorbeigeht, indem sie sagen: „Die Autorin ist zu offen. Sie hat zu viele ungelöste Probleme. Sie klingt zu wütend und abwehrend. Sie hat zu viele Rechnungen zu begleichen. Und aus ihrer dualen Perspektive ist nichts zu gewinnen." Manchmal wurde ich auch kritisiert, ich sei nicht objektiv genug. Wie ich in diesem Buch bereits schrieb, glaube ich nicht, dass irgendjemand in Bezug auf irgendetwas wirklich objektiv sein kann. Diese Vorstellung gibt mir nichts. Auch der Kritiker hat seine Agenda. Sie mag nicht meine sein, aber auch er hat Rechnungen zu begleichen und ist weit davon entfernt, neutral zu sein.

Demnach erwarte ich negative Reaktionen, bin aber vorbereitet, das Risiko großer persönlicher Offenheit einzugehen, um meine an Krebs Mitleidenden zu unterstützen. Diese offene Haltung hilft hoffentlich auch, jenen Wissen zu bringen, die es noch nicht haben, aber offen sind, mehr zu erfahren. Ich „grummele" weiter vor mich hin, in der Überzeugung, dass mein Ansatz hilfreicher ist als ein trockenes Buch, in dem ich keine Risiken eingehe und nichts Persönliches von mir gebe. Wir werden sehen ...

5.3 Zusammenfassung

Die folgenden Fragen sind keinesfalls erschöpfend. Vielleicht möchten Sie aus eigener Erfahrung sogar noch einige hinzufügen. Es kann wirklich helfen, wenn Sie ...

- ... sich selbst gestatten können, offen einzuschätzen, wie es Ihnen mit einer Person oder Situation wirklich geht. Dies sollte unabhängig davon geschehen, was Sie nach Ansicht anderer Menschen oder der Gesellschaft denken oder fühlen sollten oder nicht.
- ... sich freie Äußerungen gestatten, wie und wann Sie das Bedürfnis dazu verspüren.
- ... sich gestatten, Ihre Wut, Trauer etc. zu äußern, wenn Sie das Bedürfnis dazu verspüren, statt Ihre Gefühle in sich hineinzufressen, nur weil andere Sie unter Druck setzen oder weil Sie selbst meinen, es sei falsch.
- ... daran denken, dass es im Umgang mit Ihren drängenden Gedanken oder Gefühlen kein Richtig oder Falsch gibt. Es ist allein Ihre Entscheidung, sie zu äußern oder nicht.
- ... es schaffen, nur geringe Erwartungen an Menschen zu stellen, um nicht ständig enttäuscht zu werden.

Es kann auch helfen, es mit nachstehender Übung zu versuchen.

5.3.1 Eine Übung zur Unterstützung der Kommunikation

Die folgende Übung haben viele, einschließlich meiner selbst, zu bestimmten Zeiten als nützlich empfunden. Sie kann Menschen befähigen, ihre wahren Gefühle zu äußern, ohne Unterbrechungen zu fürchten. Außerdem kann sie die Chancen erhöhen, dass beide Seiten zuhören und wirklich verstehen, was das Gegenüber sagt. Natürlich müssen beide Seiten bereit und offen sein, es zu versuchen. Es kann eine lohnende Erfahrung sein, ist aber natürlich nicht für jeden Menschen das Richtige. Sie können diese Übung mit jeder Person Ihres persönlichen Umfelds versuchen. Sie könnte Ihnen bei Ihrer Kommunikation helfen. Das gilt sogar für Arbeitskolleg*innen, wenn diese zustimmen. Sie könnten diese Übung sogar mit Ihren Kindern versuchen, wenn sie älter als sieben Jahre sind. Die Strategien müssen dann angepasst und die Übung in eine Art Spiel verwandelt werden. Diese Strategien sind etwas gewöhnungsbedürftig und mögen anfangs seltsam wirken. Es ist jedoch reichlich belegt, dass Übungen wie diese der zwischenmenschlichen Kommunikation helfen können. Und die fällt wenigen von uns leicht.

- Sie werden eine Stoppuhr oder etwas Ähnliches brauchen.
- Schlagen Sie der betreffenden Person vor, sich an einem angenehmen Ort einander gegenüber zu setzen.
- Sagen Sie der anderen Person, Sie fänden es gut, wenn sie Ihnen zwei Minuten lang zuhört, ohne Sie zu unterbrechen, und sagen Sie ihr dann, was immer Sie möchten. Zum Beispiel: „Ich mag es überhaupt nicht, wenn du mir sagst, ich sollte mein Krebsleiden jetzt überwunden haben. Ich kann das nicht, weil ...“. Stellen Sie besser einen Wecker, damit die Person nicht ständig auf ihre Armbanduhr schaut, statt Ihnen zuzuhören.
- Bitten Sie Ihren Partner/den Freund der Familie/die Arbeitskollegin, Ihnen zwei Minuten lang zu sagen, wie er/sie sich fühlt, ohne ihn/sie zu unterbrechen.
- Wenn jede/r von Ihnen an der Reihe war, tun Sie dasselbe nochmals. Fassen Sie aber diesmal in den zwei Minuten zusammen, woran Sie sich von dem, was Ihnen die andere Person gesagt hat, noch erinnern. Diese darf nicht unterbrechen, auch wenn sie sich missverstanden fühlt.
- Nehmen Sie sich dann jeweils weitere zwei Minuten, um sich zu sagen, was Sie von der Zusammenfassung der jeweils anderen Seite halten. Es ist ganz wichtig, dies zu tun, ohne zu urteilen. Ist es akkurat? Wenn ja, sagen Sie es und danken der Person fürs Zuhören und Verstehen. Wenn nicht, sagen Sie ihr, warum. Zum Beispiel: „Ich habe nicht gesagt, dass ich auf Krebs überreagiere. Ich sagte, ich habe stark reagiert. Und für mich ist das etwas ganz anderes.“
- Nehmen Sie sich jeweils zwei weitere Minuten Zeit, um sich zu sagen, was Ihnen an der Aussage Ihres Partners/des Freundes der Familie/der Arbeitskollegin gefallen hat und was nicht. Zum Beispiel: „Es gefällt mir sehr, wenn du sagst, du würdest mich verstehen. Ich mag es überhaupt nicht, wenn du sagst, ich würde überreagieren.“
- Geben Sie sich zum Schluss jeweils zwei weitere Minuten Zeit, um sich zu sagen, was Sie aus dieser Übung über den anderen gelernt haben. Sie können diese Übung nach Ihren Bedürfnissen gestalten. Hauptsache, sie hilft Ihnen und Ihrem Partner/dem Freund der Familie/der Arbeitskollegin etc., leichter mit Ihnen zu kommunizieren.

Beziehungen zu Kindern während und nach einer Krebserkrankung

Beziehungen zu abhängigen Kindern können zum Zeitpunkt der Diagnose und darüber hinaus sehr schwierig zu managen sein. Unvermeidlich spüren wir Verantwortung, unsere Kinder vor unserem Krebs und seinen Auswirkungen auf uns zu schützen. Diese Verantwortung kann uns leicht daran hindern, zu erkennen, was unsere Kinder wirklich von uns brauchen. Außerdem kann es schwer, wenn nicht unmöglich sein, mit einem bekümmerten und verstörten Kind zurechtzukommen, wenn wir selbst und die Menschen um uns herum so sehr gefordert werden. Jedes Kind mit einem Elternteil oder einem anderen nahestehenden Erwachsenen in seinem Leben wird sich mehr als deutlich bewusst sein, wie der Krebs diese Person beeinträchtigt hat. Wie auch bei allen anderen Dingen sehen Kinder viel mehr, als wir uns vorstellen können, und brauchen so viel Ehrlichkeit, wie wir nur aufbringen können, wenn auch in einem Rahmen, den Kinder verstehen können. Niemand kennt ein Kind so gut wie die Erwachsenen in seiner Umgebung. Diese sind gewöhnlich in der besten Position, zu entscheiden, was ihr Kind verstehen kann und was nicht.

Als Beispiel kann die Situation zwischen Rudy und seinem 12-jährigen Sohn Bumit dienen. Ihm war überhaupt nicht klar, dass die Behandlungen seines Prostatakarzinoms ihn auch nach fünf Jahren noch so stark beeinträchtigen würden. Zum Zeitpunkt der Diagnose sagte er Bumit nicht viel darüber, weil dieser noch so klein war. Rudy nahm an, er würde nicht viel mitbekommen, nicht einmal die Inkontinenz, an der er nach den Behandlungen sehr litt und die er noch immer bekommt.

Vor einiger Zeit kam es zwischen Vater und Sohn zu Spannungen, als Bumit mit seinem Vater darüber zu sprechen begann, dass er nicht mehr wie früher mit ihm Fußball spiele. Rudy fühlte sich schuldig, weil er wusste, dass er mit Bumit nicht offen über seinen Krebs gesprochen hatte und vermutete, dass Bumit Rudys Probleme seit seiner Behandlung nicht wirklich verstand. Er vermutete aber auch, dass Bumit sich intuitiv damit beschäftigt hatte und mehr mitbekam, als Rudy sich selbst eingestehen wollte. Also beschloss Rudy, in den sauren Apfel zu beißen und mit seinem Sohn ziemlich offen über seine körperlichen Probleme seit dem Prostatakrebs zu sprechen. Dazu gehörte auch die Inkontinenz, in dem Versuch, zu erklären, warum sie nicht mehr im Garten Fußball spielten. Zu seinem Erstaunen sagte Bumit, er wisse das alles, habe aber nichts gesagt, weil auch sein Vater nichts gesagt habe und er ihn nicht aufregen wollte. Bumit verstand noch nicht, warum sie deshalb nicht mehr Fußball spielen konnten, und Rudy und Bumit hatten ein wirklich offenes Gespräch. Es endete damit, dass sie sich in den Arm nahmen und darüber sprachen, welche anderen Dinge sie gemeinsam unternehmen könnten, die ihnen beiden Spaß machen. Interessant und sehr bewegend ist, dass Bumit seinem Vater zum ersten Mal erzählte, wie sehr er sich während dessen Behandlung gefürchtet und gedacht habe, sein Vater würde sterben. Rudy entschuldigte sich bei Bumit dafür, ihm nicht mehr erzählt zu haben.

Nach diesem Gespräch waren Vater und Sohn beide sehr erleichtert und Rudy beschloss, gegenüber Bumit wesentlich offener zu sein als früher, weil er sah, dass es sich sowohl für sein Kind als auch für ihn selbst enorm auszahlte.

Kinder, die selbst an Langzeitwirkungen von Krebs leiden

Vieles von dem, was ich in diesem Kapitel und diesem Buch gesagt habe, ließe sich auch auf jedes Kind anwenden, das langfristig mit Krebs und dessen Auswirkungen zu tun hat. Allerdings ist dies ein Fachbereich, vor allem, wenn das Kind noch klein ist. Zunehmend wird man sich bewusst, dass Kinder, die wegen Krebs behandelt wurden, durch diese Behandlungen längerfristig beeinträchtigt werden können. Zweifellos sind auch viele emotionale Auswirkungen möglich, während Kinder aufwachsen und das Leben nach einer Krebserkrankung oder gar mit einem noch vorhandenen Tumor bewältigen. Weltweit verfügen Organisationen wie www.macmillan.org.uk, www.cancer.ca und www.cancer.org über aktuelle Informationen zu langfristigen Auswirkungen von Krebs auf Kinder. In Großbritannien ist der Teenage Cancer Trust (www.teenagecancertrust.org) auf die Unterstützung junger Menschen mit Krebs spezialisiert, und zwar auch nach Abschluss der Behandlungen www.teenagecancertrust.org/about-us/news/young-people-feel-unsupported-after-cancer-treatment.

6 Arbeit und Krebs

In diesem Buch kann ich dem Thema nicht adäquat gerecht werden. Es ist jedoch ganz offensichtlich ein immens wichtiger Bereich, da die meisten von uns Geld verdienen müssen, um zu leben. Und viele von uns definieren sich mehr oder weniger über ihre Arbeit. Wie sich jedoch Krebs kurz- oder langfristig auf die Fähigkeit eines Menschen auswirkt, zu arbeiten wie früher, ist ein Thema, das in Großbritannien und sicher auch woanders auf der Welt bislang noch wenig beachtet und untersucht wurde. Darüber hinaus sind die negativen seelischen Folgen nicht zu unterschätzen, die es hat, wenn man mit der Arbeit zu kämpfen hat und dabei nur wenig oder keine Unterstützung und Verständnis seitens des Arbeitgebers und anderer Personen erfährt.

6.1 Herausforderungen am Arbeitsplatz

Unabhängig vom jeweiligen Beruf warten viele Herausforderungen auf diejenigen, die nach einer Krebsdiagnose und -behandlung an den Arbeitsplatz zurückkehren. Längerfristig weiterzuarbeiten kann auch leicht seine ganz eigenen Probleme mit sich bringen. Obwohl es in Großbritannien Gesetze gibt, die Menschen helfen sollen, nach der Diagnose und während oder nach der Behandlung an den Arbeitsplatz zurückzukehren, ist dies oft kein leichter Prozess. Viele berichten über kurz oder lang von Erfahrungen, die zeigen, dass diese Gesetze nur ungenau oder überhaupt nicht eingehalten werden (Wilson, 2018). Im Wesentlichen schützen sowohl der Equality Act von 2010 als auch der Disability Discrimination Act von 1995 vor Diskriminierung. Jede Person mit Krebs wird ab dem Zeitpunkt der Diagnose als behindert eingestuft und bleibt es, und zwar unabhängig davon, ob sie für tumorfrei erklärt wird oder nicht, das heißt also lebenslang. Außerdem darf der gegenwärtige oder zukünftige Arbeitgebende diese Person in Zusammenhang mit ihrer Krebserkrankung in keiner Weise benachteiligen. Dies bezieht sich auf alle Anstellungsbereiche einschließlich Anwerbung, Beförderung, Ausbildung, Bezahlung und Boni.

Bevor ich für dieses Buch Forschung betrieb, hatte ich keine Vorstellung von der Existenz einer solchen Gesetzgebung und ich denke, das geht vielen so. Weil dieser

Gesetzgebung zufolge jede Person mit Krebs unabhängig von dessen Stadium und/oder Fortbestehen als behindert gilt, hat sie interessanterweise ermutigende Implikationen sowohl für jene von uns, die mit Langzeitwirkungen leben, als auch für jene, die mit den unmittelbaren Auswirkungen von Krebs ringen. Natürlich ist es ein ganz anderes Problem und eine andere Aufgabe, Arbeitgebende dazu zu bringen, die Bedürfnisse derer zu verstehen und zu akzeptieren, die kurz- oder längerfristig mit Krebsfolgen leben müssen. Ben Parker, Leiter der Öffentlichkeitsarbeit bei Macmillan Cancer Support, sagte mir:

„Statt fester Vorstellungen, was das Leben mit Krebs bedeuten kann, muss in der öffentlichen Wahrnehmung deutlicher werden, dass das Leben nach der Behandlung ganz anders sein kann, als man es erwartet."

6.1.1 Aufgeben der Arbeit nach der Diagnose

Ich selbst und andere, die ich kenne, haben die Erfahrung gemacht, dass tendenziell die Ansicht besteht, eine derart intensive Konfrontation mit der eigenen Sterblichkeit, wie bei Krebs, bedeute immer auch, dass die Betroffenen ihren Beruf aufgeben, keine Marathonläufe mehr machen, nicht mehr Bungee-Springen und auch keinen Urlaub an abgelegenen Orten mehr machen möchten. Entgegen allgemeiner Ansicht zu diesem Thema trifft dies für viele von uns ganz und gar nicht zu. Im Gegenteil: Viele von uns möchten möglichst normal sein. Krebs zieht Ihnen den bequemen Teppich des „Ich leb' ja noch ein Weilchen" dermaßen unter den Füßen weg, dass sich viele von uns nur noch wünschen, möglichst rasch zu einem Anschein von Normalität zurückzukehren, statt eine Felswand hinabzuklettern, so sehr wir auch wissen, dass das Leben nie wieder dasselbe sein wird. Es überrascht mich daher nicht, dass in einer Umfrage von Macmillan Cancer Support (2016) 85 Prozent der Befragten angaben, nach der Diagnose in ihrem Beruf weiterarbeiten zu wollen. Die Gründe, warum sie weiter tätig sein wollten und mussten, waren: um die Normalität zu wahren (60 %), finanzielle Gründe (54 %) und Freude am Beruf (45 %).

Selbst im Sterbeprozesse möchten Menschen nicht selten weiterarbeiten, solange sie können, was vielen ein Gräuel ist. In einem Interview, das sie Harley Street Concierge (Working with Cancer, 2017) gab, sagte Barbara Wilson:

*„Ich weiß noch, dass ich vor meiner Krebserkrankung eine todkranke Mitarbeiterin fragte, warum sie noch arbeiten wolle. Und sie arbeitete bis 14 Tage vor ihrem Tod. Die Antwort ist einfach: Es geht darum, sich normal zu fühlen. Ihr Gehirn zu nutzen. Mit Kolleg*innen und Freund*innen zusammen, anstatt allein zu sein. Es gibt auch finanzielle Gründe. Anhand meiner eigenen Erfahrung kann ich jedoch sagen, dass es typischerweise darum geht, wieder ‚man selbst' statt eine Tumorpatientin zu sein."*

6.1.2 Das Recht auf Arbeit und Schutz

Die Betrachtungsweise einer todkranken Mitarbeiterin im vorangehenden Abschnitt zeigt deutlicher als die meisten anderen, dass Menschen, die Krebs haben oder hatten, ein Recht haben, zu arbeiten und auf ihre Weise angenommen zu werden. Wenn jedoch besondere Rücksichtnahme und Behandlung nötig sind, ergibt sich die Frage, in welchem Umfang dem entsprochen wird. Wenn es nach dem Informationsblatt „Facts and figures: Working through cancer" (Macmillan Cancer Support & YouGov, 2010) geht, kann durchaus ein Missverhältnis bestehen zwischen dem, was Arbeitgebende erwarten und dem, was Menschen nach einem Krebsleiden oder mit Krebs schaffen können: 57 Prozent der Überlebenden eines Krebsleidens, die bei der Diagnose berufstätig waren, mussten infolge ihrer Diagnose die Arbeit aufgeben oder ihre Position wechseln. Dies beruht auf einer Online-Umfrage dieser gemeinnützigen Organisation im Jahre 2010 unter 1019 Krebsbetroffenen, von denen 802 zum Zeitpunkt der Diagnose noch berufstätig waren. Die beiden Hauptgründe für die Aufgabe des Berufs oder den Positionswechsel waren körperliche Arbeitsunfähigkeit (43%) und fehlende emotionale Belastbarkeit für die Arbeit (25%). In anderen Kapiteln dieses Buches gehe ich genauer auf diese beiden Gründe ein, weil sie sowohl direkt nach der Diagnose und Behandlung als auch noch Jahre danach eine dominante Rolle spielen können.

Unklar ist, worin genau die Beziehung zwischen der Tatsache, dass Menschen ihre Arbeit aufgeben müssen, und dem mangelnden Verständnis für ihre Situation besteht. Aufgrund der vorhandenen Belege ließe sich jedoch gemeinhin sagen, dass mehr oder weniger eine Beziehung besteht. Zumindest kann mangelndes Verständnis eine gedrückte Stimmung und Depression verursachen. Und keines von beidem hilft im Umgang mit den unzähligen durch die Auswirkungen der Krebserkrankung ausgelösten Problemen. Von zentraler Bedeutung ist eine gute Kommunikation zwischen beispielsweise Arbeitgebenden, Fachkräften von Personalabteilungen und Angestellten. In Barbara Wilsons Blog „The importance of good communication when supporting an employee with cancer" finden sich einige hilfreiche Richtlinien, die auch psychologische Faktoren umfassen. Der Blog steht auf der Webseite von Macmillan Cancer Support (https://community.macmillan.org.uk/cancer-blogs/b/the_work__cancer_blog_-_advice_for_employers_and_hr_professionals/posts/the-importance-of-good-communication-when-supporting-an-employee-with-cancer).

6.1.3 „Ich musste mehr kämpfen, um zu arbeiten"

Obwohl ich meine eigene Arbeitgeberin bin, hatte ich zu kämpfen, um wieder so zu arbeiten wie vor der beidseitigen Brustamputation vor 15 Jahren. Und manche mögen sagen, dass meine Behandlungen erheblich konservativer waren als viele andere. Was mich am meisten überrascht hat, ist, dass ich noch rund drei Jahre nach Abschluss der Erstbehandlungen viel gearbeitet habe, es mir dann aber mit den Jahren zunehmend schwerfiel. Der Grund dafür waren die langfristigen Auswirkungen meiner Behandlungen, die ich in Kapitel 5 eingehend beschrieben habe. Oft habe ich mich gefragt, wie es mir ergangen wäre, wenn ich in Institutionen oder Organisationen gearbeitet hätte, wie ich es vor meinen Diagnosen 15 Jahre lang getan hatte. Schlecht, denke ich. Zwar bestand die Kehrseite meiner Selbstständigkeit in einem mit der Zeit hohen Einkommensverlust, weil ich meine Tätigkeit zurückfahren musste und kein monatliches Gehalt bekam, andererseits war ich nicht dem Druck durch einen Chef ausgesetzt, der mir ständig im Nacken saß. Um mit den Worten von Ben Parker, Leiter der Öffentlichkeitsarbeit bei Macmillan Cancer Support, zu sprechen:

„Auch wenn Arbeitgeber oft Sympathie zeigen, wird bisweilen nicht gewürdigt, dass Menschen auch nach Abschluss der Behandlung und Rückkehr an den Arbeitsplatz erheblichen körperlichen und emotionalen Herausforderungen ausgesetzt sein können.“

Ich musste mich auch nicht mit dem Urteil von Kolleg*innen herumschlagen, weil sie infolge meines Bestrebens, die Dinge am Laufen zu halten wie früher, Mehrarbeit leisten mussten. Ich weiß von Arbeitsteams, die sich zusammengeschlossen haben, um belastete Kolleg*innen zu unterstützen, nachdem sie gesehen hatten, wie diese während und nach der Behandlung zu leiden hatten. Das ist herzerwärmend. Ich weiß aber auch, dass selbst die geduldigsten Mitarbeitenden irgendwann die Nase voll haben können, wenn sie ständig die Scherben für jemanden zusammenkehren müssen, der nach einer Krebsdiagnose mit der Arbeit zu kämpfen hat. Das gilt besonders, wenn Vorgesetzte nicht mitfühlen und selbst unter Druck stehen.

6.1.4 Selbstachtung und Arbeit

Aus persönlicher Erfahrung und aus Gesprächen mit anderen Personen weiß ich, dass die kürzer- und längerfristigen Auswirkungen von Krebs sehr leicht die Selbstachtung und das Selbstvertrauen schädigen können, und zwar über die gesamte Bandbreite einschließlich der Arbeit. Ich erinnere mich, dass ich verzweifelt bemüht war, wieder wie vor der Krebserkrankung zu arbeiten, wenn mir dies ethisch vertretbar und gut genug möglich war (Galgut, 2006). Dabei hatten die langfristigen körperlichen Auswirkungen bei mir zu diesem Zeitpunkt noch gar nicht richtig eingesetzt. Dennoch war meine Selbstachtung auf allen Ebenen schwer angeschlagen. Irgendwie hatten die psychischen Auswirkungen der Diagnose selbst, die körperlichen Schäden durch die Tumortherapien sowie die Ungewissheit meiner Zukunft meine Selbstachtung auf eigentümliche Weise verheerend geschädigt. Ich brauchte dringend meine Arbeitsidentität, um emotional möglichst intakt zu bleiben. Dass ich mit der Zeit meine Arbeit zurückfahren, die Realität meiner Situation akzeptieren und meine Privatpraxis zum großen Teil aufgeben musste, war meiner Selbstachtung abträglich, auch wenn ich zu diesem Zeitpunkt schon 60 Jahre alt war.

6.1.5 „Das Leben war für mich bedeutungslos geworden"

Aristos Geschichte: Er war erst 35, als er vor sieben Jahren die Diagnose Darmkrebs bekam. Er erzählte mir von seiner Misere, wie lange er während und nach seinen Behandlungen am Arbeitsplatz gefehlt hatte und wie sehr seine Selbstachtung unter dem mangelnden Verständnis dort gelitten hatte.

Zur Zeit der Diagnose war er Grundschullehrer in Vollzeit und liebte seine Arbeit. Nach seinen Behandlungen, einschließlich Operation und Chemotherapie, entstanden starke Darmstörungen, einschließlich Stuhlinkontinenz, sowie unbeschreibliche Müdigkeit und Erschöpfung (Fatigue). Außerdem litt er unter posttraumatischem Stress infolge des schrecklichen Schocks durch die Diagnose etc. Als er sechs Wochen nach seinen Behandlungen wieder an den Arbeitsplatz zurückkehrte, herrschte dort absolut kein Verständnis für seine missliche Lage. So konnte er zum Beispiel nicht ohne Weiteres Toilettenpausen einlegen, weil von ihm erwartet wurde, wieder normal zu sein. Praktisch gesehen standen keine Kolleg*innen zur Verfügung, um in seiner Abwesenheit seine Klasse zu beaufsichtigen.

Nachdem er sich rund einen Monat abgerackert hatte, wurde beschlossen, ihm sechs Monate bezahlten Urlaub zu geben, um seine Genesung zu unterstützen. Er erkannte, dass er in keiner Weise genesen war und mehr Zeit brauchte, beschrieb aber diese Anfangsphase als ...

„... einen Albtraum, in dem ich mich so elend fühlte. Das Leben war für mich bedeutungslos geworden. Andere Menschen sagten mir, was für ein Glück ich gehabt hätte, noch am Leben zu sein. Ich aber wollte mich nur zu einer kleinen Kugel zusammenrollen und sterben. So schlimm war es. Hätte mir jemand nur den kleinen Finger in Form von ein paar Wochenstunden Arbeit in der Schule gereicht, hätte mir das immens geholfen, statt einfach zu sagen, ich könne nicht zur Arbeit kommen."

Zum Glück bekam Aristos über seinen Hausarzt Zugang zu einer Beratung. Der Hausarzt hatte erkannt, wie schockiert, deprimiert und verzweifelt er war. Aristos sagte:

„Ich begann zu verstehen, wie es gekommen war, dass all die Veränderungen infolge meiner Krebserkrankung, einschließlich des Kontrollverlusts über meine Körperfunktionen und meiner Arbeitsunfähigkeit als Lehrer, zusammen mein Selbstvertrauen und Selbstwertgefühl erheblich angeschlagen hatten. Ich hatte so hart gearbeitet, um Lehrer zu werden. Ich hatte immer Lehrer werden wollen und war so stolz, es geschafft zu haben, und der Krebs hatte mir all das weggenommen. So fühlte ich mich. Die Beratung gab mir auch

Gelegenheit, mir darüber klar zu werden, wie ich wieder an meinen Arbeitsplatz zurückkönnte. Zuerst dachte ich, ihn aufgeben zu müssen, aber mein Berater ermutigte mich, nicht so defätistisch zu sein. Das zahlte sich insofern aus, als ich wieder in die Ergotherapie zurückging. Dies geschah in dem Wissen, dass ich realistisch nur in Teilzeit tätig sein könnte, aber mit dem Vertrauen, um das, was ich wollte, auch zu bitten. Das klappte wirklich gut und ich konnte – unter besonderen Vorkehrungen – wieder zwei Tage pro Woche arbeiten, weil sich einige der Eltern von Kindern in meiner Klasse bereit erklärt hatten, mit mir zusammen im Klassenzimmer zu sein, damit ich die Klasse verlassen konnte, um zur Toilette zu gehen. Es lässt sich mit Worten nicht beschreiben, wie glücklich und erleichtert ich war, als ich das herausfand."

Die Rückkehr an den Arbeitsplatz war recht beängstigend und körperlich anstrengend, aber Aristos fühlte sich in seiner Selbstachtung um so Vieles besser und sagte:

*„Gott sei Dank unterrichte ich jetzt. Nur zwei Tage in der Woche, aber ich bin so erleichtert, wieder zu arbeiten. Mehr schaffe ich im Augenblick nicht, aber ich habe den Eindruck, meine Identität zurückzugewinnen und das ist eine enorme Erleichterung. Das Leben ist kein Zuckerschlecken. Ich leide immer noch unter einer Reihe von Problemen, die mich vom Arbeiten abhielten. Aber dank der wunderbaren Eltern, die mit mir im Klassenzimmer sind, lassen sie sich leichter handhaben. Es zeigt sich, dass meine Schüler*innen mich wirklich vermisst haben und die Eltern mich einfach wiederhaben wollten, um ihre Kinder zu unterrichten. Nur hatte niemand daran gedacht, es mir in meiner Abwesenheit zu sagen. Hätte ich das gewusst, wäre es eine große Hilfe gewesen. Vielleicht dachten sie, es würde mich unter Druck setzen, wiederzukommen, wenn ich es gehört hätte. Ich weiß es nicht. Wie dem auch sei, jetzt müssen der Schulleiter und andere Kolleg*innen meine Probleme akzeptieren. Sicher wäre es leichter für sie, wenn ich wieder wäre wie früher. Aber das Leben ist, wie es ist, nicht zuletzt für mich, und ich bin einfach dankbar, noch unterrichten zu können."*

6.2 Offenbarung am Arbeitsplatz

6.2.1 Inhärente Probleme

Das Stigma, nach oder mit einer Krankheit berufstätig zu sein, ist – nicht nur bei Krebs – so stark, dass nach meiner Kenntnis Menschen eher beschließen, niemandem am Arbeitsplatz über ihre Krebserkrankung zu erzählen. Und dies, obwohl es angesichts der Probleme, über die Menschen nach einer Tumortherapie berichten, wie zum Beispiel Inkontinenz, extreme Schmerzen oder äußerstes Krankheitsgefühl, bisweilen ausgesprochen schwerfallen kann, es geheim zu halten. Viele haben überdies mit dem verzögerten Schock und anderen psychischen Folgen zu tun, die es besonders erschweren können, wie früher zu arbeiten.

Ich verstehe vollkommen, warum Menschen beschließen, sich nicht zu offenbaren. Es ist auch ohne die Reaktionen der Menschen einschließlich ihres Unwissens über Krebs schwer genug, Krebs zu haben und sich außerdem noch um die Arbeit zu kümmern. Menschen, die sich nicht offenbaren, haben mir gesagt, es sei einfach leichter für sie. Trotz der bereits erwähnten Gesetzeslage können Menschen obendrein immer noch fürchten, ihren Arbeitsplatz zu verlieren, wenn sie ihre Krebsdiagnose offenlegen. Oft machen sie sich Gedanken, von anderen Menschen anders beurteilt zu werden als vor der Krebserkrankung, eine nur allzu berechtigte Sorge.

Überdies kann in einem Beruf wie meinem, in dem Gesundheitsfachpersonen gewöhnlich trainiert werden, nichts Persönliches über sich zu offenbaren, die Überzeugung herrschen, es sei falsch, Patient*innen oder Klient*innen zu sagen, man selbst habe Krebs oder Krebs gehabt.

6.2.2 Die Vorteile der Selbstoffenbarung

Solange ich als beratende Psychologin tätig war, habe ich Klient*innen jedoch seit meiner Krebserkrankung stets angeboten, ihnen meine persönliche Situation zu offenbaren. Hätte ich dies nicht getan, weiß ich nicht, wie ich meine Arbeit jeweils einige Wochen nach jeder Operation und jeder Strahlentherapie durchgestanden hätte. Während der Strahlentherapie juckten zum Beispiel meine Brüste ganz unglaublich. Ich musste offenbaren, was los war, weil es generell ganz und gar inakzeptabel ist, sich während einer Sitzung mit einem Klienten oder einer Klientin an den Brüsten zu kratzen! Ich musste sagen, dass ich an stark juckender Haut litte, und erfreulicherweise reagierten meine Klient*innen fast immer mit einem: „Kratzen Sie sich einfach!“

Damals lernte ich von meinen Klient*innen eine wichtige Lektion. Wiederholt sagten sie, es täte ihnen leid, dass ich leide, aber es zeige auch mein Menschsein und erleichtere es ihnen, ihre eigene emotionale und körperliche Gebrechlichkeit zu akzeptieren. Außerdem sei es ihnen lieber, man sage ihnen die Wahrheit über mein Befinden, als dass sie selbst etwas Falsches vermuten und daraus falsche Schlussfolgerungen ziehen. Sie könnten sich zum Beispiel Sorgen machen, etwas Falsches gesagt zu haben, und ich sei jetzt böse auf sie – ein häufiges Missverständnis, wenn ein Therapeut den Ansatz eines ausdruckslosen Gesichts wählt. Weder in meinen Ausbildungsjahren noch in irgendeinem Lehrbuch hat man mir die Vorteile dieses Vorgehens gegenüber Klient*innen oder die Risiken eines ausdruckslosen Gesichts beigebracht. Aufgefordert, sich über ihre Gefühle zu äußern, sagten mir meine Klient*innen vielmehr, alles andere als eine Offenbarung meiner Krebsdiagnose, falls relevant, hätte das Vertrauen untergraben, das zwischen Therapeutin und Klientin so wichtig ist.

Interessanterweise schien es, als würde ich meine Klient*innen tatsächlich viel besser unterstützen, indem ich ihnen Dinge über mich erzähle, und als würden mich meine Offenbarungen infolge meiner Krebserkrankung – vorsichtig gehandhabt – zu einer zwar körperlich gebrechlicheren, insgesamt aber besseren Therapeutin machen. Und in einer Zeit, in der ich solche Informationen dringend brauchte, war es anregend und energetisierend, zu entdecken, was meinen Klient*innen half und was sie behinderte. Sie nährten auch meinen Wunsch, über meine Entdeckung zu schreiben, was wiederum meine Identität als Autorin mit einer Mission neu belebte und stärkte, die mich bis zum heutigen Tag antreibt.

Insoweit erntete ich durch Arbeit ein oder zwei positive Dinge inmitten all des Negativen, nicht zuletzt die vielen faszinierenden und wertschätzenden Reaktionen, die ich bekam, als ich aus meiner neu entdeckten dualen Perspektive heraus über die psychischen Auswirkungen von Krebs zu schreiben begann. Diese Reaktionen bestanden oft in ausgesprochen persönlichen, vertraulichen Mitteilungen, aber die Übersichten meiner Bücher im entsprechenden Teil meiner beruflichen Webseite (www.cordeliagalgut.co.uk) und auf der Webseite meines Leitfadens geben Einblicke in viele aufschlussreiche Besprechungen.

6.2.3 Wenn Sie sich nicht offenbaren

Abhängig vom Beruf gibt es unterschiedliche Reaktionen auf die Enthüllung, dass ein Kollege oder eine Kollegin Krebs gehabt hat. Ich hörte aber auch Kolleg*innen derer, die sich nicht offenbarten, sagen, sie wüssten, dass etwas nicht stimme, dass sie vermuteten, es sei etwas Ernstes, wie zum Beispiel Krebs, und dass sie mit dem Verhalten ihres Kollegen oder ihrer Kollegin leichter zurechtkämen, wenn man ihnen offen sagte, was los sei.

In einem Beruf wie meinem, wo die Machtdynamik stark zu meinen Gunsten ist, könnte es als Machtmissbrauch gelten, eine wichtige Information zurückzuhalten. Es ist durchtrieben und unfair. Es ließe sich aber auch argumentieren, dass es hier weder Richtig noch Falsch gibt. Die Dinge sind kompliziert und es hängt von den Umständen ab.

Außerdem ist es im Wesentlichen eine ausgesprochen private Angelegenheit, Krebs zu haben. Wenn es darauf ankommt, geht es angesichts Ihrer eigenen Sterblichkeit nur um Sie und den Krebs. Daher würde ich behaupten, dass niemand ein absolutes Recht hat, zu bestimmen, ob jemand sein Krebsleiden offenbaren sollte oder nicht. Wie eine Person darüber entscheidet, richtet sich natürlich auch nach der Art der Diagnose und des Krebses.

Rudys krasse Situation verdeutlicht, dass man bisweilen kaum eine Wahl hat, als den eigenen Krebsstatus zu offenbaren, ob man will oder nicht. Rudy hatte niemandem an seinem Arbeitsplatz von der Krebserkrankung erzählt, bis bei ihm ein sekundärer Knochenkrebs diagnostiziert wurde. Er erzählte mir:

„Ich muss es jetzt sagen, weil ich weiterarbeiten möchte. Mein Arzt sagt mir, ich könnte noch Jahre leben und ein Medikament nehmen, das die Ausbreitung verlangsamen sollte. Aber ich weiß, dass ich bisweilen und für den Rest meines Arbeitslebens Auszeiten brauche, und dass ich Verständnis für meine Symptome brauche. Ich glaube nicht, dass ich bei der Arbeit klarkomme, wenn ich es den Leuten jetzt nicht sage."

6.3 Persönliche Zeugnisse

Es folgen zwei weitere Geschichten von Menschen, einer Lehrerin und einer Ärztin, die nach einer Krebserkrankung an ihren Arbeitsplatz zurückkehren. Sie sollen zusätzlich einige der Probleme verdeutlichen, denen Menschen gegenüberstehen, wenn sie nach einer Krebserkrankung wieder berufstätig werden oder aber ihren Beruf aufgeben müssen.

6.3.1 Diagnose Ovarialkarzinom vor fünf Jahren

Sophie, Sekundarschullehrerin: *„Zunächst waren die Menschen wirklich nett. Ich wollte bloß zur Normalität zurückkehren und kam zu Anfang ziemlich gut zurecht. Ich arbeitete nur ein paar Stunden pro Woche. Ich hatte meine Schüler*innen, einige Kolleg*innen und ein einfach nur normales Leben vermisst. All die Chemotherapie hatte mich völlig erschöpft und ich hatte mit den Hormontherapien zu kämpfen. Aber meine Kolleg*innen waren großartig und mit ihrer Unterstützung kam ich klar. Als meine Arbeitszeit von ein paar Stunden täglich auf einen Tag, dann auf zwei, drei und schließlich die früheren vier Tage pro Woche zunahm, kam ich einfach nicht mehr zurecht. Es ging zu schnell und ich hatte mich noch nicht hinreichend erholt, da die Einarbeitungszeit nur etwa einen Monat dauerte. Als man mich für ok hielt, war ich noch nicht bereit, vier Tage pro Woche zu arbeiten.*

*Niemand, einschließlich meiner selbst, begriff wirklich, warum es mir so schwerfiel, aber ich hatte jede Menge Fehlzeiten und konnte sehen, dass meine Kolleg*innen es allmählich leid waren, ständig für mich einzuspringen. Und ich konnte es ihnen nicht verübeln. Rund ein Jahr lang quälte ich mich auf diese Weise voran, aber meine Energie war einfach noch nicht wiedergekommen, wie ich es erwartet und wie man mir gesagt hatte. Ich konnte nicht lange stehen, ohne zu ermüden, und irgendwann bekam ich regelmäßig Schwindelanfälle. Ich bekam richtig Angst und machte mir große Sorgen, weil wir das Geld brauchten und ich mir ein Leben ohne Unterricht nicht vorstellen konnte.*

*Es kam so weit, dass ich im Lehrerzimmer in Tränen ausbrach und Kolleg*innen sagte, ich könne nicht mehr und wisse nicht, was ich tun solle. Sie waren dann richtig nett zu mir* *und hielten mir so viel vom Leib, wofür ich ihnen wirklich dankbar bin. Der Schulleiter hatte kein Verständnis und hielt mich nur für arbeitsscheu, was mir eine Menge Aufregung und Probleme einbrachte. Um es kurz zu machen: Es endete zwei Jahre nach meiner Diagnose mit meiner krankheitsbedingten Versetzung in den Ruhestand, da meine Probleme zu- statt abnahmen. Ich habe Glück, eine Pension zu bekommen, reduziert, aber wenigstens etwas. Unser früheres Sozialleben können wir uns nicht mehr leisten. Wir essen nur noch selten auswärts, fahren nicht mehr in Urlaub etc. All das, weil ich infolge des Krebses nicht mehr unterrichten kann.*

Meine Kinder leiden, weil sie materiell nicht mehr die Dinge bekommen, an die sie gewöhnt waren. Ich kann mich dafür wirklich schuldig fühlen, aber ein Vorteil dieser Arbeits- oder vielmehr Nichtarbeitssituation ist, dass ich jetzt viele Mußestunden mit ihnen verbringe. Ich weiß, wie besorgt und verstört beide waren, dass ich Krebs habe, und ich weiß, sie mögen es, dass ich zuhause bin, wenn sie von der Schule heimkommen. Und das ist mir wichtiger als all das Zeug, das sie jetzt nicht mehr gekauft bekommen. Natürlich verstehen sie es nicht immer. Infolge meiner Tumortherapie werde ich jetzt keine eigenen Kinder mehr bekommen können, daher sind mir meine Kinder nur umso wertvoller, wenn das überhaupt geht. Mir tun all die Frauen leid, die infolge einer Krebsbehandlung ihre Fertilität verlieren und oft keine eigenen Kinder haben können. Das ist so schrecklich und mich schaudert bei dem Gedanken, dass ich das hätte sein können.

Trotzdem fehlt mir die Arbeit wirklich. Ich bin gerne Mutter, aber ich will diese Arbeitsidentität zurück. Ich fühle mich damit mehr als ganzer Mensch und vermisse sie wirklich. Mein Selbstvertrauen hat mit dem Verlust meiner Arbeit einen enormen Schlag bekommen. Ich muss etwas anderes zu tun finden und im günstigsten Fall etwas Geld verdienen. Was das sein könnte, weiß ich noch nicht, außer, dass ich manchmal denke, mich als Beraterin ausbilden zu lassen und Frauen zu beraten, die durch Krebs ihre Fruchtbarkeit verloren haben. Ob ich die Energie zu solch einer Ausbildung hätte, weiß ich nicht, aber vielleicht schaue ich sie mir mal näher an.

Es wäre so schön gewesen, wenn es mehr Verständnis dafür gegeben hätte, dass das Leben nach Krebs sehr hart sein kann, und wenn mich jemand davor gewarnt hätte. Es gibt sicherlich eine Arbeit, die ich leisten kann, und ich hätte vielleicht auch im Schulwesen bleiben können, wenn es flexiblere Optionen gegeben hätte. So viele Menschen bekommen heutzutage Krebs. Ich kenne andere Menschen, die in ihrem Job zu kämpfen haben und nichts sagen, um nicht gefeuert zu werden. Einer Freundin von mir sagte man, ihre Leistung sei nicht gut genug, und so weiß ich nicht, was mit ihr geschieht. Um denen von uns, die arbeiten wollen und müssen, zu helfen, muss sich viel verändern."

6.3.2 Diagnose Brustkrebs vor zwei Jahren

Elly, Ärztin: *„Nach meiner Diagnose war ich entschlossen, möglichst schnell wieder zu arbeiten. Um ehrlich zu sein: Über die Jahre hatte ich so viele Patientinnen mit Brustkrebs, dass ich mich oft fragte, warum es nicht auch mich trifft. Vielleicht bin ich irgendwann dran. Und so kam es auch. Der Tumor war klein und die Behandlung konservativ. Aber ich kam schwerer damit zurecht als ich dachte und war, als ich wieder arbeiten sollte, sehr müde. Ich gab aber nicht auf und kehrte an meinen anstrengenden Arbeitsplatz als Klinikärztin zurück. Nur zwei Kolleginnen hatte ich von meiner Diagnose erzählt und bin im Nachhinein nicht mehr sicher, ob das eine gute Entscheidung war. Aber nachdem ich mich entschieden hatte, hielt ich mich daran. Ich befand mich auf der Station, zum Umfallen erschöpft, mit Schmerzen und hatte das Gefühl, verwaschen zu sprechen, ohne dass jemand erkannte, warum. Ich fühlte mich extrem isoliert und verzweifelt. Das erste Jahr war wirklich schrecklich und eine dieser Kolleginnen, die über meine Diagnose Bescheid wusste, setzte sich irgendwann mit mir hin und sprach mir freundlich zu, war aber ziemlich unverblümt, was meine offensichtlichen Anstrengungen betraf.*

*Wir Ärztinnen und Ärzte neigen dazu, bis zum Umfallen weiterzumachen. Ich weiß, das ist nicht gerade toll, aber bei all dem Druck, unter dem wir (in Großbritannien) heute stehen, fällt es schwer, nicht das Gefühl zu haben, Patient*innen und Kolleg*innen im Stich zu lassen, wenn man nicht übermenschlich arbeitet. Nachdem ich mit ihr gesprochen hatte, begann ich, den Preis zu akzeptieren, den diese Selbsterwartung von mir forderte. Sie überzeugte mich auch, mich krankschreiben zu lassen, um mich richtig zu erholen. Das tat ich. Einen ganzen Monat hatte ich frei, um zu schlafen und wieder zu mir zu finden. Ich bin mir deutlich bewusst, dass ich nur eine Operation, Strahlentherapie und Hormontherapie hinter mir hatte, und das war schon schlimm genug. Ich höre aber von anderen, dass eine Chemotherapie äußerst strapaziös ist, daher kann ich mir nicht vorstellen, wie es ist, wieder zu arbeiten, wenn man auch das noch hinter sich hat.*

Nach diesem Monat fühlte ich mich viel besser und komme zurzeit gut zurecht. Natürlich ermüde ich rascher als vor dem Brustkrebs und sicher mache ich mir die ganze Zeit Sorgen, dass er wiederkommt. Ich habe auch weiterhin Schmerzen und ganz bestimmt nicht den Bewegungsumfang wie früher, was mir bei der Arbeit Probleme machen kann. Vor kurzem hatte ich eine Beratung, die eine große Unterstützung war, weil sie mir zu lernen half, etwas leichter mit meinem neuen Zustand zu leben.

Allen, die nach einem Krebsleiden wieder ihre Tätigkeit als Ärztin oder Arzt ausüben möchten, rate ich, sich möglichst klarzumachen, dass es seinen Preis hat, und dass es in Ordnung ist, sich Zeit für die Genesung zu nehmen, wenn Sie in Ihrem Job versagen und sich aufreiben. Auch als Ärztin oder Arzt dürfen wir uns eingestehen, dass wir menschlich sind und leiden, wie alle anderen auch.

6.4 Der Elefant im Raum

In Großbritannien wurde das Thema, wie man weiterarbeitet, wenn der Abschluss der Behandlung lange zurückliegt und man immer noch unter den Krebsfolgen leidet, noch von niemandem adäquat angegangen, soweit ich sehe. Es ist der Elefant im Raum, von dem niemand von uns wirklich spricht. Ich kenne Menschen, die ihren Job still und leise aufgegeben haben, wenn sie es sich finanziell leisten konnten und selbst wenn sie es nicht konnten, statt ihren Arbeitgebenden zu sagen, dass sie nicht mehr klarkamen.

Kurzfristige Strategien für Betroffene und deren Arbeitgebende gibt es, ob sie nun befolgt werden oder nicht, aber die von Macmillan Cancer Support genannte Zahl von 57 Prozent derer, die ihren Job aufgeben oder die Position wechseln müssen, scheint doch vielsagend zu sein. Unklar ist, wie viel Prozent dieser Menschen ihre Position im Rahmen ihres ursprünglichen Arbeitsplatzes wechselten, aber die Vorstellung wäre schön, wenn Kolleg*innen, die nach einer Krebsdiagnose und -behandlung zu kämpfen hatten, an ihren Arbeitsplätzen aufgenommen worden wären. Allein das in diesem Kapitel Gesagte scheint jedoch das Gegenteil zu zeigen!

6.5 Zusammenfassung

Für diejenigen, die mit oder nach einer Krebserkrankung berufstätig sind, können – ohne Anspruch auf Vollständigkeit – folgende Punkte nützlich und hilfreich sein:

- Gestatten Sie sich, die zahllosen Probleme zu erkennen, die die Berufstätigkeit mit und nach einer Krebserkrankung mit sich bringen kann, unabhängig davon, ob wir dies privat oder öffentlich tun.
- Machen Sie sich klar, dass diese Probleme mit der Zeit zunehmen oder sich nicht bessern können.
- Denken Sie daran, dass es nicht Ihr Fehler ist, wenn es infolge nicht krebsfreundlicher Systeme und Strukturen an Ihrem Arbeitsplatz zu Problemen kommt.
- Denken Sie daran, dass Sie ein Recht haben, am Arbeitsplatz um das zu bitten, was Sie brauchen, und dass es in Großbritannien Gesetze gibt, die Sie unterstützen.
- Akzeptieren Sie, dass Unwissen über das Leben mit oder nach einer Krebserkrankung weit verbreitet ist, und dass weder Ihr Chef oder Ihre Chefin noch Ihre Kolleg*innen Ihnen unbedingt das Leben schwer machen wollen. Sie wissen es einfach nicht besser. Auch sind ihnen unter Umständen die Hände gebunden.

Wir selbst entscheiden, ob wir Bewusstsein dafür wecken und/oder fordern wollen, was wir brauchen. Einen richtigen oder falschen Weg gibt es dabei nicht. Es könnte durchaus von Faktoren wie etwa unserer Energie, unserer Risikobereitschaft etc. abhängen.

Für diejenigen, welche mit Kolleg*innen oder Angestellten arbeiten, die kurz nach einer Krebsdiagnose und -behandlung an den Arbeitsplatz zurückkehren oder längerfristig mit der Krebserkrankung oder darüber hinaus leben, können folgende Punkte wichtig sein:

- Sie können versuchen, Ihr Urteil darüber, was Ihre Kollegin oder Ihr Kollege leisten sollte, auszusetzen und herauszufinden versuchen, wie diese das Leben sehen, was ihre Probleme sind etc.
- Ermutigen Sie Ihre Angestellten oder Kolleg*innen, offen mit Ihnen zu sprechen. Damit sie dies tun, müssen sie darauf vertrauen können, dass es für sie kein Risiko birgt. Unter Umständen müssen Sie es ihnen versichern, vor allem, wenn Sie in vorgesetzter Position sind. Vielleicht möchten sie unter vier Augen mit Ihnen sprechen und müssen wissen, dass Sie ihre Worte weder an anderer Stelle erwähnen noch aufzeichnen.

Diese Anregungen sind keinesfalls erschöpfend. Bei Organisationen wie den im Kapitel „Wichtige Adressen und Quellen“ genannten finden Sie eine Menge Informationen und Anregungen, die Ihnen helfen könnten, Kolleg*innen zu unterstützen, die nach einer Krebserkrankung kurz- oder langfristig leiden.

7 Interviews mit Gesundheitsfachpersonen

Als ich dieses Buch schrieb, beschloss ich, eine Reihe von Gesundheitsfachpersonen zu interviewen, um ihre Sichtweisen der langfristigen Auswirkungen von Krebs herauszufinden. In diesem Kapitel geht es um drei Interviews mit *Ärzten* – zwei Chirurgen und einem klinischen Onkologen – sowie einer akademischen *Pflegenden*. Alle vier arbeiten entweder ausschließlich mit Tumorpatient*innen oder haben dies während eines großen Teils ihrer beruflichen Laufbahn getan. Da sie alle Expert*innen mit lobenswerter und erklärter Leidenschaft auf ihrem Gebiet sind, möchte ich, dass ihre Worte in diesem Kapitel für sich stehen und ich nur minimal kommentiere, sofern ich es für nötig halte oder nicht widerstehen kann.

Die vier interviewten Personen haben unterschiedliche Perspektiven, abhängig von der jeweiligen Expertise und Persönlichkeit. Sie haben aber auch gemeinsame Ansichten. Insgesamt werfen sie ein interessantes und aufschlussreiches Licht auf das dornige Thema der Langzeitwirkungen von Krebs, und zwar in einer für dieses Buch hochrelevanten Weise. Ich hoffe, Sie sehen das auch so.

7.1 Die Schwierigkeiten, offen zu sprechen

Alle drei Ärzte in diesem Kapitel wollten anonym bleiben und keinesfalls identifizierbar sein, sondern nur ihren Status als Chirurg beziehungsweise Onkologe offenbaren. In diesem Kapitel wird daher der Brustchirurg Herr Jones, der Gynäkologe Professor Smith und der klinische Onkologe Dr. Evans genannt. Angesichts der Tatsache, dass ich über die Jahre mit einer ganzen Reihe von Ärzt*innen über Krebs gesprochen habe und die meisten nicht einmal anonym zitiert werden wollten, bin ich den dreien sehr dankbar, sich in diesem Kapitel zitieren zu lassen. Es macht mir auch deutlich, wie riskant es zu sein scheint, sich als medizinische Fachperson über strittige Themen zu äußern und identifizierbar zu sein. Die Pflegeberaterin und Professorin Diana Greenfield wollte jedoch kenntlich sein. Ich danke ihr, denn ich bin sicher, dass nicht alle Pflegenden beziehungsweise akademisch Pflegenden dies gewollt haben würden.

Ich sprach für dieses Buch auch mit einem Arzt, der Krebs hat. Interessanterweise äußerte er sich nur ungern über seine duale Perspektive, war jedoch der

Ansicht, in Medizin und Pflege gebe es nicht genug Wissen über die langfristigen körperlichen und seelischen Auswirkungen von Krebs.

Indessen zeigen die vier Personen, die dieses Kapitel füllen, bezüglich dieses Themas ein tiefes, solides Wissen und Verständnis. Sie sind sicherlich nicht allein, aber ich fürchte, sie sind die Minderheit.

7.2 Langzeitwirkungen sind real

Alle vier meiner Interviewpartner*innen geben zu, dass es Langzeiteffekte gibt, und zwar sowohl körperliche als auch seelische. So sagte zum Beispiel Herr Jones, der Brustchirurg:

„Natürlich sehen wir Langzeitwirkungen [bei Brustkrebs]. Zunächst einmal die körperlichen Langzeitwirkungen, und es gibt auch die psychischen Langzeiteffekte, die manchmal das frühere Verhalten einer Frau oder eines Mannes, die Brustkrebs hatten, verändern.“

7.3 Die Furcht vor dem Rezidiv

Alle vier Interviewpartner*innen sprechen von der Furcht vor einem Rezidiv und von deren Realität für ihre Patient*innen. Herr Jones spricht von den psychischen Prozessen, die er bei Patient*innen nach der Diagnose und Behandlung eines Mammakarzinoms beobachtet. Er spricht auch darüber, dass der Prozess des Erkennens, dass die Schmerzen dieser Patient*innen unter Umständen nicht krebsbedingt sind, bei einigen von ihnen länger dauert als bei anderen: „Bei manchen kann das nach ein paar Jahren, bei anderen nach fünf Jahren und bei wieder anderen überhaupt nicht eintreten.“

Interessant ist, dass er bei einigen seiner Patient*innen einen Übergang erkannt hat: Zuerst denken sie, alle Schmerzen seien krebsbedingt, bis sich die Erkenntnis durchzusetzen beginnt, dass dem unter Umständen nicht so ist. Ich stimme mit ihm überein, dass solch ein Übergang oft vorkommt. Er ist Teil des Lernens, mit der Furcht und der Möglichkeit eines erneuten Auftretens und der Ausbreitung zu leben.

7.3.1 Nicht alle Verängstigten äußern sich auch

Es sind viel mehr verängstigt als diejenigen, die das äußern.

Auf meine Frage: „Bei welchem Anteil an Frauen oder gelegentlich auch Männern, deren Brustkrebs Sie behandeln, fallen Ihnen psychische Probleme, also Furcht oder Schrecken vor einem Rezidiv auf?“, antwortet Herr Jones: „Bei etwa einem Drittel." Und fügt hinzu: „Allen oder fast allen geht es im Laufe der Zeit besser. Wenn Sie also dieselbe Patientin nach zehn Jahren wiedersehen, ist sie zwar nicht völlig in Ordnung, aber Sie sehen die Besserung. Nach dieser Aussage, es gehe Frauen in Bezug auf den Umgang mit der Furcht vor einem Rezidiv mit der Zeit besser, habe ich jedoch einen interessanten Dialog mit Herrn Jones, der zeigt, dass ihm wohl bewusst ist, dass die Frage der Furcht vor einem Rezidiv nicht schwarz-weiß zu sehen ist.

Nachdem Herr Jones gesagt hatte, etwa ein Drittel seiner Patient*innen habe emotionale Probleme, verlief das Gespräch wie folgt:

C. Galgut: „Es ist interessant, weil es manchen Menschen über einen gewissen Punkt hinaus zu viel Verlegenheit bereitet, Furcht zuzugeben, denke ich."
Hr. Jones: „Mag sein, aber Sie sehen tatsächlich, dass sich ihre Haltung geändert hat."
C. Galgut: „Unausweichlich. Mit der Zeit gewöhnen sie sich daran, wie an jemandes Tod."
Hr. Jones: „Genau."
C. Galgut: „Es ist, als lerne man, damit zu leben."
Hr. Jones: „Mit der Zeit werden sie besser darin."
C. Galgut: „Sie leben eher nebenher."
Hr. Jones: „Genau."
C. Galgut: „Vielleicht fürchten sie sich noch genauso."
Hr. Jones: „Sie bringen es einfach nicht mehr so stark zum Ausdruck. Es tritt nicht mehr so deutlich zutage."

Zu einem anderen Zeitpunkt meines Interviews mit ihm sagte er auch: „Viele haben Angst, aber viel weniger äußern sie auch. Da bin ich sicher." Demnach ist er sich durchaus bewusst, wie psychisch komplex die Furcht vor einem Rezidiv ist, und er denkt darüber nach.

7.3.2 Die Furcht vor einem Rezidiv sitzt tief

Die Angst ist tief im Patientenbewusstsein vorhanden. Herr Jones gibt mir auch ein Beispiel dafür, was mit einer Patientin in der Sprechstunde geschehen könnte:

„Nun, nach fünf Jahren unter Tamoxifen, das nun abgesetzt werden soll, könnte eine Patientin fragen: ‚Sind Sie sicher, dass ich es nicht noch länger brauche?' Sie hat also darüber nachgedacht. Ihr ist immer noch klar, dass die Möglichkeit eines Rezidivs besteht. Die Furcht davor sitzt fest in ihrem Kopf. Vielleicht mehr als nötig. Ich weiß nicht, was es sein sollte oder nicht, aber es gibt da eindeutig etwas."

Herr Jones benennt noch ein weiteres, sehr reales Problem bei Menschen nach Brustkrebs (und anderen Krebsarten):

„Ich denke, es fällt ihnen schwer, zu erkennen, ob ihre Gefühle real oder eingebildet sind.“

Wie ich sehr wohl weiß, hat er vollkommen Recht. Ich muss mir bewusst sein, dass ein Symptom, das ich habe, noch mehr Krebs bedeuten könnte. Das ist vielleicht unzutreffend, aber wenn es ein Knoten ist, muss es auf jeden Fall abgeklärt werden. Wenn es ein eher genereller Schmerz ist, kann es für mich unmöglich zu rationalisieren sein, weil dabei immer noch dieses winzige Restrisiko besteht. Manchmal kann ich diese Symptome ignorieren und meist tue ich es auch. Aber ich bin mir stets bewusst, dass der einzige Weg, wirklich beruhigt zu sein, über meinen Brustchirurgen führt. Und natürlich ist Herr Jones sich dessen bewusst:

„Erst wenn Sie es schaffen, die Person [die Chirurgin/den Chirurgen] dazu zu bringen, Sie zu untersuchen, Bluttests zu machen und all das, und wenn [ich] Ihnen dann sage, dass ich da etwas spüre, das aber nicht auf ein Rezidiv zurückzuführen ist, dann erst kann die Patientin beruhigt sein.“

7.3.3 „Können Sie sich etwas Schlimmeres als Krebs vorstellen?“

Professor Smith ist ein Gynäkologe, der eine ganze Reihe von Tumorpatientinnen zu sehen bekommt. Seine Einstellung gegenüber der Furcht vor einem Rezidiv ist sehr klar:

„Können Sie sich etwas Schlimmeres vorstellen als Krebs? Dieser Aspekt der Krankheit endet nicht einfach so. Er ist ständig da, im Hintergrund. Und dann wird man auch noch ständig daran erinnert, jedes Mal, wenn man irgendetwas sieht, das mit der Krankheit zu tun hat.“

7.3.4 „Sie sind starr vor Angst, dass es wiederkommt.“

Professor Smith ist auch klar, dass die Langzeiteffekte von Krebs immer stärker zum Problem werden, weil Menschen länger überleben. Er fährt fort:

*„In gewisser Weise tritt das Problem des Leidens nach einer Krebserkrankung immer stärker in den Vordergrund. Wir haben jetzt mehr Menschen, die wegen Krebs behandelt werden, und es kann sein, dass sie als geheilt gelten. Aber es gibt einerseits die physische Heilung und das andere Problem ist dann, ob sie auch psychisch geheilt sind. Ich habe nämlich durchaus eine Reihe von Patient*innen gesehen, denen gesagt worden war, ihr Krebs sei fort, während sie von ihrem Verhalten her sichtbar starr waren vor Angst, er könnte wiederkommen. Und das wird nicht angegangen, weil man ihnen sagt: ‚Naja, körperlich gesehen ist der Krebs weg.‘“*

7.3.5 „Es ist eine sehr rationale Furcht“

Professor Smith gibt auch zu: *„Wenn sie kommen und sagen, sie seien deswegen noch immer besorgt, nun, dann sagt man ihnen, das sei keine rationale Befürchtung. Aber natürlich ist es eine sehr rationale Befürchtung, weil es etwas ist, das sie durchlebt haben. Es ist eine Möglichkeit, und wie bekommen sie dann Hilfe?“*

Er fährt fort:
*„Bei der anderen Gruppe, die wirklich ein Problem ist, besteht der Krebs noch. Die Betroffenen werden behandelt, stehen unter Langzeittherapie, sagen wir oral, und wir sehen das beim metastasierten Mammakarzinom. Der Onkologe sagt ihnen, es könnten zehn, aber auch 20 Jahre sein, vielleicht wird es nicht einmal schlimmer. Aber es ist sehr beängstigend, weil es da ist. Jemand sagte, eine Uhr ticke, und in irgendeinem Stadium wirkt die Therapie unter Umständen nicht mehr und die Betroffenen müssen damit leben. Und auch hier führt die mangelnde Unterstützung für diese Gruppe zu Stress. Meiner Ansicht nach liegt der Kernpunkt darin, wie diese Patient*innen unterstützt werden können, wenn in Wirklichkeit die Wahrnehmung herrscht, die Behandlung habe gewirkt, wo also sei das Problem?“*

7.3.6 Widerstand gegen die Akzeptanz von Langzeiteffekten

Professor Smith greift auch das Thema des Widerstands auf, der in der Medizin und der Gesundheitsversorgung im Allgemeinen herrscht, die Existenz und Auswirkungen von Langzeiteffekten zu akzeptieren. Er nennt Gründe und berührt Bereiche, die ich in Kapitel 3 angesprochen habe:

*„Meine Vermutung ist, dass wir gerne mit konkreten Dingen zu tun haben. Das heißt, als Ärzt*innen täten wir gerne etwas … Vielleicht geht es darum, dass sich die Betreuungsperson machtlos fühlt, etwas zu tun. Wenn Sie sich einer Sache gegenüber machtlos fühlen, möchten Sie sich nicht damit konfrontieren. Es ist viel einfacher, ihre Existenz zu leugnen, weil es hier in gewisser Weise um unsere eigene Verletzlichkeit geht.“*

Außerdem stellt er fest: *„Die Betreuungsperson versteht unter Umständen nicht, was da geschieht, welche Sorgen die Person hat oder welche Unterstützung sie braucht.“*

Als ich frage: „Was könnte einem Arzt in dieser Situation helfen?“, antwortet Professor Smith:

*„Zuallererst geht es darum, anzuerkennen, dass es da ein Problem gibt. Das geht allem voran. Es ist bei weitem das größte Problem und betrifft eine erhebliche Zahl von Patient*innen. Ich würde nämlich behaupten, dass ein Arzt, der weiß, dass der Patient diese Sorgen*

hat, auch etwas dagegen tun will. Wieder geht es um diese Vorstellung, etwas zu tun. Und zweitens geht es darum, die Instrumente zu haben, um damit klarzukommen.“

Als ich meinte, es sei ein bisschen viel verlangt, sowohl psychologisch als auch medizinisch zu unterstützen, meint Professor Smith:

„Alles, was ein Arzt tun kann, ist, an die richtige Person oder den richtigen Hausarzt zu verweisen.“

Und in Bezug auf die mangelnde Unterstützung für Menschen, die an den langfristigen psychischen Auswirkungen von Krebs leiden, stellt er fest:

„Es geht darum, zu wissen, wo Menschen Unterstützung bekommen. Daran mangelt es ganz enorm. Ein Riesenproblem. Und es wird immer größer. Wir werden immer mehr geheilte Fälle, mehr und mehr stabile Karzinome bekommen. Wir haben nicht einmal einen Namen dafür, glaube ich. Ich glaube nicht, dass wir das schon wirklich erkannt haben. In diese Richtung wird sich Krebs entwickeln.“

7.3.7 „Krankheitsfrei ist nicht frei von Krankheit“

Professor Diana Greenfield spricht von „einem Missverhältnis in der gegenseitigen Achtung“ zwischen dem medizinischen und dem psychologischen Bereich, etwa indem sie sagt: *„Es besteht eine große Lücke zwischen medizinischen und psychologischen Dienstleistungen.“*

Sie fährt fort: *„Trotz des hohen Leidensdrucks von Krebspatient*innen bekommen die psychischen und emotionalen Bedürfnisse nur selten gleiche Priorität, was sich anhand der geringen Verfügbarkeit entsprechender klinischer Dienste zeigen lässt.“*

Und fügt hinzu: *„Bei manchen Patient*innen, die erkennbar leiden oder affektive Störungen haben, besteht die Wahrscheinlichkeit, dass sich die Genesung verzögert. Dies wiederum verzögert die spätere Rückkehr an den Arbeitsplatz oder zu sonstigen bedeutungsvollen Aktivitäten und wirkt sich auf die körperliche Gesundheit und die Erholung aus. Es ist bekannt, dass ein signifikanter Anteil dieser Personen, etwa durch wiederholte Konsultationen des Hausarztes, Gesundheitsressourcen verbraucht, weil ihren emotionalen und psychischen Bedürfnissen in Zusammenhang mit einem aktuellen oder früheren Krebsleiden nicht entsprochen wird.“*

Des Weiteren meint sie: *„Krebs tritt von Jahr zu Jahr häufiger auf und gegenwärtig schaffen wir nicht einmal den aktuellen Bedarf, geschweige denn die Planung für morgen. Das ist ein echtes Problem. Wir müssen unbedingt nochmals darüber nachdenken, wie wir die stetig wachsende Gruppe derer mit behandlungsinduzierten Spätfolgen einer Tumortherapie managen. Dazu gehören auch die emotionalen und psychosozialen Auswirkungen. Wenn es etwas gibt, an das Gesundheitsfachpersonen bei der Fürsorge für eine krebsbetroffene Person denken sollten, dann ist es: ‚Krankheitsfrei ist nicht das Gleiche wie frei von Krankheit‘.“*

7.4 Arztrolle im Kontext emotionaler Langzeiteffekte

7.4.1 „Dafür sorgen, dass Patient*innen normaler werden“

Herr Jones hält es für einen Teil seines Berufs, sich um die kontinuierlichen Ängste seiner Patient*innen zu kümmern. Er ist sich sehr deutlich bewusst, dass „alle Patient*innen nach der Diagnose Angst haben. Sie alle fürchten, es könnte sich um ein Lokalrezidiv oder um Metastasen eines Mammakarzinoms handeln.“ Entsprechend meint er:

„Ich halte es für meine Pflicht, dafür zu sorgen, dass sie irgendwann normaler werden, dass sie zwar verstehen, dass ein neues Symptom natürlich untersucht werden muss, aber dass es auch eine andere Ursache als Krebs haben kann. Nur weil man Krebs hatte, heißt das nicht, dass nun alles, was man in seinem Körper spürt, auf Krebs zurückzuführen ist.“

Allerdings gesteht er ein: *„So viel kann ich, glaube ich, gar nicht sagen, um sie dazu zu bringen, mir zu glauben.“*

Herr Jones möchte eindeutig emotionale Unterstützung anbieten, und ich denke, für einen Chirurgen ist das vielleicht ungewöhnlich. Mit der Zeit hat er auch darüber nachgedacht, wie er mit seinen Patient*innen zum Beispiel in Bezug auf die Furcht vor einem Rezidiv und vor Ausbreitung verfährt. Er sieht es als Teil seiner Rolle, auf Angst, die er bei seinen Patient*innen entdeckt, einzugehen. So sagt er beispielsweise:

„Viele Menschen stellen Fragen, nicht direkt, aber [sie sagen]: ‚Jetzt ist es drei Jahre her, besteht die Wahrscheinlichkeit, dass es wiederkommt?‘ Das heißt für mich, sie sind besorgt. Sie machen sich Sorgen über die Möglichkeit, dass der Krebs erneut auftritt. Für mich ist das Anlass, dem etwas mehr nachzugehen, um vielleicht genau herauszufinden, wie ängstlich sie sind. Ist es etwas, das sie ständig beschäftigt, oder denken sie nur daran, bevor sie in meine Sprechstunde kommen?“

Diese Bemerkung führt zu einem scherzhaften Austausch zwischen uns, bei dem ich meinte, er sei ein wenig Psychologe, worauf er antwortete: „Ich denke nicht.“ Aber er gab zu erkennen:

„Ich bin mit den Jahren besser geworden. Vor 20 Jahren war ich vielleicht nicht so gut darin, aber man sieht wirklich eine Menge Menschen und man sieht diejenigen, die es wirklich 24 Stunden am Tag im Hinterkopf haben. Andere denken nur kurz vor einem Termin in meiner Sprechstunde daran. Mit zunehmender Erfahrung wird man besser und weiß, wer was fühlt.“

7.4.2 „Sonst wäre ich nur Brustoperateur“

Insgesamt sagt Herr Jones über Langzeiteffekte emotionaler oder psychischer Art: *„Nur weil sich 99 Prozent der Patient*innen erholen, ignoriere ich die Langzeiteffekte nicht. Wichtig ist, sich um das eine Prozent zu kümmern. Sie müssen herausfinden, wer ein*

*Rezidiv hat. Bei den übrigen Patient*innen ergeben sich die Symptome durch die Behandlung, aber bei dieser Patientin oder diesem Patienten treten sie erneut auf. Und man muss schlau genug sein, um das herauszufinden."*

Er gibt zu, es sei ein erheblicher Druck und sehr schwer, schließt aber mit den Worten: *„Ich akzeptiere es als Teil meines Berufs. Ansonsten wäre ich Brustoperateur statt Arzt oder Chirurg."*

7.4.3 „Es muss von Ihnen ausgehen"

Professor Smith, der Gynäkologe, sieht es definitiv als seine Aufgabe, mit seinen Tumorpatientinnen Tabuthemen anzusprechen. Dazu gehört zum Beispiel alles, was mit emotionalen oder körperlichen Langzeitwirkungen zu tun hat, unter denen sie leiden. Und natürlich ist beides eng miteinander verwoben. Er sagt:

„Sie müssen die Initiative ergreifen und [die Patientin] fragen, ob sie bestimmte Probleme in diesen Tabubereichen hat: Haben Sie Schwierigkeiten mit häufigem Wasserlassen? Oder ist die Scheide trocken oder wund? Wenn jemand wie ich nicht aktiv wird und nach diesen Körperbereichen fragt, ist die Patientin selbst unter Umständen zu verlegen, um es zu tun."

Er fährt fort: *„Leider werden viele Patientinnen mit Citalopram gegen die Angst behandelt. Da gibt es eine Menge Multimedikation und medikamentöse Therapie, hauptsächlich, weil nicht akzeptiert wird, dass die Symptome, über die sie klagen, sehr vernünftig sind. Ich denke, es wird nicht einmal anerkannt, dass sie sehr vernünftig sind. Ich kann mir nichts vorstellen, das mehr ängstigt [als die Furcht vor noch mehr Krebs]."*

7.4.4 „Es ist leicht, sich nur auf neue Patientinnen zu konzentrieren"

Dr. Evans, der klinische Onkologe, den ich interviewte, ist sich der Problematik bewusst und beunruhigt: *„Wissen Sie, viele von uns Onkolog*innen machen sich einfach nicht klar, dass sich das, was wir Patient*innen antun, ganz unglaublich auf deren körperliches und geistiges Wohlbefinden auswirkt. Es dauert so lange, bis man sich wieder erholt, und manchmal klappt es auch nicht."*

Dann führt er einen der Gründe genauer aus: *„Es fällt leicht, sich auf all die neuen Patient*innen zu konzentrieren, die täglich Ihre Klinik durchlaufen, statt auf diejenigen zu achten, die Sie bereits behandelt haben. Es bedeutet, innezuhalten, wenn Ihre Patientin oder Ihr Patient sechs, zwölf oder 18 Monate nach Abschluss der Therapie eines Tages wiederkommt, und zu fragen: ‚Wie geht es Ihnen?'"*

Er ist sich auch bewusst: *„Wenn meine Patientinnen mit Mammakarzinom jährlich nach einer Mammographie wieder zu mir kommen, können die psychischen Auswirkungen, die sich daraufhin aufschaukeln, furchtbar sein."*

7.5 Die körperlichen Langzeiteffekte

Alle vier meiner Gesprächspartner*innen sprachen über die Art der körperlichen Langzeiteffekte, denen sie nach der Krebsbehandlung bei ihren Patient*innen begegnen.

7.5.1 „Wir sehen körperliche Veränderungen nach Brustkrebstherapien"

Professor Smith hebt hervor, was er sieht: *„Ja, es geschieht etwas, und zwar langfristig. Ich habe es nur bei Brustkrebs gesehen und etwas geschieht in der Art und Weise, wie ihr Körper reagiert. Nun weiß ich nicht, ob es das ist oder ob da etwas seltsames Entzündliches begonnen hat. Ich weiß nicht, was es verursacht, aber ganz sicher sehen wir körperliche Veränderungen bei Personen nach einer Brustkrebsbehandlung, und zwar völlig getrennt vom Krebs selbst. Es scheint von der Behandlung zu kommen."*

Er fährt fort: *„Ich dachte, es gäbe einen Namen für ein Syndrom, eines dieser unbekannten. Wir kennen die Ursache nicht und es hängt mit Brustkrebs zusammen. Ich habe es von einem Onkologie-Professor gehört, der es erwähnte und sagte, es existiere. Eine Behandlung dagegen ist nicht bekannt."*

Dann hebt er hervor, warum es in der Medizin schwerfällt, das Syndrom zu akzeptieren: *„Ich denke, man muss sich klarmachen, dass die Wurzel dessen, was so wichtig daran ist, leider darin liegt, dass wir in der Medizin oder der Wissenschaft im Allgemeinen ein Problem definieren wollen. Wir wollen wissen, wie viele Menschen daran leiden und nur auf dieser Grundlage lässt es sich bewusst machen."*

7.5.2 „Je länger sie überleben, desto mehr haben sie mit diesen Nebenwirkungen zu tun"

Herr Jones, der Chirurg, beobachtet bei seinen Patient*innen ebenfalls körperliche Langzeiteffekte zusammen mit der Furcht vor einem Rezidiv. Er äußert sich nicht nur darüber, dass sich emotionale Wirkungen mit der Zeit verändern, sondern spricht auch über die Effekte längeren Überlebens:

„Je länger sie überleben, desto mehr müssen sie sich mit diesen Nebenwirkungen oder unerwünschten Wirkungen der Behandlungen auseinandersetzen. Außerdem dauern die

Behandlungen oder einige Therapien, die wir versuchen, länger, bis sie abgeschlossen sind. Daher sind die Betroffenen den unerwünschten Wirkungen von Behandlungen viel länger ausgesetzt. Eine Hormontherapie dauerte zum Beispiel vor zehn bis 15 Jahren fünf Jahre, jetzt sind es zehn. Und meiner Ansicht nach dauern sie in Zukunft noch länger.“

Weiterhin räumt Herr Jones mit der Vorstellung auf, nur Menschen mit Rezidiven hätten Langzeitwirkungen und wiederholt: *„Die normalen Therapien, die wir heute gegen Brustkrebs haben, wie etwa Operation, Strahlentherapie, Hormontherapie, Chemotherapie, verursachen eine Menge Langzeitsymptome. Ich sage Ihnen was: Zu Beginn meiner Ausbildung war es gängige Theorie, dass bis zu einem Drittel der Frauen nach brusterhaltender Operation über Schmerzen berichten. Ich denke, das ist falsch. Alle geben Schmerzen an.“*

Dann geht er auf Veränderungen der Symptome im Laufe der Zeit ein: *„Und die Dinge ändern sich, und dann sagt eine sensible Patientin natürlich: ‚Diese Veränderung ist vielleicht ein Rezidiv. Und es ist ein rationales Symptom oder eine rationale Interpretation eines Symptoms. Warum sollte sich daran nach fünf Jahren etwas ändern?‘ Aber es ändert sich – wirklich.“*

7.5.3 Einverständnis einholen

Dr. Evans, ein auf Brust- und Lungenkrebs spezialisierter klinischer Onkologe, spricht ausgiebig über die Langzeiteffekte, denen er begegnet, und über die Schwierigkeiten bei der Entscheidung über die einzusetzende Therapie, angesichts ihrer möglichen mehr oder weniger gravierenden Langzeiteffekte einschließlich des Todes.

Er beginnt damit, Formulare für die Einverständniserklärung zur Tumorbehandlung zu beschreiben: *„In den Einverständniserklärungen, die wir für Behandlungen verwenden, werden auch deren Nebenwirkungen berücksichtigt, ob es sich um eine Chemotherapie bei Leukämie oder um eine Strahlentherapie bei Brustkrebs handelt.“*

Er führt aus: *„Wenn sich eine Patientin oder ein Patient mit der Behandlung einverstanden erklärt, stellt dies sicher, dass sie oder er über das Einsehen und die Informationen verfügt, um diese Entscheidung nach Information zu treffen und weiterzumachen.“*

Anschließend geht er auf einige dieser Effekte genauer ein: *„Sie [die Behandlung, z. B. eine adjuvante Chemotherapie bei Brustkrebs] kann durch eine frühe Menopause die Fertilität beeinträchtigen. Sie kann das Risiko einer Herz-Kreislauf-Erkrankung, eines zweiten Tumors und lebensbedrohender Infektionen erhöhen. All dies ist Bestandteil der von uns verwendeten Einverständniserklärungsformulare.“*

7.5.4 Die Bestrahlung verursacht auch Genmutationen

Weiterhin spricht er über die Früh- und Spätfolgen der Strahlentherapie und deren Definitionen:
„Als klinischer Onkologe bin ich auf alle nichtchirurgischen Aspekte der Versorgung bei Krebs einschließlich der Strahlentherapie spezialisiert. Zu meiner Radiotherapieausbildung gehörte die Schulung in Früh- und Spätfolgen der Strahlentherapie für den menschlichen Körper. Akute Nebenwirkungen der Strahlung halten nach der üblichen Definition bis zu 90 Tagen nach der Bestrahlung an und umfassen gewöhnlich Hautreaktionen, Fatigue und Müdigkeit. Spätfolgen wiederum entwickeln sich allmählich im Laufe der Zeit und (hoffentlich) der Jahre nach Abschluss der Behandlung. Normalerweise handelt es sich um Sekundärwirkungen der Strahlentherapie auf normales Gewebe, das heißt Gewebsverhärtung und -fibrose in den bestrahlten Geweben. Dies kann beispielsweise bei Patientinnen nach einer Bestrahlung der Brust deutliche Auswirkungen haben. Mit den Jahren können sich ihre Brüste verhärten, die Elastizität des Gewebes nimmt ab und die Brust kann im Vergleich zur unbehandelten Seite schrumpfen. Es kann zu Veränderungen der Hautpigmentierung und entsprechend ausgeprägten kosmetischen Veränderungen kommen. Außerdem wird bei der Überwachung einer Patientenpopulation nach einer Strahlentherapie deutlich, dass auch andere schwere Erkrankungen in dieser Gruppe häufiger aufzutreten scheinen. So steigt zum Beispiel die Inzidenz von Herz-Kreislauf-Erkrankungen im Vergleich zu einer entsprechenden nichtbestrahlten Population."

Er fährt fort: *„Außerdem müssen wir bedenken, dass die Strahlung ihrerseits Genmutationen verursacht. Wenn wir eine Strahlentherapie in kurativen Dosen zur Behandlung von Tumoren durchführen, bestrahlen wir unvermeidlich auch umgebende normale Zellen. Auch wenn es selten vorkommt, können diese normalen Zellen mutieren und im Laufe der Zeit, typischerweise nach zehn, 20 Jahren, ihrerseits zu Tumoren werden. Normalerweise sehen wir diesen Effekt nicht im Strahlentherapiefeld, das hohen Dosen ausgesetzt ist. Wenn Sie jedoch vom Rand des Feldes in das umgebende normale Gewebe gehen, hat dieses eine niedrigere Strahlendosis erhalten und genau in diesem Gewebe scheint es häufiger aufzutreten. Genau dieser Effekt führt zur Spättoxizität, die wir als strahleninduzierte Sekundärmalignome bezeichnen."*

Als ich Dr. Evans frage, welche Art Sekundärmalignome er beobachtet, sagt er: *„Lungentumore, Tumore der Speiseröhre, Brustkrebs und sogar strahleninduzierte Sarkome."*

7.5.5 „Natürlich gibt es Streustrahlung"

Das Thema „Streustrahlung" auf andere als die behandelten Körperbereiche war – wenn ich es gegenüber anderem medizinischen Personal ansprach – stets tabu. Dr. Evans jedoch sagt ganz deutlich:

*„Streustrahlung – natürlich. Wenn Sie an Patient*innen, die eine Strahlentherapie erhalten, Dosimeter befestigen, werden Sie Streustrahlung entdecken. Dazu kann auch der Kopf gehören, wenn Sie das Abdomen bestrahlen. Sie erhalten eine Strahlendosis in anderen Bereichen und bei Strahlentherapien achten wir zunehmend darauf. Wir haben Fortschritte gemacht und verwenden inzwischen die sogenannte bildgeführte Strahlentherapie, bei der wir während der Behandlung mehr röntgenbasierte Bilder verwenden, um das Ziel lokalisieren zu helfen. Inzwischen verwenden wir digitale Volumentomographien, um den Tumor genauer anvisieren zu können, und dies führt dazu, dass mehr CTs bei den Patient*innen durchgeführt werden und sie daher höheren Strahlendosen ausgesetzt sind."*

Weiter erläutert er: *„Sie müssen es jedoch im Zusammenhang betrachten und es hängt vom Kontext ab, den Sie wählen. Wenn Sie es so sehen, dass die Patient*innen eine radikale Strahlendosis erhalten, um ihren Krebs zu heilen, dann lässt die Dosis, die Sie dazu verabreichen, die Dosis für die Aufnahme von Bildern erheblich geringer und weniger bedeutsam erscheinen. Es geht also um unterschiedliche Größenordnungen, aber Sie müssen diese dennoch rechtfertigen können. Als Kliniker*in müssen Sie hinsichtlich der Dosis, die Sie Ihren Patient*innen verabreichen, unglaublich vorsichtig sein. Sie müssen diese Dosis rechtfertigen können, das heißt, Sie müssen das Gefühl haben, dass es sich für ihre Behandlung und deren Gesamtnutzen einer exakteren Behandlung lohnt. Zu berücksichtigen bleibt, dass diese Tatsache in manchen Zentren und Ländern in unterschiedlichem Maße berücksichtigt wird."*

7.5.6 „Höhere Standardeinstellungen können schwieriger zu rechtfertigen sein"

Dr. Evans fährt fort: *„Ebenfalls interessant ist, dass die Voreinstellungen der Geräte ab Werk, etwa für digitale Volumentomographien, nach unserer Erfahrung, wenn wir sie mit den Einstellungen vergleichen, die wir selbst erstellt haben, erheblich höhere Dosen liefern und schwieriger zu rechtfertigen sein können. Wenn Sie daher diese Einstellungen in Ihrer Einrichtung nicht überprüfen, verabreichen Sie unter Umständen bei der digitalen Volumentomographie im Rahmen Ihrer eigenen Behandlung unnötig hohe Strahlendosen."*

Es fällt Dr. Evans schwer, die Situation zu akzeptieren, und ich denke, er ist nicht allein, wenn er sagt: *„Das Grundprinzip der Medizin ist, nicht zu schaden, und Sie müssen Ihre klinischen Entscheidungen bei der Behandlung Ihrer Patient*innen rechtfertigen können. Wenn ich als Onkologe mit einem Patienten die Vorteile der Chemo-, Strahlen- oder Immuntherapie bespreche und nicht rechtfertigen kann, warum ich X, Y oder Z durchführen möchte, sollte ich besser gar nicht erst darüber nachdenken, es zu tun."*

7.5.7 Kardiologische Spätfolgen der Bestrahlung bei Lungen- und Brustkrebs

Als ich Dr. Evans darauf ansprach, ob es noch etwas zu den körperlichen Spätfolgen der Krebsbehandlung gebe, das vor einem Jahr noch nicht bekannt war, sich aber jetzt ergeben habe, antwortete er:

*„Ja. Gegenwärtig erkennt man die Spätfolgen einer kurativen Strahlentherapie bei Lungenkrebs für das Herz. Es zeigt sich, dass wir den Blick ausschließlich auf die Beseitigung des Tumors richten. Zwar halten wir zurzeit die als sicher geltenden Dosen für normales Lungen- und Herzgewebe ein, wenn Sie aber auf die langfristigen Ergebnisdaten schauen, überleben manche Patient*innen ihren Lungenkrebs, um dann an einer Herz-Kreislauf-Erkrankung zu sterben, die durch die Strahlendosis des Herzens verstärkt worden sein könnte. Daher interessiert man sich nun intensiv für Wege, wie sich die Kardiotoxizität im Zusammenhang mit der Strahlenbehandlung von Lungenkrebs auf ein Minimum reduzieren lässt. Bei der Entwicklung der Tumortherapien lag der Schwerpunkt stets darauf, den Krebs zu heilen, den Patienten von seinem Tumor zu befreien, damit er weiterleben könne. Inzwischen, denke ich, werden wir uns durch die Erfolge der Tumortherapien stärker bewusst, dass Patient*innen dann an einer Komplikation sterben könnten, die mit ihrer Strahlenbehandlung in Verbindung stehen könnte und bisweilen auch steht.*

Weiterhin erläutert er: *„In der wissenschaftlichen Literatur gibt es keine besseren Beispiele als die kardiologischen Spätfolgen der Strahlentherapie bei frühem Brust- und Lungenkrebs. Nun wollen wir aber nicht das Kind mit dem Bade ausschütten und beginnen, die Dosis einzuschränken, die Sie auf den Tumor geben, um damit die Strahlendosis für das Herz zu vermeiden. In diesem Fall würden Sie die Chance auf Heilung des Krebses verringern, und dann sterben Patient*innen an der Krankheit, die hätte geheilt werden können. Sie müssen also für das richtige Gleichgewicht sorgen. Dabei behalten Sie die Strahlendosis für den Tumor bei, um die Heilungschancen zu bewahren, während Sie gleichzeitig für eine möglichst niedrige Dosis im normalen, gesunden Gewebe um den Tumor herum sorgen, um toxische Spätfolgen auf ein Minimum zu reduzieren."*

7.5.8 „Nur durch den Heilungserfolg wird man sich der Folgeerscheinungen bewusst"

Als ich gegenüber Dr. Evans Verständnis äußerte, wie schwierig es sei, ständig zu versuchen, die richtige Ausgewogenheit zu schaffen, möglichst wenig zu schaden und dabei gleichzeitig zu versuchen, den Krebs zu heilen oder in den Griff zu bekommen, antwortete er recht pointiert:

„Allerdings. Aber wissen sie: Andererseits werden Sie sich nur durch den Heilungserfolg auch der Konsequenzen bewusst, die er hat."

Dr. Evans denkt auch darüber nach, dass er ein relativ junger Onkologe ist: *„[...] aber es gibt Onkologen, die jetzt, nach 30 oder 35 Jahren am Ende ihrer Laufbahn, in den Ruhestand treten. Und es sind die Spätfolgen ihrer Therapien, deren wir uns jetzt bewusst werden. Es geht also darum, anzupassen, was sie getan haben, um diese Heilungen zu erreichen, und dadurch die Risiken der späten Nebenwirkungen zu senken, die wir später beobachten könnten."*

7.5.9 Was ist die richtige Behandlungsdauer?

Wie Herr Jones erwähnt auch Dr. Evans, dass medikamentöse Behandlungen immer länger dauern, etwa bei Tamoxifen gegen Brustkrebs. In diesem Zusammenhang wirft er das umstrittene, aber wichtige Thema der Rolle von Pharmaunternehmen auf:

*„Ich kann verstehen, dass Pharmaunternehmen wollen, dass ihr Medikament möglichst lange als Erhaltungstherapie verabreicht wird. Wissenschaftlich orientierte Kliniker*innen möchten jedoch wissenschaftlich rechtfertigen oder wenigstens hinterfragen können, welches die richtige Dauer einer Therapie ist. Dies aber steht im Widerspruch zu ihren [der Pharmaunternehmen] Interessen, nicht wahr?"*

7.5.10 Es sind „wir gemeinsam"

Die Pflegeberaterin Professor Diana Greenfield ist sich im Klaren und besorgt darüber, wie unser Herangehen an langfristig Leidende negativ durch verfestigte Einstellungen beeinflusst werden kann, die in der Gesundheitsversorgung noch immer viel zu häufig vorkommen (s. **Kap. 2**). So betont sie zum Beispiel die Notwendigkeit, „nicht so selbstgefällig zu sein, zu denken, es handele sich um ‚wir' und ‚sie'. Und unterstreicht dies: „Als Erstes sollte sich eine Fachkraft klarmachen, dass es um ‚uns gemeinsam' geht und nicht um ‚sie' oder ‚wir'." Auch hält sie es für wichtig zu erklären: „Ich habe noch keinen Krebs gehabt, und Sie sind erst dann Experte, wenn Sie ihn überstanden haben."

Auch die Krebsstatistiken kennt Professor Greenfield genau: „Der Statistik zufolge stehen die Chancen 50 : 50, dass eine von zwei Personen im Leben an Krebs erkrankt." Daher ist sie sich der Risiken für sich selbst und ihre Familie bewusst, und dies beeinflusst, wie sie über die Unterstützung der an Langzeitfolgen von Krebs Leidenden denkt und fühlt, und zwar in ihrer Rolle als Klinikerin:

„Als Gesundheitsfachkraft sollte es nicht schwerfallen, Empathie zu zeigen: Versetzen Sie sich einfach in ihre Situation. Eine Patientin, eine junge Frau, die vor zwei Jahren wegen eines ovariellen Keimzelltumors behandelt wurde, sagte mir in der Sprechstunde

etwas, das ihr anscheinend ihr Hausarzt gesagt hatte: ‚Es ist Zeit, dass Sie darüber hinwegkommen.' Wenn es stimmt, ist es wirklich unverzeihlich und zeigt erheblichen Schulungsbedarf, an erster Stelle in Mitgefühl."

7.5.11 „Wir haben erhöhte Überlebensraten"

Bezüglich der Langzeit- und Spätfolgen von Krebs sagt sie:
„Dank der modernen Medizin und der fortgeschrittenen Wissenschaft überleben sehr viele Menschen eine Krebserkrankung gut. Aber es gibt andere Überlebende, denen es unter Umständen nicht gut geht, und zwar oft wegen der Behandlungsfolgen. Dies ist eine stumme und wachsende Epidemie und die gegenwärtigen Gesundheitsdienste sind für den Umgang mit Krebsbetroffenen nicht gut genug gerüstet."

Und weiter: *„Die Statistiken sprechen für sich. Wir haben erhöhte Überlebensraten. Viele Krebsarten haben infolge eines besseren medizinischen Managements, besserer Überwachung und multidisziplinärer Teamarbeit höhere Überlebensraten. Langzeit- und Spätfolgen der Behandlung bedeuten jedoch, dass eine ganze Reihe von Menschen mit körperlichen und psychosozialen Problemen lebt und die Pflege- und Versorgungssysteme sich nicht entsprechend entwickelt haben, um mit diesen Problemen zurechtzukommen."*

Sie fährt fort: *„Das Management von Folgeerscheinungen einer Tumortherapie ist jetzt eine der Prioritäten in der jüngsten Krebsstrategie Großbritanniens, und zwar in allen vier Landesteilen. Das ist gut, aber es geht nur langsam voran."*

Als Gründe für den langsamen Fortschritt nennt sie: *„Es braucht lange, um einen völligen Kulturwandel zu bewirken, und wegen der konkurrierenden Herausforderungen und Prioritäten in mageren Zeiten ist es besonders mühsam. Eine Lösung besteht darin, die Verantwortung für die Versorgung von Spätfolgen in die Primärversorgung zu verlagern. Nur werden dem angesichts anderer drängender Initiativen in der Primärversorgung bislang weder die Ressourcen noch die treibenden Kräfte und Anreize und schon gar nicht die Ausbildungs- und Arbeitskräfteinitiativen gerecht."*

7.5.12 Wer ist verantwortlich?

Professor Greenfield hebt auch den strittigen Punkt hervor, welche Gesundheitsfachpersonen für die Fürsorge von Menschen verantwortlich sind, welche dem Risiko komplexer Behandlungsfolgen ausgesetzt sind beziehungsweise bereits daran leiden. Sie sagt:

*„Dies ist ein wichtiger Punkt. Gegenwärtig besteht die Lösung hauptsächlich darin, die Verantwortung den Primärversorgungsdiensten zu übertragen. Dies mag bei relativ eindeutigen Fällen funktionieren, aber ich halte es für unrealistisch, von einem Hausarzt Expertenwissen über Spätfolgen und das Management von Patient*innen mit vielfältigen komplexen*

*Bedürfnissen zu erwarten, von denen jedes unter Umständen die Beteiligung eines Spezialisten erfordert. Zunächst einmal spricht das onkologische Fachteam zurzeit weder effektiv noch routinemäßig mit den Patient*innen und Hausärzt*innen über die Risiken von Spätfolgen. Der Grund ist hauptsächlich, dass sich viele Onkolog*innen auf die Primärerkrankung und deren Behandlung konzentrieren. Außerdem sehen sie ihre Patient*innen oft nicht lange genug, um signifikante Spätfolgen und deren Auswirkungen auf die Gesundheit und das Funktionieren des Individuums zu beobachten oder zu verstehen."*

Zur Unterstützung der Onkolog*innen fährt sie fort: *„Bei einigen der neuen Versorgungspfade für Krebserkrankungen werden die Patient*innen unter Umständen früher entlassen oder zur gemeinsamen Betreuung an ihre Hausärztin beziehungsweise ihren Hausarzt weiterverwiesen. Daher bekommen Onkolog*innen diese Probleme unter Umständen nicht zu Gesicht. Es ist also nicht unbedingt so, dass sie keine Verantwortung übernehmen, weil sie es nicht wollen, sondern sie sind sich der Spätfolgen der Therapien, die sie durchführen, einfach nicht gänzlich bewusst."*

Sie weist aber auch darauf hin: *„Außerdem sehen viele Onkolog*innen das Screening auf Spätfolgen und deren Betreuung nicht als ihre Verantwortung. Und Hausärzt*innen erhalten ebenfalls nicht die klinischen Informationen oder Ressourcen, um es zu tun. Also gibt es da ein Problem. Zurzeit findet sich in der Ausbildung von Onkolog*innen und Hausärzt*innen wenn überhaupt, dann nur sehr wenig über die Spätfolgen von Tumortherapien. Und das ist nicht im besten Interesse unserer Tumorpatient*innen."*

7.5.13 Abwesenheit von Krankheit bedeutet nicht Gesundheit

Professor Greenfield hebt hervor, die Freiheit von einem Tumor bedeute nicht notwendigerweise auch eine gute Lebensqualität:

„Davon ausgehend kann es beruhigend sein, die Erfahrung auf eine normale Ebene zu bringen, etwa durch Aussagen wie: ‚Es ist in Ordnung, sich kaputt zu fühlen.' Auch ein ehrliches und bedeutungsvolles Gespräch über Erwartungen an die [körperliche und seelische] Genesung kann wirklich hilfreich sein, vor allem, wenn es in den Routine-Krebsversorgungspfad eingebaut ist und ihm ebenso viel Raum gegeben wird, wie zum Beispiel Nachsorge-Computertomographien."

7.6 Meine Gedanken …

Wie ich zu Beginn dieses Kapitels sagte, möchte ich, dass die Worte der Ärzte und der Pflegenden für sich stehen, ohne dass ich meinerseits viel analysiere und interpretiere. Dennoch frage ich mich, wie viel von dem, was sie in den Interviews sagen, die Ansichten derer widerspiegelt, die sich in der Gesundheitsversorgung nicht offen, ja nicht einmal anonym zu Wort zu melden wagen. Schwer zu sagen, aber nach den Gesprächen zu urteilen, die ich über die Jahre mit anderen in Medizin und Pflege Tätigen über dieses Thema geführt habe, sind sie nicht allein. Ich weiß auch, dass es Menschen gibt, die sich offen äußern und etwas zu verändern versuchen, oft gegen Widerstand. Da ich dachte, meine Stimme als Psychologin würde in diesem Buch genügen, habe ich für dieses Kapitel keine Fachperson auf dem Gebiet geistiger Gesundheit interviewt. Ich weiß aber, dass auch andere Menschen auf diesem Gebiet diese Art von Ansichten hegen, wie sie hier zum Ausdruck kommen.

Der Elefant im Raum ist die Furcht, sich offen zu äußern und identifiziert zu werden, und, sich offen zu äußern, und sei es nur anonym. Ich denke, es ist sehr komplex, dass und warum diese Furcht existiert. Eine mögliche Erklärung könnte in der Furcht vor einer vehement dominanten Kultur in der Gesundheitsversorgung liegen (s. Kap. 2). Diese Kultur duldet keine Herausforderungen, sie erkennt nicht, wie potenziell schädlich ihre Haltungen sind, und sie straft jene, die sich auf vielfältige Weise äußern. In der Gesundheitsversorgung herrscht eine enorme Kultur des Zusammenhalts, die einiges von der Zurückhaltung erklären könnte. Ich bin mir einfach nicht sicher.

Dennoch sind die Themen, welche die Ärzte und die Pflegenden in diesem Kapitel aufwerfen, für uns alle von entscheidender Bedeutung, um uns offen damit zu beschäftigen, wenn sich bezüglich der Langzeitwirkungen von Krebs jemals etwas zum Besseren ändern soll. Wohin soll es nun von hier aus gehen? Dass sich mehr Menschen trauen, sich möglichst offen zu äußern, schätze ich. Wie optimistisch ich bin, dass dies jemals eintritt? Nun, das ist eine ganz andere Frage ...

7.7 Zusammenfassung

Für die an Langzeitwirkungen von Krebs Leidenden folgen Tipps für das Gespräch mit Ärzt*innen und Pflegepersonen. Denken Sie daran:

- Die meisten Ärzt*innen und Pflegepersonen wollen helfen, wissen aber unter Umständen nicht, wie.
- Vielleicht müssen sie von jenen von uns mit Langzeiteffekten geschult werden, aber es darf erwartet werden, dass sie zuhören und zu helfen versuchen.
- Ihre Möglichkeiten sind begrenzt, aber es ist durchaus angemessen, um Folgendes zu bitten:
  - *Anerkennung Ihres Leidens*, zum Beispiel: „Es würde mir helfen, zu wissen, dass Sie Langzeitwirkungen als solche akzeptieren" oder: „Es würde mir helfen, wenn Sie glauben, dass meine Symptome mit den langfristigen Krebsfolgen zusammenhängen (könnten)."

- *Überweisungen an Kolleg*innen,* die bei spezifischen emotionalen oder körperlichen Symptomen helfen können. Sie können zum Beispiel sagen: „Seit meiner Krebsdiagnose und -behandlung leide ich unter (extremen) Schmerzen, die mich an vielem hindern, und ich fühle mich rasch depressiv, weil mein Leben so eingeschränkt ist." – „Diese Symptome sind mit der Zeit schlechter statt besser geworden." – „Können Sie mir bitte bei diesen Problemen helfen?" – „Ich verstehe, dass Sie mir vielleicht nicht selbst helfen/mich unterstützen können. Aber können Sie mich zu einer Kollegin oder einem Kollegen überweisen, wo ich Hilfe bekommen könnte?"

Wenn Sie den Eindruck haben, Ihre Ärztin oder Ihr Arzt sei nicht ganz so verständnisvoll oder unterstützungsbereit, wie Sie es gerne hätten, können Sie Folgendes versuchen:

- Sprechen Sie mit der Person, den Personen oder dem Praxismanagement oder einer entsprechenden Person in der jeweiligen Klinik/der Praxis des niedergelassenen Chirurgen und legen Sie Ihr Anliegen dar. Es ist Ihr gutes Recht, dies zu tun und ernst genommen zu werden.
- Wenden Sie sich an die Beratungsstelle einer gemeinnützigen Organisation, wie etwa Macmillan Cancer Support (www.macmillan.org.uk), um Ihre Sorgen zu besprechen und Rat zu bekommen (s. a. Kap. „Wichtige Adressen und Quellen" am Schluss des Buches).

Für Gesundheitsfachpersonen:

- Oft ist es sehr nützlich, wenn Sie imstande sind, die Realität von Langzeitwirkungen eines Krebsleidens bei Ihren Patient*innen anzuerkennen. In vielen Fällen ist schon allein das hilfreich für sie.
- Versuchen Sie, nicht mit sich ins Gericht zu gehen, wenn Sie nichts mehr tun können.
- Machen Sie sich keine Gedanken, zuzugeben, dass Sie etwas nicht wissen. Menschen mit Langzeitwirkungen könnten diese Ehrlichkeit durchaus zu schätzen wissen und sehen es als Würdigung ihrer Situation. Oft gelten diejenigen Gesundheitsfachpersonen als am wenigsten hilfreich, die großartig Dinge behaupten, im Grunde aber schlecht informiert und unsicher sind. Die meisten Patient*innen durchschauen das ohnehin, wie ich höre.
- Gemeinnützige Organisationen, wie Macmillan Cancer Support, können sowohl für in der Gesundheitsversorgung Tätige als auch für Patient*innen eine große Hilfe sein.

8 Erfahrungen nach einer Krebsbehandlung beim Mann

Simon Crompton

Der Gesundheitsjournalist Simon Crompton untersucht an dieser Stelle die Erfahrungen von Männern, die mit den Folgen von Krebsbehandlungen leben.

Wäre ich wohl Gesundheitsjournalist geworden, wenn mein Vater nicht an Prostatakrebs gestorben wäre? Vielleicht nicht. Wie bei vielen derer, die in der Gesundheitsversorgung und ihrem Umfeld arbeiten, wurde der Verlauf meiner Karriere zum Teil durch die Gesundheitserfahrungen mir nahestehender Menschen bestimmt.

Natürlich wirkt sich nicht nur das Sterben so stark auf die Familie und enge Freund*innen Krebsbetroffener aus. Es ist das Leben. Es ist die alltägliche Erfahrung des Lebens mit einer Krankheit und ihren Folgeerscheinungen, die Verwandte aus nächster Nähe mitbekommen. Dabei teilen sie jedoch niemals den einzigartigen Standpunkt der krebsbetroffenen Person, verstehen nie genau, wie es sich anfühlt, wissen aber, dass es von schmerzlicher Bedeutung ist, und dass die Ärzt*innen genau darüber niemals sprechen.

Und wenn es damals, 1983, das Sterben war, das meine Familie am stärksten traf, als wir Vater im Alter von nur 62 Jahren verloren, so ist es heute das Leben, über das ich am meisten nachdenke. Es geht dabei um jene fünf Jahre zwischen seiner Diagnose und seinem Tod und um all jene kleinen Anzeichen für das, was er durchmachte und wie er sich fühlte. Unbewusst nahm ich sie auf, beschloss aber, sie zu ignorieren, weil ich erst 18 Jahre alt war und das Leben weitergehen musste. Ich denke sogar noch mehr darüber nach, seit bei meiner Schwester vor zehn Jahren und erneut im vergangenen Jahr Brustkrebs diagnostiziert wurde. Und ich sehe abermals, wie die Herausforderungen des Lebens fortbestehen, diesmal vor dem Hintergrund von Krebs und seinen Behandlungen, die sich bisweilen drastisch bemerkbar machen.

8.1 Das Aussehen der Welt verändert sich

Mir war immer klar, dass das Leben und Weiterleben mit einer Krebserkrankung nicht nur das eigene Leben verändert, sondern auch, wie die Welt aussieht und wie sie sich anfühlt. Das gilt für jede schwere Krankheit. Während ich dieses Kapitel schrieb, sprach ich mit einem Mann mit multipler Sklerose, für den das Leben mit erektiler Dysfunktion, einer Folge dieser Krankheit, jetzt einfach nicht mehr lebenswert ist. Es geht nicht nur darum, dass er jetzt mit seiner Freundin keinen Sex mehr haben kann. Er hat sein Identitätsgefühl verloren. Was ihm ein Ich-Erleben gab, drehte sich um eine Vorstellung von Männlichkeit, die er jetzt krankheitsbedingt nicht mehr ausleben kann.

Dies mag speziell männlich sein. Manchen fällt es unter Umständen schwer, für diesen Denkprozess Empathie zu empfinden. Aber es gibt ihn, und zwar nicht selten. Jede Art von Krankheit kann bei beiden Geschlechtern Umwälzungen auslösen, die ihre individuelle Weltsicht erschüttern. Dies kann langfristig das Ich-Erleben und die Lebensqualität untergraben, und zwar noch viele Jahre nachdem man davon ausgeht, es sollte ihnen „besser" gehen oder sie hätten „es überwunden". Ihre Gesundheit wirkt sich darauf aus, als was Sie sich fühlen und wo Ihr Platz im großen Ganzen ist.

Dieser Bereich ist von Forschenden stets vernachlässigt und von Gesundheitsfachpersonen allzu oft vergessen worden. Probleme jenseits der körperlichen Heilung oder der Palliation von Symptomen anzusprechen, erfordert persönliche Anteilnahme und die Bereitschaft, sich mit komplexen Verhältnissen auseinanderzusetzen. Gesundheitsdienste sind dafür nur unzureichend konzipiert.

So viele Menschen haben nach der Behandlung zu kämpfen und fühlen sich bisweilen schuldig, dass sie nicht dankbar sind, am Leben zu sein. Dies ist für uns vielleicht schockierender als bei anderen Krankheiten, weil so viel Geld und Aufmerksamkeit für die Heilung und so wenig darauf verwendet wird, was danach mit den Menschen geschieht. Bei den meisten wissen wir wirklich nicht, was sie nach einer Krebsbehandlung erleben. In Studien über Tumortherapien hat man erst in den vergangenen 20 Jahren begonnen, deren langfristige Auswirkungen auf die Lebensqualität und das Überleben systematisch zu evaluieren. Eine neure Analyse in der *American Economic Review* (Budish et al., 2015) kam zu dem Schluss, dass seitens der Pharmaindustrie noch immer keine Investitionen in die Untersuchung langfristiger Therapiefolgen fließen.

8.2 Die Forschung zu Langfristigkeit

Es gibt allgemeine Hinweise darauf, dass die Dinge alles andere als einfach sind. Etwa die Hälfte der Krebsbetroffenen lebt nach der Diagnose noch mindestens zehn Jahre, aber mindestens 25 Prozent davon sind langfristig bei schlechter Gesundheit. Menschen mit Krebs wenden sich mit 60-prozentiger Wahrscheinlichkeit häufiger an die Notaufnahme als die Allgemeinbevölkerung (Chitnis et al., 2014).

Jenseits dieser allgemeinen Feststellungen gibt es einiges an Belegen für die langfristigen Auswirkungen einiger Behandlungen. Dazu gehören Schmerzen, Inkontinenz und Impotenz, Probleme mit dem Herz sowie Depressionen, mit denen die Menschen ihr restliches Leben leben. So zeigte zum Beispiel 2016 eine Studie im *Journal of Clinical Oncology*, dass Menschen mit multiplem Myelom, Non-Hodgkin-Lymphom sowie Tumoren der Brust, Nieren, Lunge/Bronchien und Ovarien infolge ihrer Behandlung mit 70 Prozent höherer Wahrscheinlichkeit Herz-Kreislauf-Erkrankungen entwickeln als jemand, bei dem noch kein Krebs diagnostiziert wurde (Armenian et al., 2016).

Selbstverständlich sollte für Patient*innen wie Gesundheitsfachpersonen bei der Diagnose die Heilung im Vordergrund stehen. Problematisch ist, dass die Diskussion in Kliniken nur selten darüber hinausreicht. Da es nur spärliches Wissen über Behandlungsfolgen gibt und weil Krebsspezialist*innen lieber für das werben, worin sie gut sind, statt für Optionen, die Entscheidungen verkomplizieren, werden Therapieentscheidungen oft rasch getroffen.

8.3 Die Erfahrungen von Männern mit Urogenitalkrebs

Ich habe mit vielen Menschen gesprochen, die wegen Krebs behandelt wurden und sich nun fragen, ob sie nicht einen anderen Weg gewählt hätten, wenn ihnen genug über die Behandlungsfolgen bekannt gewesen wäre. Dieses Gefühl findet sich bei allen Krebsarten. Bei Männern mit Tumoren des Urogenitalsystems begegnete ich ihm jedoch besonders häufig. Nach der Strahlentherapie und Operation eines Prostatakarzinoms kommt es oft zu Langzeitwirkungen wie Harn- und Stuhlinkontinenz sowie Sexualproblemen. In einer Studie aus dem Jahre 2017 in *Cancer Medicine* fand sich, dass diese Langzeitwirkungen gewöhnlich noch mehr als zehn Jahre nach der Behandlung bestehen bleiben (Jang et al., 2017).

Hätten sie nur mehr Möglichkeiten gehabt, mit Ärzt*innen und Chirurg*innen über Optionen und mögliche Langzeitfolgen zu sprechen, sagen ehemalige Patient*innen. Nach ihrer Diagnose hätte es unausweichlich eine rasche Folge von Ereignissen gegeben, die zu einer schnellen Behandlung geführt hätte. Manchen Männern ist das recht. Andere können im Nachhinein das Gefühl bekommen, man habe sie im Eilverfahren durchgeschoben. Sie folgen dem Rat – und unvermeidlich dem beruflichen Interesse – ihres Facharztes, weil sie erkennen, dass Zeit ein wesentlicher Faktor ist. Aber nach der Behandlung und sobald sie mit deren Langzeitfolgen leben, fragen sich viele, warum niemand mit ihnen die Fragen der Lebensqualität nach der jeweiligen Behandlung geklärt hat. Wäre es eine bessere Option gewesen, einfach nur zu beobachten und abzuwarten, wenn man bedenkt, dass Prostatakarzinome nur langsam wachsen?

„Ich hätte vor der Operation darüber sprechen sollen, was ich fühle.“ *Ken Mastris*

Unter denen, die es bedauern, ist Ken Mastris, ein Mitglied des Vorstands der European Cancer Patient Coalition. Im Nachhinein wünscht er sich, mehr Informationen über Alternativen eingefordert zu haben, als sein Chirurg die radikale Prostatektomie empfahl: „*In diesem Stadium wusste ich nichts, nicht einmal, was die Prostata macht, und ich habe seine Ausführungen nicht hinterfragt. Wenn Sie zum ersten Mal eine Diagnose bekommen, ist Ihr einziger Gedanke, den Krebs aus Ihrem Körper loszuwerden. Ich hätte jedoch darüber sprechen sollen, was ich vor der Operation fühlte.*“

Ein anderer Mann, der postoperativ seit langem mit Inkontinenz und Erektionsstörungen lebt, sagte mir, durch lange persönliche Erfahrung mit Prostatakrebs und Gespräche mit Männern in ähnlichen Situationen sei ihm klargeworden, dass es hinsichtlich der besten Behandlung sowie des besten Vorgehens und Ergebnisses keine allgemeingültige Wahrheit gibt. Und dennoch behaupten Ärzt*innen auf der Grundlage sehr einseitigen Wissens über Ergebnisse, es gebe sie. Er meinte:

„Es fällt der Medizin sehr schwer, die Tatsache zu präsentieren, dass man nicht weiß, welche Folgen bei Ihnen eintreten werden.“

„Alle möchten, dass die Dinge klar umrissen sind, aber sie wissen einfach nicht, was in Ihrem Fall langfristig geschehen wird. Man sagt Ihnen, dies und jenes könne passieren, aber nur Sie allein werden herausfinden, was genau es bei Ihnen ist. Ich meine, in diesem Punkt sollte mehr Ehrlichkeit herrschen, um Männern mehr Gelegenheit zum Nachdenken darüber zu geben, was langfristig für sie stimmig ist.“

8.4 Belege für seelische Auswirkungen

Manchen Männern bringt die Behandlung nur wenige Langzeitfolgen und ihre Lebensqualität ist gut. Andere passen sich an und schaffen es, trotz dieser Probleme ein relativ normales Leben zu führen.

Und manchen gelingt dies nicht. Die körperlichen Langzeitfolgen der Behandlung eines Prostatakarzinoms können mit Sorgen, Reue, Angst und Depression verwoben sein. Manche Männer machen sich Vorwürfe wegen ihrer Therapiewahl. Der zersetzende Einfluss dessen sollte nicht unterschätzt werden. In einer neueren Studie zeigte sich, dass 15 Prozent der Männer nach der Operation und 16,6 Prozent der Männer nach der Strahlentherapie eines Prostatakarzinoms ihre Therapieentscheidung bedauerten. Tendenziell nahm dieses Bedauern mit der Zeit zu (Hoffman et al., 2017).

Die psychischen Auswirkungen in Zusammenhang mit langfristigen Behandlungsfolgen reichen noch viel weiter. Eine 2017 erschienene Studienübersicht kam zu dem Schluss, dass Männer nach einer Prostatektomie körperliche, seelische und soziale Veränderungen erleben, und dass ihre Wahrnehmungen von Männlichkeit beeinträchtigt werden (Kong et al., 2017). Oft haben Männer eine Prostataoperation als „lebensverändernd" beschrieben. Und obwohl sie sich über den Zielkonflikt zwischen Überleben und Operationsfolgen im Klaren waren, litten sie oft mehr unter langfristigen Auswirkungen, wie erektiler Dysfunktion, als selbst unter der Möglichkeit eines Rezidivs. In einer weiteren Übersichtsarbeit kam man zu dem Ergebnis, dass das Männlichkeitsgefühl der Betroffenen nach der Behandlung in jedem Fall abnimmt (Alexis & Worsley, 2018).

Wie viele Männer gegenwärtig klarkommen und wie viele nicht, lässt sich schwer sagen. Einer neueren Studie zufolge betrachten 36,5 Prozent der Männer nach einer radikalen Prostatektomie das sexuelle Funktionieren 24 Monate nach der Behandlung als „großes Problem". Und was vielleicht am bedeutsamsten ist: 17 Prozent der Männer berichteten zwei Jahre nach der Behandlung über mäßige bis schwere Angst und zehn Prozent über mittlere bis starke Depressionen (Watson et al., 2016).

Es ist belegt, dass die langfristigen Wirkungen extreme Folgen für die geistige Gesundheit haben können. Eine Fülle von Studien, die Mitte der 2000er-Jahre veröffentlich wurden, zeigt, dass die Suizidrate unter Tumorpatient*innen signifikant höher ist als in der Allgemeinbevölkerung. Eine Studie ergab, dass die Suizidprävalenz doppelt so hoch ist und noch 15 Jahre nach der Krebsdiagnose erhöht bleibt. Höhere Suizidraten gingen einher mit männlichem Geschlecht, weißer Abstammung und Ledigkeit (Sharma, 2008).

In letzter Zeit hat die Forschung darauf aufmerksam gemacht, wie hoch die Suizidrate unter Männern mit Tumoren des Urogenitalsystems eigentlich ist. Diese Tumore machen in Großbritannien etwa 40 Prozent der Krebserkrankungen bei Männern aus und ihre Behandlung hat oft Folgen für die Kontinenz und die Sexualfunktion. In einer großen Studie der Universität von Birmingham (https://eau18.uroweb.org/major-study-shows-x5-greater-suicide-rate-in-patients-with-urological-cancers/) zeigte sich, dass sich Männer mit Tumoren von Blase, Prostata, Penis, Hoden und Nieren etwa fünf Mal häufiger das Leben nehmen als Männer in der Allgemeinbevölkerung. Generell beträgt die Suizidrate unter Tumorpatienten etwa das Dreifache der Allgemeinbevölkerung.

Es geht hier nicht um impulsive, verzweifelte Akte unmittelbar nach der Diagnose. Der Forschung zufolge beträgt die Zeit zwischen der Diagnose bis zum Suizid eines Patienten mit Prostatakarzinom im Mittel etwa 28 Monate. Dr. Mehran Afshar vom St George's Hospital in London, der diese Studie verfasste, hat aufgezeigt, dass die speziellen Symptome im Anschluss an diese Tumorarten die Persönlichkeit verändern und zu Beziehungsproblemen, Angst, Depression und posttraumatischer Belastungsstörung führen können. Viele Männer werden sehr verzweifelt.

8.5 Männer sprechen über harte Erfahrungen

Trotz allem oben Gesagten besteht eine seltsame Entkoppelung zwischen solchen Forschungsergebnissen und persönlichen Berichten von Patienten. Wann hören wir Männer über ihre Erfahrungen mit diesen Problemen sprechen? Ehrliche persönliche Berichte über das Leben nach Prostatakrebs, ja, nach jeder Art Krebs des Mannes, kann man mit der Lupe suchen. Selbst auf Tagungen über Prostatakrebs habe ich festgestellt, dass Männer nur selten über Einzelheiten ihrer eigenen Erfahrungen und Ängste, sondern nur über die Probleme sprechen.

Über das Leben mit und nach Prostatakrebs habe ich ebenso viel gelernt, indem ich mit Angehörigen sprach, die, wie ich, mit den täglichen Veränderungen und Belastungen leben mussten, die die Behandlung mit sich bringen kann. Sie sprechen über Eltern oder Ehepartnerinnen, die einfach weitermachen, aber die kleinen Anzeichen der Beunruhigung sehen: Verlegenheit bei Zwischenfällen, Abgang von Urin oder häufiges Aufsuchen der Toilette, eine resignierte Bewusstheit, dass man zugleich kindähnlich und alt geworden ist.

Es hört sich unbedeutend an, aber es ist mir hängengeblieben, wie sehr mein Vater es hasste, während seiner Strahlentherapie keine warmen Bäder nehmen zu können, weil er sich Sorgen machte, dass jeder denkt, er rieche. Ich erinnere mich daran, dass er nach seiner Behandlung mehr umherzuschlurfen begann, als sei sein Selbstvertrauen angeschlagen. Am stärksten erinnere ich mich an einen neuen, abwesenden und besorgten Blick. „Nimmt das denn nie ein Ende?“, schien er zu sagen.

Natürlich waren das nur Anzeichen, die ich aufschnappte: Vater wollte mich nie an dem teilhaben lassen, was er durchmachte. Aber es ist seltsam anrührend, wenn Männer wirklich offen und ehrlich über die Erfahrungen mit dem Leben nach Prostatakrebs sprechen.

Erfolgreiche Optionen sind für Ärzt*innen nicht dieselben wie für Betroffene.

Einer meiner Gesprächspartner gehört zu denen, die mit Bedauern zurückschauen, und zwar vor allem deshalb, weil er kaum eine Vorstellung davon hatte, wie sich die Behandlung auf sein Geschlechtsleben auswirken könnte. Das Problem war, wie er sagte, dass Ärzt*innen ihrem eigenen Handeln gegenüber stets positiv eingestellt sein möchten. So werden die möglichen Nebenwirkungen zwar erörtert, aber stets als behebbar dargestellt, zumindest ärztlicherseits.

„Sie sagen einem, man könne etwas tun, wenn man nach der Operation Erektionsstörungen habe, etwa, indem man eine kleine, blaue Pille nehme. Im wirklichen Leben hat mir das aber nicht viel geholfen. Meiner Frau und mir fällt es schwer, Sex im Voraus zu planen. Aber genau das müssen Sie tun, wenn Sie Viagra® verwenden, weil es eine Weile dauert, bis

es wirkt. Das ist also keine Lösung. Mit Vorlagen ist es genauso. Sie werden bei Inkontinenz nach der Behandlung als Lösung präsentiert. Sie sind's aber nicht – nur eine Möglichkeit, die Dinge weniger schmuddelig zu machen. Ich finde das sehr frustrierend. Und ich bin mir bewusst, dass die Optionen, die die Ärzte als erfolgreich betrachten, von Männern, die damit leben müssen, ganz anders gesehen werden.

Die Nebenwirkungen nach einer Behandlung beeinträchtigen Ihr Leben stärker als man oft denkt oder als in Studien beschrieben wird. Letztlich liegt es dann an Ihnen und Ihrer Partnerin, Ihre eigenen Lösungen zu finden, um die bestmögliche Lebensqualität zu erreichen. Der ärztliche Berufsstand braucht insgesamt mehr Wissen über diese Aspekte."

Die Ansicht dieses Mannes über die unterschiedliche Perspektive von Ärzt*innen und Patienten wird durch Studien gestützt. Eine im *European Journal of Cancer* (Gravis et al., 2014) erschienene Forschungsarbeit ergab eine starke Abweichung zwischen der ärztlichen Einschätzung von Nebenwirkungen und der Einschätzung der Patienten, die sie wegen eines metastasierenden Prostatakarzinoms behandelt hatten. Es zeigte sich, dass Ärzt*innen systematisch zu wenig über die Symptome von Patienten nach einer Hormontherapie berichten, während Patienten den Schweregrad von Nebenwirkungen generell doppelt so hoch angeben. Sechs Monate nach der Behandlung lag die Bewertung der Auswirkungen von Gelenkschmerzen, sexueller Dysfunktion, Gewichtsabnahme und Funktionsstörungen der Harnwege um mindestens das Vierfache höher als die Einschätzung von Gesundheitsfachpersonen.

8.6 Einfach weitermachen

Es wäre falsch, zu behaupten, alle Männer würden im Stillen mit den schrecklichen Nachwirkungen ringen. Ich habe mit Männern gesprochen, die wegen Prostatakrebs behandelt wurden und ihren Erfahrungen positiv gegenüberstehen. Natürlich hat sich etwas geändert, aber die Unterstützung der Familie und enger Freunde macht das Leben lebbar, bringt neue Perspektiven und eine andere Art der Nähe. Es heißt, man arbeite einfach mit dem, was man hat, und mache das beste daraus. Manche dieser Standpunkte werden in hervorragenden Videoserien von Interviews mit Männern dargestellt, die über Erfahrungen mit Prostatakrebs sprechen. Sie sind online bei der gemeinnützigen Organisation Prostate Cancer UK zugänglich. Ich empfehle diese Videos allen Personen, die etwas mit Gesundheitsversorgung zu tun haben. Einerseits räumen die Interviewpartner ein, dass sie erheblichen Problemen gegenüberstanden, betonen aber auch, dass man sie überwinden kann, und dass eine unterstützende Familie und Freunde eine zentrale Rolle spielen. Zugleich sprechen die meisten auch einige der intensiven inneren Lebenskämpfe nach der Behandlung an.

Bruce, der seine Diagnose 2009 bekam, spricht darüber, wie ihn die ständige Hormontherapie aufgedunsen und weinerlich machte. „Eins der schlimmsten Dinge ist, als Mann Brüste zu haben", sagt er. „Du musst einfach akzeptieren, dass du größere Jeans brauchst." Sein Rat: „Erkundige dich vorher ganz genau."

Ally bekam nach seiner Diagnose im Jahre 2010 36 Strahlentherapien und eine Hormontherapie. Die schlimmsten Nebenwirkungen waren Müdigkeit und der plötzliche Drang, die Toilette aufzusuchen. Er wird immer noch müde, strengt sich aber an, aus dem Haus zu gehen. Sein Rat: „Bleib zu 100 Prozent und mehr positiv."

Paul war nach seiner radikalen Prostatektomie im Jahre 2009 inkontinent und hatte eine erektile Dysfunktion. Er räumt ein: „Es bringt dich dazu, darüber nachzudenken, was du als Mann bist." Seine Frau war jedoch eine große Stütze. Seiner Ansicht nach ist es wichtig, positiv zu sein und sein Leben anzupassen: „Du passt dich an, und zwar so gut wie möglich."

Hier werden Sie ein allen gemeinsames Thema erkennen: die Bedeutung einer weiterhin positiven Einstellung, dem Geschehen die Stirn zu bieten und sein Leben weiterzuführen, eine Qualität, die man früher als „unerschütterliche Haltung" bezeichnet hätte.

8.7 Männer und die Coping-Frage

Diese dezidierte Anschauung findet sich nicht nur bei Männern nach Prostatakrebs. Die Notwendigkeit einer positiven Einstellung wird generell von und für Krebsbetroffene und sogar von vielen Lebensberatenden empfohlen. Manchen hilft es, manchen nicht. Bei manchen kann der Druck, etwas zu fühlen, was sie nicht fühlen können, alles nur noch schlimmer machen.

Die Häufigkeit, mit der Männer darüber sprechen, ihr Leben einfach weiterführen zu müssen, kann allerdings zwei Probleme aufwerfen:

- Erstens ergibt sich das vorhersehbare und heikle Thema, wie Männer mit schwierigen Situationen umgehen und ob sie ihre Trauer, Sorgen und Ressentiments nicht vielleicht anhäufen und an den – manchmal katastrophalen – Folgen für die geistige Gesundheit leiden, wenn sie ihr Leben einfach fortsetzen und nicht darüber sprechen.
- An zweiter Stelle steht die wichtige Frage, was genau den Umgang mit der neuen Welt, in die Männer mit Urogenitalkrebs geworfen werden, so schwer macht. Gibt es etwas Besonderes am Krebserleben des Mannes, das es von der allgemeinen Krebserfahrung unterscheidet? Könnte es helfen, die Entwicklung von Unterstützungsdiensten zu gestalten und zu aktivieren, wenn man dieses Krebserleben besser verstünde?

8.8 Das Problem, sich auszusprechen

Wir wollen uns nicht an der Frage im vorangehenden Abschnitt festfahren. Zu bedauern, dass sich Männer mit ihren Problemen nicht öffnen („Wären sie doch den Frauen ähnlicher") führt zu nichts. Jeder Mann und jede Frau liegt auf einem Spektrum von emotionaler Intelligenz und Persönlichkeitstyp: Manchen fällt es leichter als anderen, zu sprechen, und man kann nicht viel tun, um das zu ändern. Natürlich ist es essenziell, jeder Person die Möglichkeit zu geben, sich auszusprechen. Und wären Gesundheitsdienstleistende geschickter darin, diesen Gelegenheiten „nach" und während der Krebserkrankung mehr Raum zu geben, wäre das für viele mit Langzeitfolgen Lebende enorm wichtig.

Viele Männer finden Gesprächstherapie – in informellen Gruppen, mit Beratenden oder Psychotherapeut*innen – sehr förderlich und hilfreich. Immer mehr Männer nehmen an privaten und vom staatlichen Gesundheitsdienst (NHS) finanzierten Therapiesitzungen teil, wenn sie sich körperlich oder seelisch schlecht fühlen. Sie begrüßen die Gelegenheit, die Fesseln traditioneller Männerrollen abzuwerfen, um Gefühl zu zeigen und sich nicht verurteilt zu fühlen, wenn sie ihre Verletzlichkeit zu erkennen geben. Wichtig sind die Anonymität und Vertraulichkeit solcher Sitzungen. Der auf Suizid des Mannes spezialisierten gemeinnützigen Organisation CALM zufolge ist es ein Märchen, dass Männer nicht über ihre Gefühle sprechen wollen: Oft wollen sie ihre Probleme nur nicht mit der Familie, dem Freundeskreis oder Kolleg*innen teilen (Doward, 2015).

Es gibt auch etliche Belege dafür, dass Männer sich in Gruppen von Männern mit ähnlichen Erfahrungen sehr erfolgreich öffnen. Dem Psychologen Martin Seager zufolge können Männer in reinen Männergruppen zum einen typisch männlich sein und im nächsten Augenblick über etwas für sie sehr Schmerzhaftes sprechen. Als Gruppe allein in einem Raum können sie sein wie Soldaten im Kampf: Sie unterstützen sich gegenseitig und sorgen füreinander (Daubney, 2015).

Dennoch wird es immer so sein, dass manche Männer nicht sprechen möchten. Viele gehen damit um, indem sie einfach weitermachen und versuchen, das Schlechte im Hinterkopf zu halten und zu behaupten, alles sei normal. Viele der Männer in den Videos der Prostate Cancer UK gingen auf diese Weise mit ihrer Krankheit um. Wir können sagen, dass die Haltung des „Plattwalzens" schädliche Folgen hat, aber bei einigen funktioniert sie, und selbst für diejenigen, die mehr brauchen, ist es immer noch eine Art Coping-Mechanismus. Ein Fehler ist diese Haltung nicht.

8.9 Die verwirrende Welt der Urologie

Was also hat es mit dem spezifischen Erleben urologischer Tumore auf sich? Offensichtlich stehen hier Vorstellungen von Männlichkeit auf dem Spiel. Es hat auch etwas unmittelbar Schwieriges an sich, wenn die intimsten Organe und Funktionen eingehenden wissenschaftlichen Untersuchungen unterzogen werden, weil sie „ein Problem“ darstellen. Plötzlich sind sie öffentlich, auch wenn diese „Öffentlichkeit“ nur aus dem Gesundheitsversorgungsteam besteht. Gleiches gilt natürlich auch für entsprechende Tumore der Frau.

Wie leicht fällt es nun Männern angesichts langfristiger Kontinenz- und Potenzprobleme, das Gefühl wiederzuerlangen, sich selbst zu gehören? Es mag schrecklich klingen, aber bei vielen weckt schon das Wort „Urologie“ Gedanken an schlechte Gerüche, Urinabgänge und Alter. Und wenn sich diese Assoziationen über Jahre ständiger Klinikbesuche hinziehen, wie sehr zehren sie dann nach und nach an ihrer Selbstachtung? Wie sehr beeinträchtigen sie ihr Selbstgefühl?

„Ich fühle mich in diesem Wartezimmer immer noch unbehaglich“, sagt Nick, ein Mann, mit dem ich sprach, als ich auf einen Termin beim Urologen wartete:

„Ich bin nicht der, als der ich mich fühle. Es klingt blöd, aber ich möchte Menschen nicht über meine Behandlung und deren Wirkungen erzählen, weil ich mir Sorgen darüber mache, was sie von mir denken könnten. Da sitze ich nun, 60 Jahre alt, verheiratet, aber ich denke von mir immer noch gern, ich sei für Frauen nicht unattraktiv. Es ist aber nicht gerade schick, zur Toilette zu rennen. Mit meinen Freunden ist es dasselbe. Ich habe den Eindruck, wenn ich ihnen etwas erzähle, denken sie irgendwie, ich sei ein bisschen alt und traurig.“

Wie Nick wurde auch ich vorübergehend in diese Welt geworfen, die mein Vater in ähnlichem Alter verlassen musste, als ich wegen des Verdachts auf Prostatakrebs untersucht und eine Biopsie durchgeführt wurde. Ich tauchte ein in das urologische Universum aus Nadeln, Biopsien, Probenbehältern, dünnem Tee, überbelegten Toiletten, kalten Händen, Gummihandschuhen, Gleitmitteln und Merkblättern, die einem alles sagen, nur nicht das, was man wissen möchte.

Die ganze Sache, die sich wegen unangenehmer Nebenwirkungen der Biopsie auch noch hinzog, fühlte sich nicht sehr an, wie „Meins“, sondern „alt“ und „abhängig“, wie etwas, von dem man anderen Menschen nur ungern erzählt. Ich bin ziemlich sicher, dass es allen anderen ebenso ergeht.

Der Beginn jeder Krankheit oder Behinderung führt auf eine Reise in unbekanntes Territorium. Bei Männern mit urologischen Problemen haben diese Assoziationen jedoch etwas Isolierendes an sich. Es geht um die kalte Medikalisierung der Körperteile, die eigentlich mit Genuss verbunden sein sollten. Es geht um die Furcht vor dem Alter, um Peinlichkeit im sozialen Umfeld, um Wahrnehmungen von Männlichkeit.

Das Problem für Männer, die jahrelang mit den Nachwirkungen von Prostatakrebs leben, besteht darin, dass diese eigenartigen Gefühle und Unsicherheiten unabhängig vom Ausgang der Krebserkrankung fortbestehen. Manchmal vergehen sie nie. Bei manchen Männern bleibt ein stetig verkümmerndes Selbstbild von Energiegeladenheit und Männlichkeit bestehen. Die Gründe dafür haben ebenso viel mit den Erwartungen der Gesellschaft wie mit der emotionalen Fragilität der Männer zu tun.

8.10 In 30 Jahren – Wer hat den Überblick?

Diese Themen sind komplex und schwierig. Sicher sind jedoch die langfristigen negativen Auswirkungen der Behandlung von Urogenitalkarzinomen beim Mann eng mit dem Physischen und dem Psychischen verflochten. Nur allzu oft besteht das Vorgehen von Gesundheitsdiensten darin, eine spezifische Lösung für ein spezifisches Problem anzubieten: zum Beispiel im Verordnen von Kontinenzvorlagen oder im Empfehlen von Beratung bei Depression. Das große Ganze erfährt keine Aufmerksamkeit. Was lässt sich tun, damit sich Männer weniger medikalisiert fühlen? Was lässt sich tun, um die Wahrnehmung dessen, was sie erleben, für Patienten realer und für Kliniker*innen mehr zur Priorität zu machen?

Ich möchte hier keinesfalls den Eindruck erwecken, als seien Männer mit Prostatakarzinom oder Krebs generell die einzigen, die infolge der Erkrankung und ihrer Behandlung Probleme mit der Identität, der Sexualität und der Geschlechterrolle oder dem Selbstwertgefühl haben. Das ist eindeutig nicht so. Aber schon die Statistiken über Tumore des Mannes und geistige Gesundheit sprechen dafür, dass gerade etwas Wichtiges geschieht.

Im Rückblick auf die vergangenen 30 Jahre staune ich über manche Fortschritte bei der Diagnose, Überwachung und Behandlung des Prostatakarzinoms. Ich bin ziemlich sicher, dass Vater bei sofortiger Diagnose noch eine Lebenserwartung von 20 statt der tatsächlichen fünf Jahre gehabt haben könnte. Zugleich frage ich mich auch, wie viel sich nach Abschluss der Behandlung geändert hat. Wäre Vater kurativ behandelt worden, wie viele Auswirkungen wären ihm geblieben? Wie wäre er damit umgegangen?

Ich fände es schön, wenn es heutzutage mehr langfristige Unterstützung gäbe, wenn sich Ärzt*innen besser auf die Gefühle der Patienten einstellen würden, wenn weniger über Heilverfahren gestritten würde und wenn nicht mehr alles bei den Familien und beim bloßen „Weitermachen" landen würde. Ich fände es schön, wenn sich Männer vorgewarnt und gewappnet auf ihre Behandlung einließen, in dem Wissen, dass sie einer ungewissen Zukunft entgegengehen, der sie aber nicht allein und unvorbereitet gegenüberstehen. Zugleich höre ich die Geschichten und betrachte die Forschung – und bin in diesem Punkt nicht so sicher ...

Simon Crompton ist ein preisgekrönter Schriftsteller, Herausgeber, Journalist und Kommunikationsberater, der auf Gesundheit, Wissenschaft und Soziales spezialisiert ist. Er hat ein besonderes Interesse an Krebs und an Gesundheit des Mannes, schreibt regelmäßig in der Zeitschrift *Cancer World* und seit 1998 für *The Times* (www.simon crompton.com@simoncrompton2).

9 Der Weg nach vorn

9.1 Anerkennung und Akzeptanz für Langzeitwirkungen von Krebs!

Die ausdrückliche Botschaft dieses Buches lautet: Physische und psychische Langzeitwirkungen von Krebs müssen in viel höherem Maße akzeptiert und anerkannt werden (**Abb. 9-1**).

In gewisser Weise ist diese Botschaft auch für uns alle von Nutzen, da Krebs mittlerweile als häufige und chronische Krankheit gilt, wenn Sie ihn überleben. Weltweit wird bei immer mehr Menschen die eine oder andere Art von Krebs diagnostiziert, daher ist es sinnvoll zu sagen, dass mit steigenden Überlebensraten auch immer mehr von uns in irgendeiner Form von Langzeitwirkungen betroffen sein werden. Und wenn wir es nicht sind, so kennen doch die meisten von uns bereits Menschen,

Ganz ehrlich: Sie haben Glück, noch am Leben zu sein ...
Vermutlich ... Aber ...
Seien Sie dankbar für das, was Sie haben ...

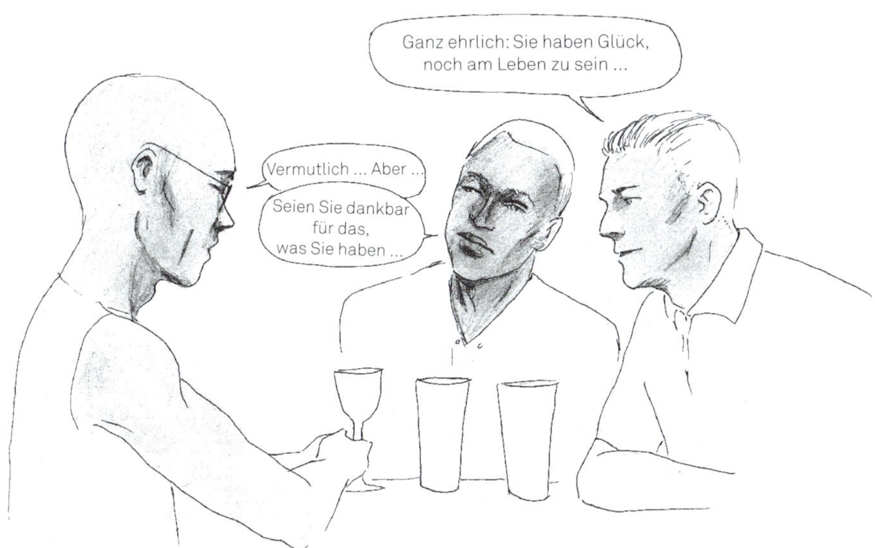

Abbildung 9-1: Anerkennung und Akzeptanz der Langzeiteffekte eines Krebsleidens

die davon betroffen sind. Deshalb ist dieses Problem so weit verbreitet. Somit ist es höchste Zeit, dass die enorme Problematik der Langzeiteffekte von Krebs nicht mehr als Nischenproblem wahrgenommen, sondern allmählich als das verstanden wird, was sie ist, nämlich als ein potenziell riesiges Gebiet. Professor Smith (s. Kap. 8) zufolge haben wir bislang nicht einmal ein Wort dafür, dabei wird es bald eine Epidemie geben, die wir nicht in den Griff bekommen, wenn wir sie jetzt nicht erkennen und beginnen, uns damit zu beschäftigen.

Hoffentlich ist auch klar, dass wir um all der Menschen mit Langzeitwirkungen und um der gesamten Tumorpflege und -versorgung willen *dringendst Folgendes tun müssen*:

- Untersuchen der zahllosen Gründe, warum diese Wirkungen nur selten adäquat erkannt oder behandelt werden
- Hinterfragen eingefahrenen Denkens und starrer Überzeugungen in Bezug auf Krebs und wie das Leben nach einer Krebsdiagnose sein sollte, sowohl bei uns selbst als auch bei anderen
- Erkennen und Akzeptieren, dass eine Menge Menschen unter diesen Wirkungen leidet, statt anzunehmen, es handele sich nur um Probleme einer Minderheit, die Krebs überlebt hat
- Anerkennen und Akzeptieren der Natur dieser Wirkungen
- Anerkennen der negativen psychischen Auswirkungen fehlender Anerkennung für die Menschen, die mit Langzeitwirkungen zu kämpfen haben
- Gründen und Fördern von mehr Initiativen, um jenen zu helfen, die mit Langzeitwirkungen ringen (siehe Ben Parkers nachstehende Anmerkungen über Regierungsinitiativen, wie etwa das Recovery Package, und die Notwendigkeit ihrer Implementierung)
- Erkennen, dass diese Initiativen von denen unterhalten werden müssen, die bereit sind, die missliche Lage derer zu verstehen, die unter diesen Wirkungen leiden, und die bereit sind, den Betroffenen zuzuhören bei dem, was sie brauchen
- Implementieren dieser Initiativen
- Mehr qualitative Forschung über die psychischen Auswirkungen der Langzeitwirkungen von Krebs in Auftrag geben, und zwar geleitet von Forschenden, die sowohl über relevantes Fachwissen verfügen als auch einen aufgeschlossenen und vorurteilsfreien Ansatz verfolgen.

Die Beteiligung von Forschenden mit Insider-Wissen ist auch der Schlüssel zur Gewinnung akkurater Daten.

9.2 Notwendiges Hinausdenken über den Tellerrand des Erfahrungswissens

Was im vorangehenden Abschnitt dargestellt wurde, kann nur geschehen, wenn wir willens und imstande sind, auch für andere Denkweisen über Langzeitwirkungen von Krebs offen zu sein. Dann könnten wir neue Wege zur Unterstützung Betroffener in Betracht zu ziehen. Es gibt ein paar nützliche Fragen, die wir als Gesundheitsfachpersonen für Krebs, aber auch als jemand stellen könnten, der verstehen und helfen möchte. Dazu gehören:

- Ist es überhaupt möglich, eine Krebsdiagnose zu haben und dadurch *nicht* schwer traumatisiert zu sein?
- Ist es überhaupt möglich, eine Krebsdiagnose zu haben und *nicht* zu befürchten, dass der Krebs erneut auftreten könnte?
- Ist es überhaupt möglich, wegen Krebs behandelt zu werden und *nicht* an irgendwelchen kurz- und/oder langfristigen Nebenwirkungen der Behandlung zu leiden?
- Weiß man generell genug über die Auswirkungen einer Krebsdiagnose auf das Individuum?
- Eignen sich bestehende Systeme, Strukturen und gängige Praktiken in der Medizin bei manchen Patient*innen für eine Überbehandlung mancher Krebsarten?
- Erhalten Betroffene adäquate Informationen über die verfügbaren Behandlungsoptionen?
- Gibt es genügend Respekt, Verständnis und Akzeptanz für Menschen, die sich nicht allen Behandlungen unterziehen möchten, die man ihnen anbietet?
- Erhalten Patient*innen in Bezug auf ihre Behandlung adäquate Entscheidungsmöglichkeiten?
- Bekommen die psychischen Auswirkungen ebenso viel Aufmerksamkeit wie die physischen?
- Wird die Zusammengehörigkeit psychischer und physischer Erfahrungen unter Krebspatient*innen hinreichend akzeptiert?
- Verfügen wir über adäquates Wissen über Traumapsychologie, vor allem bei Krebs?

Außerdem ist es sehr wichtig, zu erkennen, dass das Erleben von Krebs und seinen längerfristigen Auswirkungen von einer Reihe von Faktoren beeinflusst wird, darunter:

- die Prognose
- die Behandlungen, die durchlaufen wurden oder werden
- die Reaktionen des Umfelds, zum Beispiel der Familie, des Freundeskreises und der Gesundheitsfachpersonen

- das Ausmaß des Verständnisses für die psychischen und physischen Auswirkungen langfristiger Probleme seitens des Umfelds
- das Ausmaß praktischer und emotionaler Unterstützung.

Auch äußere Faktoren wirken auf die Betroffenen ein, zum Beispiel:
- die ständige verständliche, aber extreme Furcht vor Krebs in der westlichen Welt
- der beständige Ruf von Krebs als einer Krankheit, die immer tödlich endet
- die pejorative Sprache, mit der wir das Wort Krebs verwenden, zum Beispiel: „Ein Krebs der Gesellschaft ..."
- die Verstohlenheit, mit der wir in der westlichen Gesellschaft über den Tod sprechen und damit umgehen
- die Grenzen der medizinischen Wissenschaft
- das Ausmaß an finanzieller und anderer staatlicher Unterstützung für Betroffene, die unter Langzeitwirkungen von Krebs leiden.

9.3 Für Gesundheitsfachpersonen, die mit Krebspatient*innen arbeiten

Ich weiß recht gut, dass die Arbeit in der Gesundheitsversorgung sowohl im öffentlichen als auch im privaten Sektor extrem hart ist, und dass es viele Faktoren gibt, die dagegen sprechen, Patient*innen die Art von Behandlung und allgemeiner Unterstützung zu bieten, die wir – vor allem im öffentlichen Sektor – gerne bieten würden. Ich weiß auch, was für eine großartige Arbeit viele Menschen in der Gesundheitsversorgung leisten und wie viele Patient*innen von dem unermüdlichen Einsatz und Beitrag eines breiten Spektrums an Gesundheitsfachpersonen profitieren.

Dennoch sind die nachstehenden Fragen wichtig für die professionelle Entwicklung von uns allen und wir können unseren Patient*innen immer noch eine Menge bieten, mit dem wir die Qualität ihrer Pflege unsererseits trotz aller Einschränkungen verbessern können. Diese Fragen beinhalten keine irgendwie geartete Kritik, sondern sollen sowohl den Mitarbeitenden als auch den Patient*innen nutzen. Sie könnten sich fragen:
- Inwieweit bin ich mir des Problems der Langzeitwirkungen von Krebs bewusst?
- Was denke oder fühle ich bezüglich der Problematik von Langzeitwirkungen insgesamt? Bin ich zum Beispiel ebenfalls der Meinung, dass es sich hier um ein echtes Problem handelt? Halte ich die Probleme in diesem Buch für übertrieben dargestellt? Gilt das auch allgemein?
- Was denke ich über den Ansatz der dualen Perspektive der Autorin in diesem Buch? Wertet sie das Buch auf oder nicht?

- Was denke ich über Kapitel 3 und die darin genannten Gründe, warum Menschen dazu neigen, die langfristigen Auswirkungen von Krebs unter den Teppich zu kehren?
- Habe ich etwas gelernt?
- Ganz ehrlich: Wie würde ich mich auf einer Skala von 1 bis 10 platzieren, bei der 10 für Aufgeschlossenheit gegenüber den Langzeitwirkungen von Krebs und 1 für Skepsis steht?
- Glaube ich mehr an die psychischen als an die physischen Auswirkungen von Krebs? Oder umgekehrt? Oder an beide?
- Wie ging es mir bei Kapitel 8, wo Ärzte und Pflegende ihre klinischen Erfahrungen, Gedanken und Gefühle über Langzeitwirkungen äußerten? Habe ich etwas gelernt?
- Wie gut hat mich meine Ausbildung für den Umgang mit Krebspatient*innen, vor allem eine Weile nach der Diagnose, gerüstet?
- Wie ging es mir bei den Kapiteln 4, 5 und 6? Habe ich etwas gelernt?
- Irritieren mich diese Fragen? Wenn ja, warum?
- Was empfinde ich gegenüber Krebs im Allgemeinen? Wie gehe ich zum Beispiel mit meiner Furcht um, selbst daran zu erkranken? Wenn Sie bereits erkrankt sind, schauen Sie sich den folgenden Abschnitt an.
- Haben sich meine Gedanken und Gefühle in Bezug auf Krebs auf meine Arbeit mit Patient*innen ausgewirkt? Wenn ja, wie?
- Wie gehe ich mit dem Stress bei meiner Arbeit um? Bitte ich um Unterstützung? Gebe ich zu, wenn ich gestresst bin? Fühle ich mich als Versager*in, wenn ich darüber nachdenke, um Hilfe zu bitten?
- Welche Unterstützung, welche Schulungen hinsichtlich der Langzeitwirkungen von Krebs wären für mich bei der Arbeit hilfreich?
- Habe ich schon einmal mit jemandem, der Langzeitwirkungen hatte, gesprochen? Und habe ich dieser Person wirklich zugehört?

9.4 Für die an Langzeitwirkungen von Krebs Leidenden

Hoffentlich war Ihnen dieses Buch eine wertvolle Unterstützung und Sie können Ihre Situation oder Teilaspekte darin wiedererkennen. Aus dem, was ich geschrieben habe, ist Ihnen sicher deutlich geworden, dass ich selbst Probleme mit Langzeitwirkungen habe. Daher verstehe ich aus eigener Anschauung, wie hart das Leben sein kann.

Auch wenn dieses Buch kein Ratgeber zur Selbsthilfe ist, habe ich versucht, allen Betroffenen, die mit Langzeitwirkungen jeder Art zu tun haben, ein paar Strategien zur Verbesserung ihrer Lebensqualität, allgemeine Unterstützung sowie nicht zuletzt eine Validierung des komplexen Charakters von Krebsauswirkungen an die Hand zu geben.

Zusammenfassend lässt sich sagen: Meine wichtigste Botschaft für diejenigen, die mit mehr oder weniger extremen Auswirkungen von Krebs zu tun haben, ist: Gestatten Sie sich, zu Ihren Gefühlen zu stehen, auch wenn andere Ihre missliche Lage ignorieren und/oder nichts darüber wissen. *Was Sie erleben, ist real,* ganz egal, was andere sagen oder nicht sagen.

Ganz gleich, mit welcher Art von Langzeitwirkungen Sie zu tun haben, von verschiedenen Graden der Behinderung ohne Rezidiv bis hin zum Rezidiv und dem Leben in dem Wissen, dass Ihr Leben vielleicht oder tatsächlich bald endet – und zwischen diesen Situationen bestehen eindeutig enorme Unterschiede –, eines brauchen viele von uns: *mehr Anerkennung für das, was die Auswirkungen von Krebs uns antun oder angetan haben.*

Für diejenigen, die eine Diagnose aus dem breiten Spektrum möglicher Diagnosen überlebt haben, habe ich in diesem Buch geschildert, wie vorteilhaft es ist, sich offen über diese Probleme zu äußern, um andere darin zu unterweisen. Außerdem habe ich darüber gesprochen, welche Vorteile es für die jeweils leidende Person selbst haben kann, wenn sie sich offen ausspricht. Nicht zuletzt lässt sich auch *unsere Lebensqualität verbessern, wenn man riskiert, sich offen zu äußern.* Hoffentlich habe ich auch klargemacht, dass sich nicht jeder Mensch offen wird äußern wollen, und dass das ganz in Ordnung ist. Es ist eine individuelle Entscheidung.

Wenn sehr kranke Menschen sich beim Herannahen des Todes offen äußern möchten, kann dies für andere sicherlich enorm lehrreich und informativ sein (und natürlich gibt es im Umgang mit dem kommenden Tod weder Richtig noch Falsch). Dr. Kate Granger, die im Juli 2016 an Krebs starb, war eine von denen, die beschlossen hatten, offen aufzutreten (https://drkategranger.wordpress.com). In den Jahren nach ihrer Diagnose im Jahre 2011 hat sie eine Menge auf dem Gebiet der Pflege und Versorgung bei Krebs erreicht, indem sie Mythen über Krebs und viele andere Aspekte der Pflege und -versorgung aus ihrer dualen Perspektive als Ärztin und Frau im Finalstadium von Krebs heraus hinterfragte. Ihre machtvollen Worte bestehen über ihren Tod hinaus fort und sind für alle von uns eine heilsame Mahnung, *zuzuhören, unseren Ansatz zu überdenken und die Dinge ernst zu nehmen.*

Es kann auch hilfreich sein, die historischen Zusammenhänge in der Medizin und Gesundheitsversorgung, die Denkschule des „Sie sollten es in einem Jahr überwunden haben" zu erkennen, die der Akzeptanz unserer Probleme nach einer Krebserkrankung entgegenstehen. Es lohnt sich, daran zu denken, dass *Gesundheitsfachpersonen gewöhnlich in keinerlei Aspekt der Langzeitwirkungen von Krebs geschult sind.* Oft genug haben sie eher keine Ahnung von den Auswirkungen als dass sie unwillig wären, zuzuhören, auch wenn natürlich manche starr an ihren Positionen festhalten und nicht bereit oder imstande sind, irgendetwas jenseits dieser Position zu betrachten.

Die folgenden Strategien können unter langfristigen Auswirkungen von Krebs Leidenden helfen:

- Anderen zu erzählen, wie es Ihnen geht, kann sehr stärkend sein und sich sowohl auf Sie als auch auf andere positiv auswirken.
- Sich gegen diejenigen zu wenden, die Ihr Leiden verharmlosen, kann befähigend sein.
- Es kann auch sehr nützlich sein, Grenzen gegenüber anderen zu beseitigen, wie zum Beispiel: „Ich werde dieses oder jenes nicht mehr tun, weil es mein Leben erschwert."
- Es kann auch hilfreich sein, sich zu fragen, inwieweit Sie unterschwellig mit einer Haltung übereinstimmen, die etwa so lautet: „Ich sollte nicht klagen" oder: „Diese langfristigen Probleme bestehen nur in meinem Kopf".

9.5 Für Gesundheitsfachpersonen, die auch Betroffene sind

Wenn Sie, wie ich, sowohl Gesundheitsfachperson als auch jemand mit einer Krebsdiagnose sind und langfristig leiden, könnte es in den beiden obigen Abschnitten Punkte geben, die etwas in Ihnen anklingen lassen.

An zentraler Stelle steht für mich jedenfalls, zu erkennen, inwieweit der Gesundheitsversorgungsansatz des medizinischen Modells meiner Akzeptanz als Psychologin und Krebspatientin entgegensteht. Meine Stimme als Psychologin kommt nur selten gut an, wenn ich sie mit meinen Belangen als Patientin kombiniere. Und diese Schwierigkeit, die wir in der Gesundheitsversorgung haben, diese beiden Stimmen vom selben Individuum zu akzeptieren, muss in Angriff genommen werden.

Schon allein anzuerkennen, dass es diese Probleme mit der Akzeptanz der dualen Identität von Patient*innen gibt, kann mir helfen, damit zurechtzukommen. Wenn ich in jeder beliebigen mich belastenden Situation daran denke, dass das Problem vielleicht nicht bei mir liegt, dass es ein institutionelles Problem ist, kann dies den Druck von mir nehmen. In meinem Fall äußere ich mich natürlich über die Themen, die ich in diesem Buch angeschnitten habe, indem ich schreibe oder andere Medien nutze. Dies mag nicht jedermanns Geschmack sein, es kann aber schon helfen, wenn Sie sich nur im Stillen offen aussprechen. Natürlich wäre es wunderbar, wenn sich mehr Gesundheitsfachpersonen mit Krebsdiagnose, die mit deren langfristigen Wirkungen leben, ebenfalls aus ihrer dualen Perspektive heraus aussprechen würden. Ich gebe zu, dass dies aus den im Buch genannten Gründen schwerfallen kann, etwa aus Furcht, verurteilt zu werden, pathologisiert zu werden oder gar den Arbeitsplatz zu verlieren. Zunächst müssen sich Einstellungen in der Gesundheitsversorgung gegenüber denen von uns, die diese duale Perspektive haben, ändern, damit die Menschen die Freiheit spüren, offen sowohl Gesundheitsfachperson als auch langfristig Leidende, statt entweder das eine oder das andere zu sein. Im Großen und Ganzen lautet die Frage: Wie verändern wir Einstellungen, Praktiken etc.? Das ist ein hoher, potenziell gefährlicher Berg zu erklimmen ...

9.6 Für Familie, Freunde und Kolleg*innen

Für die Familie, den Freundeskreis und Kolleg*innen lässt sich sagen:

- Ihre Familie, Freund*innen und Kolleg*innen, die an den langfristigen Auswirkungen von Krebs leiden, werden es sehr wahrscheinlich willkommen heißen, wenn Sie auch nur für einen Teil dessen offen sind, was in diesem Kapitel dargelegt wird.
- Schon allein anzuerkennen, dass Langzeitwirkungen existieren und unterschiedlich schwere Probleme verursachen können, kann eine immense Hilfe für diejenigen sein, die mit diesen Problemen zu kämpfen haben. Es könnte sehr gut ankommen, wenn Sie imstande sind, dies einem Familienmitglied, Freund oder einer Kollegin gegenüber offen anzuerkennen.
- Eine große Unterstützung ist es, die Betroffenen unabhängig von dem Kontext, in dem Sie sie kennen, zu fragen, ob Sie ihnen helfen können. Sollten sie zögern, etwas zu sagen, könnte es gut ankommen, wenn Sie später nochmals nachfragen. Aus persönlicher Erfahrung weiß ich, dass Menschen wortkarg werden, wenn es darum geht, zu sagen, was sie brauchen. Oft sind wir so sehr daran gewöhnt, allein oder schweigend zurechtzukommen, dass es uns schwerfällt, zu fragen, was aber nicht heißt, dass wir keine Hilfe wünschen. Wenn wir das nächste Mal gefragt werden, äußern wir vielleicht eine Bitte.
- Anzuerkennen, wie sehr sich die meisten von uns vor einem Rezidiv fürchten, ist sehr wichtig, und diese Furcht beeinträchtigt zwangsläufig unser Verhalten. Vielleicht möchten wir darüber sprechen, vielleicht auch nicht, aber sie wird da sein, im Hintergrund, im Vordergrund oder irgendwo dazwischen, je nachdem, was in unserem Leben gerade geschieht.
- Es ist unbedingt nötig, zu erkennen, wie sich die oben erwähnten größeren Zusammenhänge auf diejenigen auswirken, die mit den Folgeerscheinungen von Krebs zu kämpfen haben. Dazu ist es zum Beispiel wichtig, wie sich die kollektiven Glaubenssätze der Gesellschaft insgesamt hinsichtlich der Folgen von Krebs auf die darunter Leidenden auswirken.

9.7 Die aktuelle Situation in Großbritannien

Wie es aktuell in Großbritannien um die Unterstützung der an Langzeitfolgen von Krebs Leidenden steht, wurde in diesem Buch verschiedentlich erwähnt.

Zusammen mit anderen in der Krebspflege und in der Gesundheitsversorgung allgemein Tätigen ist der Macmillan Cancer Support führend, um sicherzustellen, dass Regierungsinitiativen auch umgesetzt werden. Ben Parker, Leiter der Öffentlichkeitsarbeit bei Macmillan, fasst die Situation so zusammen:

„Nachdem nun immer mehr Menschen mit Krebs und dessen potenziell lebensverändernden Auswirkungen leben, ist es ganz entscheidend, dass sie nach Abschluss ihrer Behandlung die richtige Unterstützung erhalten.

Angesichts des breiten Spektrums an körperlichen, emotionalen und einstellungsbedingten Barrieren, denen Menschen nach Abschluss einer Tumortherapie gegenüberstehen können, ist es äußerst wichtig, dass sich die Regierung und der Staatliche Gesundheitsdienst [NHS] darauf einstellen, diesen Bedürfnissen besser zu entsprechen. Aus diesem Grund hat Macmillan kontinuierlich auf die Implementierung von Initiativen wie das Recovery Package gedrängt.

Das Recovery Package ist eine Arbeitsweise, die sicherstellen soll, dass die sich wandelnden Bedürfnisse mit Krebs lebender Menschen erkannt und angegangen werden. Dies reicht von der Diagnose über die Behandlung bis zur Genesung, sodass ihre Pflege und Versorgung personenzentriert sind und ihre Gesundheit und ihr Wohlbefinden unterstützt werden. Das Konzept des Recovery Package wurde entwickelt und getestet von der National Cancer Survivorship Initiative (2008–2013), einer Partnerschaft zwischen Macmillan Cancer Support, dem britischen Gesundheitsministerium und dem NHS England. 2015 wurde es dann als Regierungspolitik übernommen, mit der ausdrücklichen Verpflichtung, dass bis 2020 jeder Mensch mit einer Krebsdiagnose Zugang zum Recovery Package hätte.“

Kurz gesagt und wie Ben betont: *„Es ist schön, dass die [britische] Regierung sich zur Implementierung des Recovery Package verpflichtet hat, aber es ist noch viel Arbeit nötig, damit es auch für jeden mit Krebs zur Realität wird.“*

9.8 Ein letztes Wort von mir

Zum Abschluss wiederhole ich, was Ben sagt, dass nämlich noch viel mehr Bewusstsein nötig ist, wenn wir der wachsenden Anzahl der mit Langzeitwirkungen von Krebs Lebenden jemals eine bessere Unterstützung bieten wollen. Ich wiederhole auch die Worte von Dr. Evans, dem Onkologen in Kapitel 8, dem zufolge man erst durch den Heilungserfolg die langfristigen Auswirkungen der Behandlung zu sehen beginnt. Die Aufgabe besteht nun darin, „zu schauen und zu erkennen“, statt die daraus resultierenden Probleme, unter denen die Menschen leiden, zu ignorieren. Nun schließe ich mein Plädoyer in der Hoffnung, dass andere zunehmend die Aufgabe übernehmen und dorthin gehen, wohin sich viele nicht zu gehen trauen, und dabei Veränderungen in diesem komplexen und beschwerlichen Bereich bewirken. Ich kann nur hoffen.

10 Mitzis Geschichte: Anal- *und* Mammakarzinom

Bei Mitzi Blennerhassett wurden zwei Krebsarten diagnostiziert: zuerst ein Analkarzinom (1990) und dann Brustkrebs (1997). Im Folgenden schildert sie ihr Leben seit den beiden Diagnosen, angefangen mit dem Analkarzinom. Ihr Bericht ist schockierend, aber leider ist sie mit ihren Erfahrungen nicht allein. Selbst ich bin versucht zu sagen, ihre Geschichte sei selten. Nachdem ich aber mit so vielen Menschen über das Leben nach einer Krebserkrankung gesprochen habe, weiß ich, dass eine signifikante Anzahl anderer Menschen, einschließlich meiner selbst, ähnliche Symptome hat. Die wiederkehrenden Themen in ihrer Aussage sind: „Niemand hat mir gesagt, dass es so käme" und: „Niemand hat mir besonders zugehört, als ich sagen wollte, was ich erleide". Für diejenigen von uns, die unter Langzeitwirkungen leiden, kommen diese Themen häufig vor.

Zum Glück gab es ein wenig Hilfe für sie, aber sie musste deutlich auftreten und darauf drängen. Das kann nicht jede/r. Dennoch bräuchte sie viel mehr Hilfe und Unterstützung als sie bekommt. Hier ist ihre bisherige Geschichte.

10.1 Erste Diagnose: Analkarzinom

„Es war, als würde ich gefoltert." 1990, im Alter von 50 Jahren, bekam ich ein Analkarzinom. Man sagte mir, die Nebenwirkungen der Behandlung bestünden in Übelkeit, Krankheitsgefühl, Diarrhö und Flatus. Niemand erwähnte die Langzeitwirkungen.

10.2 Manche Nebenwirkungen wurden zu Langzeitwirkungen

10.2.1 Darmstörungen

Die Behandlungen des Tumors retteten mir das Leben, aber Darmstörungen, wie Stuhldrang, fehlende Kontrolle über den Abgang von Stuhl, heftige Krämpfe und Darmwinde, nahmen mit der Zeit zu und wirken sich noch immer erheblich auf meine Lebensqualität aus. 28 Jahre nach meiner Krebsbehandlung habe ich immer noch Ziehen und Blutungen im Darm. Ein Mini-Klistier verstärkt den Schmerz noch. Der Stuhlgang kann zu einer schrecklichen, mehr als zweistündigen Tortur werden. Zu den Begleitsymptomen gehören Blutungen, starkes Schwitzen und Übelkeit, während Schwäche und Zittrigkeit vor allem meine Beine befallen, die sich halb gelähmt anfühlen.

10.2.2 Lymphödeme am Kopf, Hals und Rumpf

Das Körperstammödem (Kopf, Hals, Rumpf) ist eine Schwellung durch Abdominalflüssigkeit infolge einer Schädigung des Lymphsystems oder von Lymphknoten. Ich hatte noch nie etwas über Lymphödeme gehört und niemand hatte diese potenzielle Nebenwirkung während oder nach der Therapie erwähnt. Trotz der Diagnose eines strahleninduzierten Lymphödems durch den Nationalen Gesundheitsdienst (NHS) bekam ich erst 2005 eine zufriedenstellende Behandlung, nachdem ich offiziell Beschwerde eingelegt hatte. 2005 wurde eine sechswöchige, durch den damaligen Primary Care Trust (PCT) veranlasste intensive manuelle Lymphdrainage (MLD) zu Beginn und am Ende begutachtet und mit einem Flüssigkeitsverlust von drei Litern für erfolgreich befunden. Allerdings ist es mir seither nicht mehr gelungen, einen weiteren Behandlungszyklus zu bekommen, und die tägliche Selbstbehandlung reicht für meine Bedürfnisse nicht aus: Trotz drei Jahre langer heldenhafter Versuche meiner Hausärztin wurde jeder ihrer Anträge durch das Clinical Commissioning Group (CCG) Individual Funding Request Panel abgelehnt. Die Hausärztin meinte, ein weiterer Antrag hätte wenig Sinn, da „niemand auch nur irgendetwas bekäme, weil der CCG kein Geld hat!“. Groteskerweise schlug der CCG Lymphödem-Sprechstunden vor, die entweder nur Lymphödeme der Arme behandelten oder zufällig in derselben Klinik waren, aus der ich entlassen worden war, nachdem man mir gesagt hatte, sie könnten zukünftig nicht einmal mehr MLD-Kurzzeitbehandlungen durchführen. Ausgenommen seien neue Patientinnen. Dann wurden die seit der Diagnose regelmäßig vom NHS übernommenen Kompressionsstrumpfhosen nicht mehr bezahlt. Man riet mir, sie selbst zu kaufen – zum Preis von etwa 57 Euro pro Stück.

10.2.3 Osteoporose

Die Diagnose „Osteoporose“ erhielt ich 2011. Als ich mich ein paar Monate später vornüber beugte, kam es zu einer Wirbelfraktur mit fürchterlichen Schmerzen infolge von Muskelkrämpfen. Ich schaffte es, zum niedergelassenen Chirurgen zu fahren, indem ich den Rücken gerade hielt und den oberen Schulterbereich gegen die Sitzlehne presste, aber es war eine Qual. Ich wurde aufgefordert, meine Zehen zu berühren, und vielleicht, weil ich es unter großen Schmerzen schaffte, bewirkte dies, dass der Chirurg es „nur für Muskelzerrungen“ hielt. Man empfahl mir verschiedene Übungen, die aber nur die Schmerzen verstärkten. Monate später bestätigte eine Röntgenaufnahme eine Keilfraktur des elften Brustwirbels und ich begann, Alendronat, ein Bisphosphonat, zusammen mit Kalzium und Vitamin-D-Tabletten einzunehmen.

Nach zwei Jahren setzte ich die Tabletten ab, da sich die Nebenwirkungen negativ auf meine Lebensqualität auswirkten und es kaum Belege für eine Wirksamkeit gab.

10.3 Diagnose: Brustkrebs

Die Diagnose „Brustkrebs“ bekam ich 1997. Auf die Operation (Lumpektomie) folgten Radiotherapie und Tamoxifen.

Ich befand mich mitten in einem Kurs zum Bachelor of Arts (Honours) in Bildender Kunst, als ich einen Knoten in der Brust fand und sofort zu meinem Hausarzt ging. Trotz der harten, erbsenartigen Beschaffenheit des Knotens und meiner Krebsvorgeschichte versicherte er mir, es sei ein harmloses „Fibroadenom“. „Die mobile Mammographie-Einheit kommt ohnehin in ein bis zwei Monaten vorbei“, sagte er. „Die sieben Sie dann so oder so aus.“ Ich wusste, dass eine Mammografie allein für die Diagnose von Brustkrebs nicht ausreichte. Den Macmillan Spotlight Series und den NHS Improving Outcomes Referral Guidelines zufolge zeigten mein Alter, meine anamnestisch bekannte Krebserkrankung plus die Lokalisation des Knotens und die Tatsache, dass ich zehn Jahre lang eine Hormonsubstitutionstherapie gehabt hatte, dass es der sofortigen Überweisung bedurfte. Die Überweisung fünf Monate später erfolgte dank eines Arztes in einer Ambulanz für Zervixzytologien, der meine Brüste untersuchte und den Hausarzt über seine Befunde informierte. (Er brauchte dennoch zwei Wochen, bevor er diesem Untersucher schrieb, er sei sicher, dass dies unnötig sei, „aber sie sei eben auf eine Ambulanz ausgewichen ...“.)

10.3.1 Strangbildung

Nach der Brustoperation (Lumpektomie) machte ich Körperübungen, wie geraten, hatte jedoch von der Achselhöhle bis zur Brustwarze entsetzliche Schmerzen, als würde eine an meinem Fleisch hängende Schnur herausgezogen. Ich konnte meinen Arm nicht über die Horizontale hinaus anheben und bemerkte entsetzt, dass meine Achselhöhle in zwei Vertiefungen unterteilt war. Ich wandte mich an die Brustambulanz und sprach mit dem Chirurgen, war jedoch enttäuscht, als er sich weigerte, dies als Problem zu betrachten und – ohne mich untersucht zu haben – meinte, das käme wieder in Ordnung. So im Stich gelassen rief ich bei einer gemeinnützigen nationalen Organisation zur Unterstützung bei Krebs an, die mich an eine Physiotherapeutin einer bekannten Londoner Krebsklinik verwies. Sie meinte, es höre sich an wie eine Strangbildung (engl.: *cording* bzw. Axillary Web Syndrome, AWS), ein wohlbekannter postoperativer Zustand, den aber viele Chirurgen nicht anerkannten. (Ich fragte mich, ob sie es als eine Art Versagen betrachteten.) Ihr Rat war, ich bräuchte viele Wochen Physiotherapie unter starken Schmerzmitteln und meine Hausärztin kümmerte sich darum.

Die Strangbildung sprach auf die Physiotherapie an, aber ich habe gelegentlich immer noch krampfähnliche Schmerzen quer über den unteren Abschnitt meiner Brust sowie harte, schmerzempfindliche Knoten in der Brust. Ähnliche Knoten finden sich zusammen mit einer Schmerzempfindlichkeit der Rippen auch in der anderen Brust, möglicherweise infolge von Streustrahlung.

10.3.2 Tamoxifen

Die Substanz Tamoxifen hat mich derart mitgenommen, dass ich am College ein Jahr aussetzen und von einem Bachelor of Arts (Honours) auf den kürzeren Bachelor of Arts umsatteln musste. Zu den Nebenwirkungen gehörten extreme Hitzewallungen, Schlaflosigkeit, Übelkeit und ein Kräftemangel, bei dem ich mich so unwohl fühlte, dass ich zu meinen täglichen Hausarbeiten nicht mehr imstande war. Juckende Hauterscheinungen nahmen zu, meine Augenbrauen sahen wie mottenzerfressen aus und häufige Scheidenblutungen führten zu jährlichen Klinikaufnahmen zur Untersuchung des Uterus in Vollnarkose. Ich fand heraus, dass dies routinemäßig eine Dilatation und Curettage meines Uterus beinhaltete, auch wenn die Patientinnen darüber nicht informiert wurden. Die meisten Frauen auf meiner Station litten unter den gleichen Symptomen derselben Ursache wie ich. Nach zwei Jahren brach ich die Einnahme von Tamoxifen ab, weil ich mich so schlecht fühlte. Auch wollte ich nicht zur „Dauerpatientin“ mit jährlichen Nachuntersuchungen in Vollnarkose und all dem werden. Die Hitzwallungen kamen noch nach Jahren und treten, wenn auch schwächer, immer noch häufig auf, da mein Körper außerstande ist, Wärme zu regulieren. Meine Comfortzone ist sehr eng begrenzt.

10.3.3 Bronchiektasen

Bronchiektasen sind eine chronische, fortschreitende Erkrankung, bei der die Atemwege abnorm erweitert sind und das Lungensekret nicht auf normalem Weg über die Zilien abtransportiert wird. Bronchiektasen unterscheiden sich von der chronisch-obstruktiven Lungenerkrankung (COPD), sind jedoch mit ihr verwandt.

Obwohl mir der Onkologe 1997 erklärte, dass die Radiotherapie meines Mammakarzinoms ein winziges Stück der Lunge schädigen könnte, hatte ich bis 2007 weder Kurzatmigkeit noch sonstige Lungenprobleme. Plötzlich bekam ich jedoch im vorderen Brustraum akute Schmerzen. Beim Atmen fühlte es sich an, als würde meine Lunge zerreißen. An den meisten Tagen hatte ich Hustenanfälle, die zwei Stunden dauerten, und konnte nicht mehr die geringste Steigung bewältigen, ohne stehen zu bleiben, um Atem zu holen. Mein Hausarzt hielt es für Asthma, aber die Inhalatoren, die er verschrieb, besserten den Zustand nicht. Bei einer Routineüberprüfung mehrere Monate später erwähnte ich den Husten gegenüber meinem auf Brustkrebs spezialisierten Onkologen und nach einigen Untersuchungen wurden Bronchiektasen, eine mir unbekannte Krankheit, diagnostiziert. Bronchiektasen schränken mein Sozialleben ein, da ich zu Lungeninfektionen neige und besonders durch Komplikationen einer Pneumonie oder Grippe gefährdet bin. Besuche der Enkel mit ihrem Husten und ihren Erkältungen sind kein ungetrübter Genuss mehr. Und ein gewöhnlicher Schnupfen wird oft zum Lungeninfekt mit entsprechend massiver Schleimansammlung, die zu häufigen, quälenden (und ekligen) Husten- und Erstickungsanfällen führt. Jede dieser „Exazerbationen" führt zu weiteren Lungenschäden.

10.4 Übergreifende Wirkungen

10.4.1 Beziehungen

Die Zerrüttung meiner Ehe und die Scheidung folgten zwei Jahre später, nach meinem ersten Krebsleiden im Jahre 1990, teilweise infolge von Überempfindlichkeit und reduzierten Toleranzschwellen (Allodynie) nach meiner Krebserkrankung. Die Nebenwirkungen der Behandlung bedeuteten auch, dass der Geschlechtsverkehr schwierig und schmerzhaft wurde. Auch Darmstörungen können enge Beziehungen zerstören!

10.4.2 Arbeitsunfähigkeit

Infolge von Gebrechlichkeit und Nebenwirkungen der Behandlung nach meiner Krebserkrankung im Jahre 1990 konnte ich nicht an meinen Teilzeitarbeitsplatz als Sekretärin und am Empfang der ländlichen Praxis eines Allgemeinmediziners zurückkehren und die zweite Tumorerkrankung 1997 verstärkte meine Schwierigkeiten noch. Ich hatte jedoch Glück, dass mir ehrenamtliche Tätigkeit Gelegenheiten bot, die sich nach meiner Fatigue richten ließen. Vor Ort half ich, eine Krebsselbsthilfegruppe zu gründen und am Laufen zu halten und wurde Mitglied des

Community Health Council, während mir Gruppen zur Einbindung medizinischer Nutzer*innen des Royal College eine Stimme verliehen, um auf Veränderungen hinzuwirken.

Meine Fähigkeit als Gesundheitsaktivistin und -autorin, zu schreiben, wird jetzt durch Schmerzen und andere oben genannte Nebenwirkungen eingeschränkt.

10.4.3 Finanzielle Belastungen

Nach meiner Krebserkrankung 1990 hatte mir niemand erklärt, dass ich für finanzielle Unterstützung infolge von Behinderung infrage kommen könnte. Erst nachdem ich zwei Jahre später meinen Ehemann verlassen hatte, beantragte ich staatliche Unterstützung. Sie kam verzögert, angeblich weil ich in Teilzeit einen Ausbildungskurs machte, das heißt, mein Sohn und ich lebten vier Monate lang ohne jegliches Einkommen.

10.4.4 Psychische Auswirkungen

Die Langzeitwirkungen der Krebsbehandlungen schwächten tendenziell mein Selbstwertgefühl, aber der Respekt und die Inklusivität mancher Gesundheitsfachpersonen in Nutzergruppen befähigten mich, Veränderungen auf nationaler Ebene zu beeinflussen, und das hob meine Stimmung. Schlankheit infolge der Tumorbehandlungen war ein unerwarteter Bonus, aber das Körperstammodem (Kopf, Hals, Rumpf) war ein unerwarteter Schock. Es veränderte mein Körperbild und zerstörte mein Selbstvertrauen („Was gibt es noch alles, vor dem man mich nicht gewarnt hat?"). Zwar habe ich mich mit dem durch die Behandlung beim Nationalen Gesundheitsdienst (NHS) induzierten Lymphödem arrangiert, aber mich deprimiert die Erkenntnis, dass ich für diese fortschreitende Erkrankung keinen weiteren Zyklus manueller Lymphdrainage bekommen kann. Ich fühle mich vom NHS im Stich gelassen.

Langzeitwirkungen, wie etwa Schmerzen, können unerwünschte Erinnerungen an Krebsbehandlungen wiederaufleben lassen und dazu führen, dass ich Ereignisse erneut durchlebe. Wenn man zwei Krebserkrankungen überlebt hat, sollte das Leben besonders kostbar sein, aber die täglichen Selbstmanagementroutinen zur Kontrolle von Nebenwirkungen tragen zur Senkung der Lebensqualität bei. Manchmal muss ich mich daran erinnern, dass es vielen Menschen schwerer fällt als mir, durch den Tag zu kommen.

Bevormundung sollte im 20. Jahrhundert ausgestorben sein. Gutgemeinte medizinische Bevormundung während der Krebsbehandlung 1990 hat jedoch mein Vertrauen untergraben. Seither hatte ich das Glück, an der Seite gleichgesinnter, engagierter Gesundheitsfachpersonen zu arbeiten: Gemeinsame Ziele und gegenseitiger Respekt haben Vertrauen wachsen lassen. Mit dem Aufkommen des Empowerments von Patient*innen, partnerschaftlicher Arbeit und wachsender Patientenautonomie kam auch ein großer positiver Wandel. Bisweilen lässt jedoch das Kräftegleichgewicht in einer Arzt-Patient*innen-Beziehung noch zu wünschen übrig.

10.5 Bewusstseinsbildung ist nötig

Natürlich bin ich dankbar, dass die Behandlungen im Rahmen des Nationalen Gesundheitsdienstes (NHS) mir das Leben gerettet haben. Die fehlende Informationsvermittlung, vor allem über potenzielle Nebenwirkungen, bedeutete jedoch, dass ich behandelt wurde wie eine inkompetente Erwachsene – mit negativen psychischen und physischen Folgen. Ich fragte mich, ob die Ärzte schlicht und einfach nicht eingestehen konnten, dass ihre Therapien Schaden verursachten.

Es bedarf eines verschärften Bewusstseins für die Nebenwirkungen von Tumortherapien: Medikamente zu deren Linderung wirken sich unter Umständen negativ auf andere Erkrankungen aus. Eine Erkrankung kann die andere beeinflussen. Das Gewicht der Ödemflüssigkeit in meinem Bauch verstärkt ganz erheblich die Schmerzen infolge meiner Spinalarthrose (plus der Th11-Fraktur, der Allodynie etc.). All dies sollte berücksichtigt werden, wenn Ärzte/Ärztinnen darüber entscheiden, individuellen Zugang zur manuellen Lymphdrainage eines Lymphödems zu gewähren.

In der medizinischen Ausbildung brauchen wir mehr Patient*innen und deren Sprecher*innen, damit Gesundheitsfachpersonen die Folgen von Bevormundung verstehen und ihnen klar wird, warum Ehrlichkeit und Mitgefühl in modernen Gesundheitsdiensten unverzichtbar sind. Um vor der Einwilligung in eine Krebstherapie auf informationsbasierte Entscheidungen zu treffen, brauchen Menschen in vollem Umfang Informationen über:

- potenzielle Spät- und Langzeitwirkungen, unabhängig davon, wie oft sie auftreten
- Methoden der Prävention (soweit und wo möglich)
- Fragen der Lebensqualität.

Einer der Standards in *Good Medical Practice*, dem Büchlein des General Medical Council lautet: „Geben Sie Patienten die Informationen, die sie haben möchten oder müssen, auf eine Weise, dass sie sie verstehen“ (Domain 3: Communicate Effectively, Nr. 32, S. 16) (https://www.gmc-uk.org/ethical-guidance/ethical-guidance-for-doctors/good-medical-practice).

10.6 Die Krankheitsbehandlung genügt nicht

Krebspatient*innen mit langfristigen therapieinduzierten Nebenwirkungen brauchen kontinuierliche Unterstützung und Zugang zu Dienstleistungen, mit denen sich diese Erkrankungen/Zustände lindern lassen. Die Behandlung wegen Nebenwirkungen durch den Nationalen Gesundheitsdienst (NHS) sollte lebenslang erfolgen und landesweit zugänglich sein, statt vom Postleitzahlenbereich abzuhängen.

10.7 Tipps für den Umgang mit einem Lymphödem

Anne Vadgama, eine erfahrene Therapeutin für manuelle Lymphdrainage (MLD), macht im Folgenden einige Vorschläge, um das Management der Erkrankung unabhängig von deren Ursache zu unterstützen.

10.7.1 Kleidung

- Die Kleidung sollte locker und bequem sein, ohne dass BH, Strapse, Socken etc. einschnüren.
- Versuchen Sie im Sommer, im Kühlen zu bleiben, da Hitze ein Ödem verstärken kann.
- Eine Kompressionshose oder Stützstrümpfe funktionieren nur gut, wenn sie auch bequem sind.
- Eine Kompressionshose oder Stützstrümpfe bei Aktivitäten sollten in den ersten Tagen ganztägig getragen werden, bis das Lymphödem stabil ist. Danach können Sie langsam und vorsichtig damit experimentieren, die Tragzeit zu verkürzen.
- Eine Kompressionshose oder Stützstrümpfe sollten auch auf Reisen getragen werden, vor allem beim Fliegen und bei längeren Zeiten im Auto oder in anderen Transportmitteln sowie im Sitzen am Schreibtisch und bei anderen Ereignissen, bei denen gesessen wird.
- Bei einem Lymphödem des Genitales kann das Tragen einer engen Lycra-Shorts für Radfahrer helfen.

10.7.2 Ernährung

Die Ernährung sollte gesund sein und nur ein Minimum industrieller Nahrungsmittel enthalten, in denen sich oft Zusatzstoffe, Konservierungsmittel, verborgene Salze und Zucker befinden.

Man sollte regelmäßig Flüssigkeit zu sich nehmen, um den Lymphdurchfluss des lymphatischen Systems zu unterstützen.

10.7.3 Körperliche Betätigung

- Machen Sie spezielle Übungen für Ihre Art des Ödems und halten Sie die empfohlene Häufigkeit und Wiederholungen ein. Viel hilft nicht immer viel!
- Jeder sonstige Sport und/oder andere körperliche Aktivitäten sollten im Rahmen Ihres Leistungsvermögens und Ihrer Comfortzone sowie in geringem Umfang durchgeführt werden. Eine Steigerung erfolgt je nachdem, wie Sie sich fühlen, und Sie sollten sich weder unter- noch überfordern.
- Tiefe Bauchatmung wirkt wie eine Pumpe auf alle Lymphgefäße der unteren Körperhälfte.
- Jede Muskelaktivität erhöht den Lymphfluss und hilft damit, die Schwellung zu reduzieren.

10.7.4 Hautpflege

- Halten Sie die Haut sauber und feucht.
- Die Haut sollte stets von den Gliedmaßen zum Körper hin gebürstet werden. Dies kann die Haut gesund erhalten und die Schwellung reduzieren helfen.
- Halten Sie die Haut intakt, indem Sie Schnittverletzungen, Kratzer, Insektenbisse, Akupunktur und Blutentnahmen an der betroffenen Gliedmaße vermeiden.
- Der Blutdruck sollte, wenn möglich, nicht an der betroffenen Gliedmaße gemessen werden.

10.7.5 Allgemeines

Patient*innen mit Lymphöden haben viele Regeln und Leitlinien einzuhalten, alle aus gutem Grund. Diese können jedoch gelegentlich gebrochen werden, solange dies sorgsam und nur selten geschieht, um bereits erreichte Fortschritte nicht zu gefährden.

Die manuelle Lymphdrainage (MLD) kann den meisten Betroffenen helfen. In manchen Fällen benötigt eine MLD-Therapeutin für diese Behandlung die Zustimmung Ihres Arztes, falls Sie sich gerade in dessen Behandlung befinden.

10.8 Wichtige Adressen

MLD UK
Eine gute Quelle für qualifizierte und offiziell zugelassene Therapeut*innen (http://www.mlduk.org.uk).

Lymphoedema Support Network (LSN)
Eine ausgezeichnete zentrale Quelle für Informationen, Selbsthilfegruppen und allgemeine Hinweise für Betroffene, mit vielen lokalen Gruppen, die Mitbetroffene unterstützen (www.lymphoedema.org).

11 Cancer Survivorship

Anna Barbara Rüegsegger und Sarah Stoll

„Der folgende leicht adaptierte Beitrag von Rüegsegger & Stoll (2020) wurde aus pflegefachlicher Perspektive verfasst. Die Autorinnen klären darin den Begriff ‚Cancer Survivorship', differenzieren dessen Phasen, nennen Spätfolgen von Krebserkrankungen und -therapien, beschreiben Bedürfnisse von Betroffenen insbesondere bei gynäkologischen Malignomen und skizzieren Aufgaben und Herausforderungen der Survivornachsorge und -betreuung mit Projekten, Praxisberichten, häufigen Problemen, Interventionen und interdisziplinärer Zusammenarbeit." [Anm. d. Lek.]

11.1 Grundlagen

Die Zahl neu diagnostizierter Krebserkrankungen ist in den letzten dreißig Jahren sowohl weltweit als auch in der Schweiz angestiegen. Dies ist die Folge der allgemein höheren Lebenserwartung, der wachsenden und alternden Bevölkerung, intensivierter Früherkennungsmaßnahmen und eines gestiegenen Bewusstseins für die Krankheit in der breiten Öffentlichkeit (Ess & Herrmann, 2014). Im gleichen Zeitraum ließen sich enorme Fortschritte in der Diagnostik und Behandlung von Krebserkrankungen erzielen. Die Überlebensraten sind in dieser Zeit stark angestiegen. Überlebten Ende der 1980er Jahre 27 % aller männlichen Krebspatienten ihre Erkrankung mindestens fünf Jahre nach der Diagnose, sind es heute 59 %. Bei Frauen ist die Fünf-Jahres-Überlebensrate seither von 41 auf 64 % gestiegen. Bei Kindern beträgt die Heilungsrate heute über 80 Prozent (Hamberger, 2016). Dies führt dazu, dass immer weniger Menschen an Krebs sterben. Zunehmend hat sich Krebs zu einer chronischen Erkrankung entwickelt. Somit können sehr viel mehr Patient(inn)en deutlich länger mit einer Krebserkrankung leben als bisher. Die Zahl der Personen, die im Laufe ihres Lebens an Krebs erkrankt sind, steigt somit schnell an (Ess & Herrmann, 2014). Aktuell ist davon auszugehen, dass in der Schweiz sowie in Deutschland, Italien, Großbritannien, Skandinavien und in den USA etwa vier Prozent der Gesamtbevölkerung mit einer Krebsdiagnose leben (Lorez et al., 2014). Demzufolge gibt es zurzeit in der Schweiz über 300 000 Personen, bei denen in der

Vergangenheit eine Krebserkrankung diagnostiziert wurde. 55000 erkrankten innerhalb der letzten zwei Jahre. Diese benötigten bzw. benötigen intensive medizinische Behandlung und Betreuung. Bei 60000 Personen liegt die Diagnose zwei bis fünf Jahre zurück. Bei ihnen besteht weiterhin ein Bedarf an Nachbetreuung bzw. Nachkontrollen. Die 200000 Personen, die vor mehr als fünf Jahren erkrankten, gelten zwar in der Regel als „geheilt". Doch viele von ihnen leiden trotz Tumorfreiheit unter vielfältigen Problemen, beispielsweise funktionellen Organschäden und psychosozialen Belastungen. Zudem ist ihr Risiko für Zweittumore erhöht (Bundesamt für Statistik et al., 2016).

11.2 Begriffserklärungen

Für Menschen, die mit einer Krebsdiagnose leben, gibt es im angelsächsischen Raum den Begriff „Cancer Survivors" (Überlebende einer Krebserkrankung). Da es keine zufriedenstellende Übersetzung gibt, setzt sich der englische Begriff zunehmend auch im deutschsprachigen Raum durch. Eine einheitliche Definition dieses Begriffs gibt es nicht. Menschen mit einer Krebserkrankung, Gesundheitsfachpersonen und die Öffentlichkeit haben meist unterschiedliche Vorstellungen, was unter „Cancer Survivor" zu verstehen ist. Mindestens zwei unterschiedliche Bedeutungen sind verbreitet:

- Eine Person hat die Therapie abgeschlossen und ist tumorfrei.
- Eine Person lebt mit der Krebserkrankung. Gemäß dieser Definition beginnt Cancer Survivorship zum Zeitpunkt der Diagnose und schließt alle Personen ein, die Langzeitbehandlungen erhalten – sei es zur Verminderung des Rezidivrisikos oder mit dem Ziel des Managements einer chronischen Erkrankung (American Society of Clinical Oncology ASCO, 2016; Katz, 2012).

11.3 Phasen des Cancer Survivorship

Cancer Survivorship umfasst verschiedene Phasen. Auch hierfür besteht keine international verbindliche Definition. Die meisten Modelle beinhalten drei Phasen: akutes, erweitertes und dauerhaftes Survivorship (American Society of Clinical Oncology ASCO, 2016). O'Brien et al. (2014) haben zusätzlich eine vierte Phase vorgeschlagen – die Phase des Übergangs zwischen akutem und erweitertem Survivorship. Ihr Modell sieht folgendermaßen aus:

(1) Akutes Survivorship umfasst die initiale Krebsdiagnose, die nachfolgenden therapiebezogenen Entscheidungen sowie die Durchführung der Therapie. In dieser Phase stehen das Management akuter Therapienebenwirkungen, Angst

vor der Zukunft und finanzielle Fragen im Vordergrund (Eicher, 2016; O'Brien et al., 2014). Betroffene berichten, dass diese Phase vom Kampf ums Überleben geprägt ist.

(2) Direkt nach Abschluss der ersten intensiven Behandlungen folgt eine Übergangsphase – zurück zur „Normalität" oder zu einer „neuen Normalität". Es geht darum, das Leben unter neuen Bedingungen (weiter) zu leben. Die Angst vor Rezidiven und Unsicherheit im Umgang mit unerklärten Symptomen und Behandlungseffekten stehen oft im Vordergrund (Eicher, 2016; Miller, 2010). Nicht selten erleben Cancer Survivors das erste Jahr nach Abschluss der Therapien als besonders schwierig. Ein bedeutendes Problem scheint darin zu bestehen, dass sich nach der Entlassung aus der engmaschigen medizinischen Betreuung auch das Ausmaß der sozialen Unterstützung verringert (Mayer et al., 2017).

(3) In der Phase des erweiterten Survivorship stehen regelmäßige Nachuntersuchungen im Sinne aufmerksamer Beobachtung und/oder intermittierender Behandlungen an. Hier sind drei Gruppen von Survivors zu erkennen. Bei der ersten Gruppe tritt eine komplette Remission mit günstiger Prognose ein. Die zweite Gruppe hat eine komplette Remission erreicht, benötigt jedoch weiterhin eine kontinuierliche Therapie. Für eine dritte Gruppe handelt es sich um die terminale Phase der Krebserkrankung. Einige Survivors dieser Gruppe werden lange oder sehr lange leben, während andere eine Progression der Krankheit erfahren und sterben. Diese Phase ist häufig geprägt durch diffuse Gefühle und Ängste. Die Hoffnung auf einen positiven Verlauf ist groß. Gleichzeitig präsent sind jedoch Unsicherheit bezüglich der Behandlungsergebnisse und Angst vor einem Rezidiv bzw. vor dem Sterben (Miller, 2010; O'Brien et al., 2014).

(4) Dauerhaftes oder permanentes Survivorship bezeichnet eine Phase, in der von „Heilung" oder Langzeitüberleben gesprochen werden kann. Auch in dieser Phase bestehen weitreichende Unterschiede. Einige Survivors sind tumor- und symptomfrei. Für sie gehört die Krankheit der Vergangenheit an und ist Teil ihrer Lebensgeschichte. Andere sind tumorfrei, doch ihr Leben hat sich unwiderruflich verändert. Wieder andere sind zwar auch tumorfrei, leiden jedoch unter Spät- oder Langzeitfolgen der Behandlung. Sie müssen sich mit Herausforderungen physischer, emotionaler, finanzieller, juristischer und sozialer Art auseinandersetzen. Schließlich gibt es Survivors, die weitere Tumore entwickeln, unabhängig vom Primärtumor oder aufgrund der Therapien (Katz, 2012; Miller, 2010; O'Brien et al., 2014).

Gemäß National Cancer Institute (2017) fokussiert Cancer Survivorship das Leben einer Person mit einer Krebserkrankung nach Abschluss der initialen Therapien bis zum Lebensende.

Cancer Survivorship

- umfasst physische, psychosoziale und wirtschaftliche Belange
- schließt Fragen des Zugangs zur Gesundheitsversorgung und Nachsorge mit ein, ebenso Langzeitfolgen, Spätkomplikationen der Behandlung, Zweittumore und Lebensqualität. Familienangehörige, der Freundeskreis und das interprofessionelle Betreuungsteam sind an Cancer Survivorship beteiligt (National Cancer Institute, 2017).

11.4 Spätfolgen von Krebserkrankungen und -therapien

Alle Cancer Survivors können von Langzeitnebenwirkungen und Spätfolgen einer Krebserkrankung betroffen sein. Die hierbei entstehenden Probleme sind sehr verschiedenartig. Das Risiko für Spätfolgen hängt von der Erkrankung selbst und von der Art der Behandlung ab. Daher kann die Lebenssituation von Cancer Survivors individuell sehr unterschiedlich sein. Ein Teil der Survivors ist weitgehend beschwerdefrei, während andere durch die Erkrankung und ihre Therapie bzw. deren Spätfolgen beeinträchtigt sind. Fast immer sind auch Angehörige betroffen (Krebsinformationsdienst, 2016b). Jedes Organsystem kann durch Langzeitfolgen und Spätkomplikationen beeinflusst sein. Entscheidend ist das Ausmaß, das von tolerablen Beeinträchtigungen bis hin zu schwerster Symptomatik reichen kann (Schilling et al., 2014). Häufige Probleme nach multimodalen Therapien sind Herz-, Lungen- und Nierenschäden, Beeinträchtigungen der Haut, der Schleimhaut und der Zähne, Stoffwechselstörungen, Neuropathien, Lymphödeme, Schädigung des Gehörs und der Augen, Knochen- und Muskelschwund, Infertilität und sexuelle Störungen, Schlafstörungen, tumorassoziierte Fatigue, chronischer Schmerz, Angst, Depression, kognitive Einschränkungen (v. a. Konzentrationsprobleme), Störungen der Feinmotorik und Beeinträchtigung des Körperbildes (Krebsinformationsdienst, 2016a). Nicht selten sind diese Folgeerscheinungen wiederum die Ursache für psychische Probleme, die sich negativ auf die familiäre, berufliche und finanzielle Situation auswirken (Institute of Medicine, 2013b; Schilling et al., 2014).

11.5 Unterstützungsbedürfnisse von Cancer Survivors

Im Wesentlichen ist davon auszugehen, dass Menschen nach einer Krebserkrankung ihr Leben selten in vergleichbarer Weise weiterführen wie vor der Erkrankung (Mayer et al., 2017). Langzeitüberlebende berichten über anhaltende Anstrengungen, ihre Lebensbalance wiederzuerlangen und ihr Lebensziel nach der einschneidenden Erfahrung einer Tumorerkrankung und -behandlung neu zu definieren

(Schilling et al., 2014). Cancer Survivors befinden sich häufig in einer insgesamt schlechteren gesundheitlichen Verfassung und leiden unter stärkeren Einschränkungen im Alltag als die allgemeine Bevölkerung. Knapp 80 % der Patient(inn)en mit einer onkologischen Erkrankung berichten innerhalb des ersten Jahres nach Abschluss der initialen Behandlung von gesundheitlichen Beschwerden. Diese Zahl nimmt während des krankheitsfreien Verlaufs innerhalb eines Jahrzehntes nur marginal ab. 70 % berichten dann noch immer über Spätfolgen der Erkrankung oder Nachwirkungen der Therapie. Dabei treten gesundheitliche Probleme und nichtmedizinische Schwierigkeiten etwa gleich häufig auf (Heinzl, 2016; Schilling et al., 2014). Cancer Survivors haben somit auch größere und sehr unterschiedliche Bedürfnisse nach gesundheitlicher Versorgung und Betreuung. Als Folge suchen sie deutlich häufiger ihren Hausarzt oder auch Spezialärzte auf als die gesunde Bevölkerung (Ess & Herrmann, 2014).

Das Institute of Medicine (2013a) hat die medizinischen und psychologischen Herausforderungen von Cancer Survivors umfassend beschrieben. Dieser Bericht ist international anerkannt und gilt als wichtiges Grundlagenwerk. Demnach sind Cancer Survivors mit folgenden Problembereichen konfrontiert:

- die Auswirkungen der Krebserkrankung und deren Therapie auf alle Bereiche der Lebensqualität (physisches, psychologisches, soziales und spirituelles Wohlbefinden) zu bewältigen,
- mit Langzeit- und Spätfolgen der Krebserkrankung und deren Behandlung umzugehen,
- mit Unsicherheit und Angst vor einem Rezidiv zu leben,
- mit Veränderungen in Bezug auf das eigene Selbst und die Beziehung zu anderen Menschen zurechtzukommen (Hewitt et al. 2006). Befragt nach ihren vorrangigen Unterstützungsbedürfnissen, nennen Cancer Survivors folgende Bereiche besonders oft: Aktivitäten des täglichen Lebens, Kommunikation, Finanzen, Information zu körperlichen und psychosozialen Problemen, Umgang mit Langzeitnebenwirkungen und Spätfolgen, sexuelle Probleme, Schwierigkeiten am Arbeitsplatz und Versicherungsfragen (Eicher, 2016; Harrison et al., 2009).

11.6 Unbefriedigte Unterstützungsbedürfnisse und Folgen

Immer wieder stellt sich die Frage, welche (auch multiprofessionelle) Unterstützung Menschen mit einer onkologischen Erkrankung im Verlauf ihrer Krankheit benötigen. In der Literatur findet sich der Hinweis, dass gerade in der Phase nach dem Therapieabschluss viele Unterstützungsbedürfnisse der Cancer Survivors nicht erfasst und somit auch nicht erfüllt werden. Bleiben Unterstützungsbedürfnisse von Cancer

Survivors unbefriedigt, führt dies oft zu verminderter Lebensqualität, einschließlich größerer körperlicher Beeinträchtigung und Symptombelastung, höheren Angst- und Depressionswerten sowie fortdauerndem Unterstützungsbedarf im Zeitverlauf (Mayer et al., 2017).

Fühlen sich Cancer Survivors zu wenig unterstützt, hat dies gravierende Auswirkungen: Eine hohe Anzahl nicht erfüllter Unterstützungsbedürfnisse geht einher mit geringer Zufriedenheit mit der Pflege und Betreuung sowie mit mangelhafter Adhärenz bezüglich Therapie und Überwachung. Cancer Survivors nehmen eine Verschlechterung ihrer physischen und psychischen Gesundheit wahr (Mayer et al., 2017).

11.7 Spezifische Bedürfnisse bei gynäkologischen Malignomen

Frauen mit gynäkologischen Malignomen haben dieselben oder ähnliche Bedürfnisse wie andere Cancer Survivors. Als erschwerend erleben jedoch die meisten Frauen, dass die Krankheit in einer so intimen, gesellschaftlich tabuisierten Körperregion ausbricht. Die Diagnose einer Krebserkrankung ist ohnehin bereits schockierend. Sie kann aber besonders belastend sein, wenn die Krankheit zusätzlich mit starken Schamgefühlen verbunden ist. Zudem sind die betroffenen Frauen beispielsweise bei einer Vulvektomie aufgrund eines Vulvakarzinoms mit Körperbildveränderungen konfrontiert, die sich massiv auf ihre Identität als Frau auswirken können. Die Betroffenen sehen sich teilweise auch verletzenden Vorurteilen aus der Umgebung ausgesetzt, beispielsweise, wenn die Erkrankung mit Promiskuität oder mangelnder Hygiene in Verbindung gebracht wird. Das Gefühl des Alleinseins kann sehr ausgeprägt sein (Rüegsegger, 2014).

In Partnerschaft lebende Frauen machen sich oft große Sorgen in Bezug auf das veränderte Körperbild, die Sexualität und die Paarbeziehung. Sie haben Hemmungen, sich dem Partner bzw. der Partnerin zu zeigen und/oder sich berühren zu lassen. Häufig haben sie Schmerzen beim Geschlechtsverkehr. Sie berichten, dass Gefühle von Traurigkeit und der erlebte Kontrollverlust für sie sehr belastend sind. Dies betrifft auch die fehlende Einflussnahme auf die Behandlungsresultate. Ebenfalls besteht ein starkes Bedürfnis nach Unterstützung, um emotionale Belastung zu reduzieren (Chambers et al., 2012; Richardson et al., 2011). Verschiedene Studien konnten aufzeigen, dass junge Frauen im fortgeschrittenen Krankheitsstadium mit ausgeprägten Angstsymptomen und Depressionszeichen und tiefer psychischer Lebensqualität besonders hohen Unterstützungsbedarf aufweisen (Urbaniec et al., 2011). Am Ende der aktiven Behandlung sind die betroffenen Frauen besonders vulnerabel. Während dieser Übergangszeit wünschen sie sich Kontinuität in der interprofessionellen Betreuung und eine sinnvolle Koordination der notwendigen medizinischen Termine (Walton et al., 2010).

11.8 Langzeitnachsorge der Cancer Survivors

Aktuell findet in den ersten fünf Jahren nach Therapieabschluss meist eine engmaschige Tumornachsorge statt, um Rezidive frühzeitig erkennen und behandeln zu können. Ein Screening mit dem Ziel, psychosoziale Langzeitfolgen und entsprechende Belastungen frühzeitig zu erfassen, ist noch kaum etabliert und fehlt in den meisten Nachsorge-Leitlinien (Heinzl, 2016).

11.8.1 Einbettung der Langzeitnachsorge ins Kontinuum Krebsbetreuung

Um eine qualitativ hochstehende Versorgung und Betreuung von Cancer Survivors zu gewährleisten, empfiehlt sich das Continuum of Cancer Care (CCC) des Institute of Medicine (2013b) (**Abb. 11-1**). Es fokussiert die Erhaltung der Gesundheit von Cancer Survivors und die Gewährleistung der Betreuung am Lebensende (End-of-Life-Care), jeweils abgestimmt auf den möglichen Krankheitsverlauf. Dabei sollen

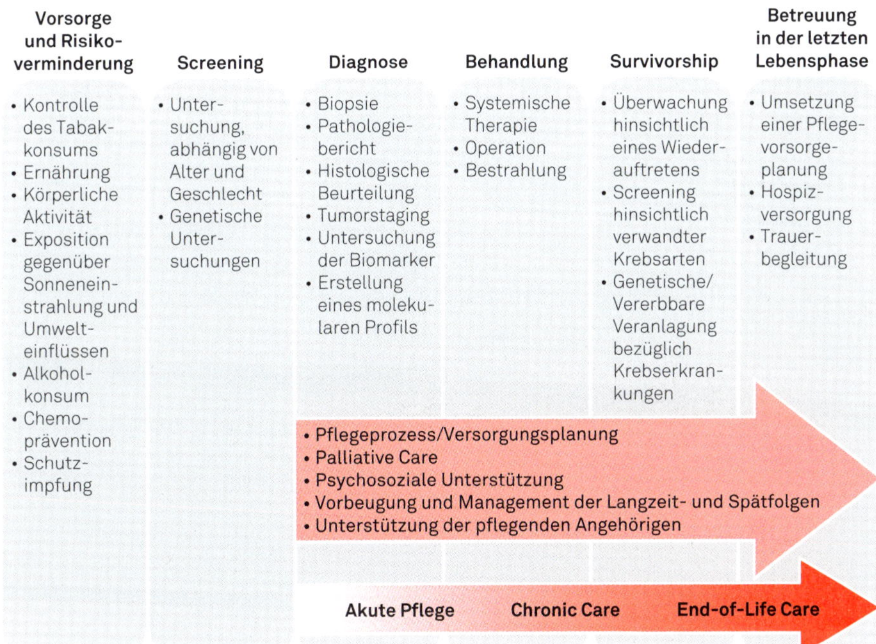

Abbildung 11-1: Das Continuum of Cancer Care (Quelle: mit freundlicher Genehmigung des Institute of Medicine, 2013b, S. 4; Übersetzung vom Verlag).

die Bedürfnisse, Werthaltungen und Präferenzen der Betroffenen und ihrer Angehörigen mit einbezogen werden. Mittels patientenzentrierter Pflegeplanung, palliativer Versorgung und psychosozialer Unterstützung spannt das CCC einen Bogen von der Diagnose bis zur End-of-Life-Care. Vorbeugung und Management der Langzeit- und Spätfolgen einer Tumorbehandlung sowie Unterstützung der pflegenden Angehörigen sind ebenfalls berücksichtigt (oberer Pfeil).

Trotz der linearen Darstellung im CCC können die Krankheitsverläufe sehr variieren. Eine betroffene Person kann zu jedem Zeitpunkt ins CCC eintreten. Das Durchlaufen der weiteren Phasen ist nicht zwingend gegeben. Der untere Pfeil zeigt, dass die sich überlappenden Behandlungsphasen auch unterschiedliche Versorgungsarten erfordern: interprofessionelle Begleitung und Betreuung in der akuten und in der chronischen Phase sowie End-of-Life-Care.

11.8.2 Herausforderungen bei der Gewährleistung von Langzeitnachsorge

Eine langfristige Krebsnachsorge mit dem Ziel, Spätfolgen zu vermeiden, frühzeitig zu erkennen und zu behandeln, gilt in Fachkreisen zunehmend als dringlich. Bisher ist jedoch nicht geklärt, wie eine solche Langzeit-Nachsorge aussehen und ablaufen soll. Folgende Fragen gilt es u. a. zu klären:

- Welche Untersuchungen gehören zu einem standardisierten Follow-up?
- Welche Fachpersonen und Berufsgruppen sind für die Langzeitbegleitung der ehemals krebskranken Menschen zuständig?
- Wie können Ärztinnen, Ärzte und die vielen anderen beteiligten Gesundheitsfachpersonen sich zum Thema „Cancer Survivorship“ informieren und fortbilden?
- Wer kommt für den zeitlichen Mehraufwand auf und bezahlt die zusätzlichen Kosten? Welche geeigneten Versorgungsmodelle (standardisierte Nachsorgepläne und Survivorship-Programme) gibt es für die Langzeit-Nachsorge (Krebsinformationsdienst, 2016b)?

Einheitliche Antworten und einfache Lösungen sind zwar nicht zu erwarten, jedoch ist eine Diskussion dieser Fragen dringend erforderlich.

11.9 Komponenten der Survivorship-Betreuung

In den USA ist die Diskussion rund um die Langzeit-Nachsorge deutlich weiter fortgeschritten und Survivorship-Programme sind bereits etabliert. Das National Institute of Medicine (2013b) hat wesentliche Eckpunkte und Zielsetzungen definiert. So soll die Survivorship-Betreuung vier grundlegende Komponenten beinhalten:

(1) Prävention von Tumorrezidiven, Zweitneoplasien und anderen Spätkomplikationen
(2) Überwachung und Früherkennung bezüglich Tumorausbreitung und Rezidiven
(3) ein breites Angebot an Interventionen, um Auswirkungen der Krebserkrankung und ihrer Therapie zu reduzieren (medizinische Probleme und Symptome, psychosoziale Belastungen der betroffenen Person und der Angehörigen, Probleme in der Arbeitswelt und mit Versicherungen)
(4) Koordination zwischen Spezialist(inn)en, nachsorgenden Ärztinnen und Ärzten und anderen Gesundheitsfachpersonen, um eine umfassende Betreuung sicherzustellen (Institute of Medicine, 2013b).

11.10 Entwicklung und Implementierung von Survivorship-Programmen

Anders als in den USA gibt es in Europa und auch in der Schweiz noch keine einheitlichen und verbindlichen Nachsorgeprogramme für Menschen mit einer onkologischen Erkrankung. Angesichts der deutlich steigenden Anzahl von Cancer Survivors, die von körperlichen und psychosozialen Langzeitfolgen betroffen sind, wird die strukturierte, interdisziplinäre und multiprofessionelle Betreuung und Versorgung dieser Personen eine zunehmend wichtige Rolle spielen (Mehnert, 2014).

Um den vielfältigen Unterstützungsbedürfnissen der Langzeitüberlebenden gerecht zu werden, braucht es Survivorship-Programme. Diese sollten rasch entwickelt und möglichst flächendeckend implementiert werden.

Auch aus ökonomischer Sicht dürfte sich die zügige Entwicklung und Implementierung solcher Programme bezahlt machen. Laut Schilling et al. (2014) können Survivorship-Programme maßgeblich dazu beitragen, Krankheitsfolgekosten zu senken, indem behandelbare Spätkomplikationen, Rezidive oder Zweittumore rechtzeitig erkannt und behandelt werden und/oder der Prozess der Reintegration ins Berufsleben nachhaltig unterstützt wird.

In der Schweiz bestehen bereits etliche Unterstützungsangebote, die auf Cancer Survivorship abzielen. Anbieter sind meist Behandlungszentren oder die Krebsliga. Jedoch sind diese Angebote derzeit noch nicht mit den international anerkannten vier Komponenten der Survivorship-Betreuung kompatibel (Eicher, 2016). Die folgende Darstellung bezieht sich auf ein spezifisches Angebot für Cancer Survivors in der Schweiz.

11.11 Cancer Survivorship – ein Bericht aus der Praxis

In einem zweijährigen Projekt der Krebsliga Ostschweiz erfolgte exemplarisch der Aufbau einer Fachberatung für Cancer Survivors. Eine erfahrene, spezifisch ausgebildete Pflegefachfrau führt diese Behandlung durch. (Diese Pflegefachperson hat beispielsweise einen Abschluss HöFa I Onkologie oder MAS Onkologie.) Das Angebot der Fachberatung Cancer Survivorship richtet sich an Menschen, die ihre Erstbehandlung abgeschlossen haben oder während bzw. nach einer Erhaltungstherapie Fragen haben. Ihre Erlebnisse können emotional oder psychisch belastend sein. Häufig lösen auch körperliche Symptome Leiden aus. Das Angebot bietet keine medizinische Symptombehandlung, sondern unterstützt die betroffenen Menschen dabei, ihre Schwierigkeiten zu bewältigen.

11.11.1 Häufige Beratungsthemen

Die Krebsliga berät und unterstützt Cancer Survivors besonders häufig in Bezug auf folgende Themen:

- Tumorassoziierte Fatigue und deren Auswirkungen auf den Alltag
- Kognitive Dysfunktion
- Nebenwirkungen der Antihormontherapie bei Mamma- und Prostata-Karzinom
- Langzeitfolgen nach medikamentöser Therapie allgemein
- Postoperative Langzeitfolgen, beispielsweise Lymphödem, Inkontinenz (Darm und Blase) und Impotenz – zu diesen Themen erhielten die Frauen keine konkrete Hilfestellung und Information
- Angst in allen Formen
- Schmerz
- Wiedereingliederung in den Beruf, soziale und familiäre Rollenfindung
- Sportmöglichkeiten
- Gewichtsregulation und Ernährung
- Bedürfnisse nach Angeboten der integrativen Medizin sowie Achtsamkeits- und Entspannungstraining
- Selbstmanagement-Kompetenzen
- Sexualität und Partnerschaft
- Körperbild und Epithesen
- Neurologische Langzeitnebenwirkungen
- Osteoporose
- Depression
- Isolation

11.11.2 Worunter leiden Cancer Survivors?

Die folgenden Zitate machen deutlich, was Cancer Survivors belastet, worunter sie leiden und was sie bewegt. Diese Aussagen von Betroffenen im Rahmen der Fachberatung beziehen sich nicht ausschließlich auf Frauen mit gynäkologisch-onkologischen Erkrankungen, veranschaulichen jedoch das Erleben und Empfinden der Cancer Survivors sehr treffend:

„Im Kampf ums Überleben und während der Chemotherapie war ich ok. Jetzt spüre ich aber, dass es jeden Tag schlechter geht."

„Krebs macht den ganzen Menschen wund."

„Jeder Tag ist eine Hürde."

„Es hat nichts mehr Platz in meinem Leben – außer extreme Müdigkeit."

„Die Ungewissheit und die offenen Fragen machen mich kaputt. Ich kann die Träume nicht mehr in die Realität mitnehmen."

„Dass der Hormonentzug für immer bestehen bleibt, damit habe ich nicht gerechnet. Was heißt das jetzt für uns? Niemand hat uns das erklärt."

„Manchmal ist meine Seele so traurig – da geht einfach nichts mehr in Ordnung."

„Was ich erlebe, treibt mich in die Erschöpfung. Nichts geht mehr wie früher. Wie komme ich da raus?"

„Durch den immensen Durchfall passieren oft ‚Unfälle'. Wegen der schlimmen Ödeme an den Beinen muss ich Strümpfe tragen. Diese sind mindestens zweimal am Tag verschmutzt."

Praxisbeispiel

Frau R., 45 Jahre, verheiratet, hat zwei Kinder im Alter von 15 und 17 Jahren. Sie arbeitet in Teilzeit als Sachbearbeiterin im Case Management einer Krankenkasse. Bei einer Routineuntersuchung wurden Auffälligkeiten am linken Ovar festgestellt, die sich als mäßig differenzierbares endometrioides Adenokarzinom mit fokal muzinöser Komponente herausstellten. Es erfolgte eine Laparotomie mit Hysterektomie, Omentektomie und Adnexektomie beidseits, Appendektomie und Lymphonodektomie (pT1c fragmentiert, pN0 (0/21), LVI 0, G2, FIGO Ic, Proliferation bei 30 %). Auf die Operation folgte eine Chemotherapie mit Carboplatin und Taxol über sechs Monate. Während der Chemotherapie war Frau R. zu 100 % krankgeschrieben. Ihr Arbeitgeber versicherte ihr, dass sie nach der Behandlung langsam wieder in den Beruf einsteigen und den Beschäftigungsgrad steigern könne. Frau R. hatte die Behandlung relativ gut überstanden. Als sie jedoch an ihre Arbeitsstelle zurückkehrte, traten Probleme auf, die mit den Spätfolgen der Krankheit und Therapie verbunden waren. Auf Empfehlung ihrer niedergelassenen Onkologin meldete sie sich drei Monate nach Abschluss der Chemotherapie für die

Sprechstunde Fachberatung Cancer Survivorship bei der Krebsliga Ostschweiz. Die Fachberaterin führt jeweils zu Beginn der einstündigen Beratung ein Kurzscreening mittels validiertem Distress-Thermometer durch (Mehnert et al., 2006). Bei Frau R. zeigten sich folgende Themen:

Fatigue (Cancer-related Fatigue): Frau R. erlebt Müdigkeit, Kraftlosigkeit, Erschöpfung und verminderte Leistungsfähigkeit nicht im Zusammenhang mit einer vorausgehenden Belastung. Sie möchte ihre Alltagstätigkeiten durchführen, doch fehlt ihr die Kraft dazu. Sie weiß nicht, woher diese Müdigkeit kommt und warum sie so lange andauert.

Chemotherapie-assoziierte kognitive Einschränkung: Auf Nachfrage bestätigt Frau R., dass sie vergesslicher sei als vor der Therapie. Sie klagt über ein beeinträchtigtes Kurzzeitgedächtnis und kann sich nicht mehr so gut konzentrieren wie früher. Sie liest sehr gerne, doch nach einer halben Seite hat sie das Gelesene bereits vergessen. Zwei Dinge gleichzeitig zu erledigen, fällt ihr sehr schwer. Telefonnummern, die sie immer auswendig wusste, kann sie nicht mehr memorieren. Sie zweifelt manchmal an ihrem Verstand.

Rückkehr in frühere Rollen: Frau R. beschreibt, dass das Umfeld sie als geheilt betrachtet. Dennoch fühlt sie sich nicht gesund. Vor allem die Müdigkeit belastet sie sehr. Sie fühlt sich unfähig und hat das Gefühl, nichts mehr leisten zu können. Alles erfordert sehr viel mehr Energie und Zeit.

Menopausale Symptome/Sexualität: Durch die Adnexektomie wurde Frau R. in die künstliche Menopause versetzt. Sie berichtet von Hitzewallungen, moderaten Schlafstörungen und trockenen Schleimhäuten. Einen Libidoverlust hat sie nicht bemerkt, da sie unter vielen belastenden Einschränkungen leidet. In der Partnerschaft war Sexualität seit der Operation noch kein Thema.

Periphere Neuropathie: Frau R. berichtet über Kribbeln in Händen und Füßen. Unter der Chemotherapie war ein leichtes Taubheitsgefühl aufgetreten. Die Symptome sind jedoch bedeutend geringer als während des letzten Monats, jedoch noch nicht völlig abgeklungen. Vor allem bei feinmotorischen Handlungen wie Knöpfe schließen hat sie Schwierigkeiten.

Rezidivangst: Obwohl Frau R. bewusst ist, dass die Krankheit früh diagnostiziert und behandelt wurde, quälen sie Ängste. Mit ihren Angehörigen möchte sie darüber jedoch nicht sprechen. Bei bestimmten Körpersignalen oder gesteigerter Müdigkeit denkt sie sofort an die Krankheit. Dies verunsichert und blockiert sie. Sie möchte für ihre Kinder da sein und auch wieder konzentriert arbeiten können. Der Gedanke, ihren früheren Beschäftigungsgrad nicht mehr zu erreichen, beängstigt sie.

11.12 Interventionen

Das Ziel des spezifischen Beratungsangebots besteht darin, die Lebensqualität für Cancer Survivors zu verbessern und nachhaltig sicherzustellen. Dazu gehört,

- therapiebedingte Folgeerscheinungen zu erkennen,
- die Bedürfnisse der Klient(inn)en zu erfassen,
- die Klient(inn)en nach Abschluss einer Behandlung zu begleiten.

Im ersten Gespräch (**Abb. 11-2**) erfasst und benennt die Fachberaterin die Symptome, den Bedarf und die Bedürfnisse der Klientin. Besonders wichtig ist es, ihr die Sicherheit zu vermitteln, dass ihr Erleben „normal" ist. Die Beratungsperson erklärt ihr, was in ihrem Köper vorgeht. Im Rahmen der weiteren ressourcen- und lösungsorientierten Beratungsgespräche kann sich die Klientin Verhaltensweisen aneignen, die zu einem verbesserten Selbstmanagement führen und ihre Selbstwirksamkeit stärken (Kramis et al., 2013). Die Fachberaterin begleitet Frau R. während aller Krankheitsphasen und unterstützt sie dabei, ihre Lebensqualität zu erhalten oder zu verbessern. Infolge der Beratung ist Frau R. über ihre Erkrankung sowie die Therapie informiert und kann somit Mitverantwortung übernehmen und mitentscheiden. Während der Beratungszwischenräume ist Frau R. in der Lage, das Symptommanagement selbst zu übernehmen. Bei Bedarf leitet die Beratungsperson die Zuweisung an spezialisierte Therapeut(inn)en in die Wege oder weist auf themenspezifische Programme hin.

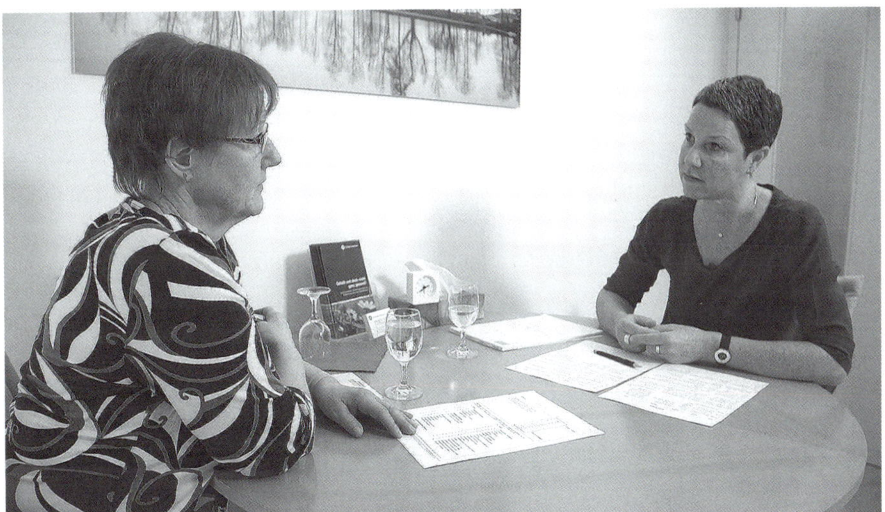

Abbildung 11-2: Beratungsangebot Cancer Survivorship (Quelle: Heinz Tobler, gesundheitheute, mit freundlicher Genehmigung)

Die Fachberaterin arbeitet nach einem evidenzbasierten Manual, das eigens für diese Beratung entstanden ist. Im Beratungsgespräch bekommen die Symptome einen Namen und hören auf, diffuse unkontrollierbare Begleiterscheinungen zu sein. Die Fachberaterin informiert Frau R. über Fatigue, bietet ihr Unterlagen an und empfiehlt ihr Literatur. Nach der Information folgt die Beratung zum Umgang mit fatiguebedingten Einschränkungen. Frau R. erhält Hinweise, Empfehlungen und Tipps, wie sie mit moderater, aber regelmäßiger körperlicher Aktivität (Beweglichkeit, Kraft, Ausdauer), ausgewogener Ernährung, Entspannung (z. B. Achtsamkeitstraining, progressive Muskelrelaxation etc.), Energiemanagement und eventuell mit Medikamenten oder Akupunktur die Fatigue lindern kann. Sie erfährt, dass es auch eine spezifische Ernährungs- und Müdigkeitssprechstunde gibt. Eventuell sind weitere Assessments in einer spezialisierten Sprechstunde zielführend und hilfreich. Eine Weiterverweisung an diese Stelle und ans Zentrum für Integrative Medizin für unterstützende Maßnahmen bleibt eine Option.

In Bezug auf kognitive Dysfunktion erfährt Frau R., dass Störungen der Daueraufmerksamkeit, der geteilten Aufmerksamkeit (Multitasking), der Lernfähigkeit, des Kurzzeitgedächtnisses sowie Wortfindungsstörungen und Störungen der feinmotorischen Koordination der Hände bekannte Symptome darstellen. Genetische Prädispositionen, die Antitumortherapie mit neurotoxischen Nebenwirkungen und die Tumorerkrankung als solche können diese Symptome auslösen. Mit der Tumortherapie gehen entzündliche Prozesse einher, die Zellen schädigen und Sekundärveränderungen wie Gefäßschäden, hormonelle Veränderungen und metabolische Abnormitäten verursachen (Rick, 2014). Psychogene Faktoren spielen ebenfalls eine Rolle (Angst, Stress, Depression, negative Erwartungshaltung). Frau R. erfährt auch, dass in MRI-Aufnahmen nach der Chemotherapie Größenveränderungen einzelner Gehirnstrukturen festgestellt wurden, welche die Symptome erklären (Morant, 2016).

Die Fachberaterin benennt und anerkennt die Symptome, sie werden nicht verharmlost oder wegdiskutiert. Dadurch ist ein realistischer Umgang mit den Symptomen möglich. Frau R. kann sich dadurch an die Situation anpassen (Morant, 2016). Patientenedukation und kognitive Maßnahmen kommen als Interventionen zur Anwendung. Frau R. trainiert täglich die Daueraufmerksamkeit, beispielsweise durch Lesen, Sudoku lösen, Origami (Kunst des Papierfaltens), Listen führen, Pausen einhalten und Sprachnachrichten aufzeichnen. Gedächtnis- und Aufmerksamkeitstraining sind ebenfalls möglich, auch in Gruppen. Hierfür erhält Frau R. eine Adresse. Die Fachberaterin rät ihr, vermehrt körperliche Bewegung in den Alltag einfließen zu lassen.

In vertraute Rollen zurückzukehren fällt den meisten Menschen schwer. Dies trifft auch auf Frau R. zu: „Eine Krebserkrankung und eine Therapie verändert einen", sagt sie. Die Fachberaterin erklärt ihr, dass es vielen Betroffenen so geht und sie Hilfe erhalten kann. Hinsichtlich versicherungstechnischer und finanzieller Fragen sowie Unterstützung im Umgang mit dem Arbeitgeber schaltet die Fachberaterin die Sozialberatung der Krebsliga ein. Bei Bedarf wird sie auch eine psychoonkologische und emotionale Begleitung anbahnen. Sie informiert die Klientin, dass es diverse Selbsthilfegruppen und geleitete Gruppen gibt. Die plötzlich eintretende Menopause ist für Frau R. zusätzlich belastend. Gegen Hitzewallungen empfiehlt die Fachberaterin vorerst ein pflanzliches Medikament, das sie drei Monate einnehmen soll. Regelmäßige körperliche Aktivität kann das Auftreten von Wallungen nachgewiesenermaßen reduzieren. Es ist empfehlenswert, Kleidung nach dem Zwiebelschalenprinzip zu tragen, das Normalgewicht zu halten sowie Alkohol und scharfe Gewürze als Auslöser von Hitzewallungen zu vermeiden.

Die Fachberaterin begleitet Frau R. über einen längeren Zeitraum und kann erkennen, wann weitere Interventionen notwendig sind. Grundsätzlich ist das Empfehlen bzw. Verschreiben von Medikamenten Aufgabe des behandelnden Arztes. Dies gilt auch für nicht rezeptpflichtige Arzneimittel. Die Fachberaterin als neutrale Person nimmt mit dem behandelnden Arzt Kontakt auf, sofern Frau R. dies wünscht. Sie empfiehlt, sämtliche Therapien mit dem Behandlungsteam abzusprechen.

Das Thema Sexualität wird die Fachberaterin in einer späteren Sitzung wiederaufnehmen, da Frau R. es momentan als nicht prioritär belastend einstuft. Die Klientin wird erfahren, warum ihre Libido nachgelassen hat und wo beispielsweise Sexualberatung wohnortnah zur Verfügung stehen würde.

Neurotoxizität bezeichnet eine schädigende Wirkung auf die Struktur und Funktion des Nervengewebes. Die neurotoxische Wirkung ist oft abhängig von der Dosierung und der Dauer der Zytostatika-Anwendung. Veränderungen treten in der Regel nicht plötzlich auf, sondern können sich im Verlauf der Chemotherapie entwickeln. Es gibt derzeit keine Behandlungsmöglichkeiten oder Präventivmaßnahmen. Frau R. beschreibt aktuell keine Einschränkungen mehr. Die Fachberaterin wird sich über den Verlauf der Symptome erneut bei Frau R. erkundigen.

Angst vor dem Unbekannten und der Unvorhersehbarkeit ist in der Psychoonkologie als besonders intensiv beschrieben. Es gilt, Angst als wichtigstes Belastungskriterium zu erheben und zu behandeln. Die Fachberaterin ermöglich Frau R., im Gespräch Zugang zu ihrer Angst zu gewinnen. Sie fasst ihre Wahrnehmung und ihre individuelle Wirklichkeit in Worte. Die Beraterin zeigt ihr Strategien im Umgang mit Angst, beispielsweise Ablenkung, Ressourcen wecken, Informationsdefizit ausgleichen, Entspannung, Sinn und Hoffnung einbeziehen, Achtsamkeit und Akzeptanz üben. Eventuell wird eine psychoonkologische Beratung mit Angst als Beratungsschwerpunkt erforderlich.

11.13 Fazit

Dieses Beispiel veranschaulicht die Vielschichtigkeit der Probleme und Herausforderungen, mit denen sich Cancer Survivors konfrontiert sehen. Das Zurückkehren in ein Leben nach der Behandlung zeigt sich als anspruchsvoller Prozess. Klient(inn)en, die den Weg in die Fachberatung finden, berichten, dass sie Information, Beratung, Orientierung und Unterstützung als sehr hilfreich erleben. Je nach Tumorlokalisation, Tumorart, Operation und Therapie können jedoch Spätfolgen bestehen bleiben. Manchmal führen diese Folgen dazu, dass an ein Zurückkehren in die frühere Normalität nicht zu denken ist. Bei Menschen im erwerbstätigen Alter kann eine Anmeldung bei der Invalidenversicherung unumgänglich werden. Anderen wiederum gelingt die Reintegration und sie fühlen sich nach der schwierigen Zeit wieder vital.

11.14 Abschließende Gedanken und Fragen zur Interdisziplinarität

Die dargestellten Grundlagen, die Berichte aus der Praxis und das Fallbeispiel machen deutlich, dass Cancer Survivors nicht nur medizinisch-onkologische Kontroll- und Nachsorgeuntersuchungen benötigen, sondern zahlreiche weitere Unterstützungsangebote. Wir stehen vor der großen und herausfordernden Aufgabe, möglichst flächendeckend Nachsorgenetzwerke aufzubauen. Fest steht, dass eine solche schnittstellenübergreifende Versorgung nur in interprofessionellen, multidisziplinären Teams gelingen kann. Dabei könnten diplomierte Pflegefachpersonen, die sich durch akademische Ausbildung Expertenwissen, Fähigkeiten zur Entscheidungsfindung bei komplexen Sachverhalten sowie klinische Kompetenzen angeeignet haben, eine zentrale Rolle spielen. Wie in anderen Ländern werden auch in der Schweiz Pflegeexpertinnen APN zunehmend einen wichtigen Beitrag zu einer qualitativ hochstehenden und zugleich bezahlbaren Gesundheitsversorgung für alle leisten (SBK et al., 2012). Dabei ist es unabdingbar, zielgruppenspezifische Unterstützungsbedürfnisse von Cancer Survivors zu erfassen. Wichtig ist auch, breit abgestützte Empfehlungen für Survivors zu entwickeln und zu implementieren sowie Empfehlungen und verbindliche Standards zur Langzeitversorgung voranzutreiben. Die Erforschung praktikabler und wirksamer Interventionen hat hohe Priorität.

Viele Fragen sind noch offen: Wer kümmert sich im schweizerischen Gesundheitswesen um die wachsende Anzahl von Cancer Survivors? Wer soll den Lead übernehmen? Welche Dienste könnten oder sollten bei der Beratung und Begleitung von Cancer Survivors involviert sein? Welche Akteure müssen miteinander vernetzt werden und zusammenarbeiten, damit Menschen mit einer onkologischen Erkrankung im Rahmen des CCC eine integrierte Versorgung erhalten? Wie lassen sich wirksame Cancer Survivorship-Programme gestalten? Ebenso stellen sich entscheidende Fragen nach den Rahmenbedingungen: Wer finanziert diese Angebote? Wie lassen sich Politik und Krankenversicherungen davon überzeugen, dass es sich auch finanziell lohnt, in Unterstützungsangebote für Cancer Survivors zu investieren, da dadurch Krankheitsfolgekosten sinken können?

Anmerkung: Dieser Beitrag basiert auf einer leicht adaptierten Fassung von Rüegsegger, A. B. & Stoll, S. (2018), s. Literaturverzeichnis.

12 Cancer Survivorship – mit Brustkrebs weiterleben

Anna Barbara Rüegsegger

„Der folgende leicht adaptierte Beitrag von Rüegsegger (2020) wurde aus pflegefachlicher Perspektive verfasst. Die Autorin zeigt, dass Krebs zu einer meist chronisch verlaufenden Erkrankung geworden ist, beschreibt die vielfältigen und langfristigen Herausforderungen, mit denen sich Cancer Survivors beschäftigen müssen, erläutert Wege, Möglichkeiten und Programme, wie Cancer Survivors bei der Bewältigung dieser Herausforderungen unterstützt werden können." [Anm. d. Lek.]

Die Onkologie verfügt heute über moderne Krebstherapien. In den vergangenen 30–40 Jahren wurden innovative und wirksame Behandlungsmethoden entwickelt. Die Behandlung erfolgt in multidisziplinären und interprofessionellen Teams, welche die zur Verfügung stehenden Verfahren bestmöglich kombinieren. Die Überlebensraten sind bei vielen Krebserkrankungen sehr stark angestiegen. Dies führt dazu, dass immer weniger Menschen an Krebs sterben. Brustkrebs im Speziellen, aber auch Krebs im Allgemeinen, hat sich in sehr vielen Fällen von der akuten, lebensbegrenzenden, „unheilbaren" Krankheit zu einer lebensverändernden und chronischen Erkrankung verändert, mit der sehr viel mehr Patientinnen deutlich länger leben als früher (Foster et al., 2018). Das heißt die Gruppe von Personen, die im Laufe ihres Lebens an Krebs erkrankt und danach sehr lange weiterlebt, wird in den nächsten Jahren rasant anwachsen. Aktuell geht man davon aus, dass in der Schweiz, Deutschland, Österreich und anderen Ländern wie Italien, Großbritannien, Skandinavien und in den USA ca. 5 % der Gesamtbevölkerung mit einer Krebsdiagnose leben (Arndt, 2019; Heusser et al., 2017).

12.1 Definition von Cancer Survivor und Cancer Survivorship

Für Menschen, die mit einer Krebsdiagnose leben, wird im angelsächsischen Raum der Begriff „Cancer Survivors" (Überlebende einer Krebserkrankung) verwendet. Mangels zufriedenstellender Übersetzung hat sich der englische Begriff zunehmend auch im deutschsprachigen Raum durchgesetzt. Eine einheitliche Definition dieses

Begriffs gibt es nicht. Krebserkrankte selbst, Gesundheitsfachleute, wissenschaftliche Gremien, politische Organisationen und die Öffentlichkeit haben meist unterschiedliche Vorstellungen, was unter „Cancer Survivors" zu verstehen ist (Rüegsegger & Stoll, 2018). In der Literatur sind verschiedene Bedeutungen zu finden:

- Eine traditionelle und heute eher überholte Sichtweise verstand unter einem „Cancer Survivor" eine Person, die nach der potenziell kurativen Behandlung keine Anzeichen von Krebs mehr hatte und somit als geheilt galt (Hewitt et al., 2006).
- Die umfassendere und heute in vielen Fachkreisen anerkannte Definition des US-amerikanischen National Cancer Institute (NCI) und der National Coalition for Cancer Survivorship (NCCS) bezeichnet jede Patientin und jeden Patienten vom Zeitpunkt der Diagnose an bis zum Tod als „Cancer Survivor" (National Cancer Institute, 2017). Demnach ist jede Patientin, unabhängig von Erkrankungsschwere und Prognose, ab der Krebsdiagnose über die gesamte Lebensspanne ein „Cancer Survivor" (Mehnert & Johansen, 2019).
- Diesem Verständnis nach gelten auch die Krebsbetroffenen als „Cancer Survivors", die Langzeitbehandlungen erhalten – sei es zur Verminderung des Rezidivrisikos oder zum Management der chronischen Erkrankung (ASCO, 2018).

Auch für den Begriff „Cancer Survivorship" gibt es keine international verbindliche Definition. In der Regel wird die Zeitspanne des Überlebens nach Krebs darunter verstanden. Häufig werden die folgenden drei Phasen benannt (ASCO, 2018):

1. Die akute Überlebensphase („acute survivorship") als Zeitraum der Krebsdiagnose, der nachfolgenden Entscheidungen bezüglich Primärtherapien sowie deren Durchführung. Im Vordergrund stehen oft das Management akuter Nebenwirkungen der Behandlungen sowie existenzielle Fragen (Arndt, 2019; Rüegsegger & Stoll, 2018).
2. Das erweiterte Überleben („extended survivorship") in den Monaten nach Abschluss der Behandlungen. Diese Phase wird als herausfordernde Zeit des Übergangs und des Sich-Zurechtfindens beschrieben. Es geht darum, das Leben unter neuen Bedingungen (weiter) zu leben. Der Umgang mit den (bleibenden) Folgen der Erkrankung und der Behandlungen stehen im Mittelpunkt. Unklare Gefühle und Ängste sind häufig (Arndt, 2019; Rüegsegger & Stoll, 2018).
3. Das dauerhafte Überleben („permanent survivorship") als die Jahre des Lebens nach und mit Krebs. Alle Betroffenen sind hier eingeschlossen, unabhängig davon, ob die Person tumorfrei ist oder nicht (Webb et al., 2016). Dieses Verständnis geht über die Dichotomie „geheilt" oder „nicht geheilt" hinaus und zeigt auf, dass Krebspatienten „unabhängig von ihrer Prognose spezifische Erfahrungen und Herausforderungen erleben, die sie von der Allgemeinbevölkerung unterscheiden" (Arndt, 2019). Denn oft müssen Konsequenzen der Krankheit und der Behandlung bewältigt werden.

Die Diskussionen um Definitionen und Phasen binden viel Energie. Immer öfter – v. a. im europäischen Raum – wird Cancer Survivorship als die Periode nach Abschluss der initialen Behandlungen verstanden (Jefford et al., 2013; Lorgelly & Neri, 2018; Mitsimponas & Rauh, 2017).

Das Ziel von Cancer Survivorship sollte eine qualitativ hochwertige Behandlung und Betreuung für alle von Krebs betroffenen Personen sein. Das breite Spektrum an vielfältigen Problemen und Herausforderungen nach der Primärtherapie muss dabei berücksichtigt werden (Arndt, 2019). Im Zentrum steht die größtmögliche Lebensqualität jedes einzelnen Cancer Survivors. Prioritäre Handlungsfelder sind die onkologische Rehabilitation, die Nachsorgeuntersuchungen (zeitliche und inhaltliche Gestaltung), nebst der Bekämpfung der Kurzzeitnebenwirkungen auch eine erhöhte Sensibilität gegenüber den Langzeitfolgen der Therapien, umfassende Informationen sowie psychosoziale Unterstützung (De Lorenzo et al., 2018).

Cancer Survivorship fokussiert die Periode nach Abschluss der Primärtherapien und damit das Leben nach einer Krebserkrankung.

12.2 Herausforderungen und Folgeprobleme nach einer Krebserkrankung

Während der akuten Behandlungsphase haben an Brustkrebs erkrankte Frauen meist ein klares und festgelegtes Behandlungsziel sowie definierte Ansprechpartner. Dies ändert sich oft nach Abschluss der Therapie. Plötzlich sind sie auf sich allein gestellt, stehen vor offenen Fragen und unerwarteten Problemen (Schreiber & Goss, 2019). Die medizinischen und psychologischen Herausforderungen von Cancer Survivors wurden bereits im Jahr 2006 vom US Institute of Medicine (Hewitt et al., 2006) umfassend beschrieben. Dieser Bericht ist international anerkannt und gilt nach wie vor als wichtiges Grundlagenwerk. Demnach müssen Cancer Survivors:

- die Auswirkungen der Krebserkrankung und deren Behandlung auf alle Bereiche der Lebensqualität bewältigen,
- mit Langzeit- und Spätfolgen der Krebserkrankung und deren Behandlung umgehen,
- mit Unsicherheit und Angst vor einem Rezidiv leben,
- mit Veränderungen in Bezug auf das eigene Selbst und die Beziehung zu anderen Menschen zurechtkommen (Hewitt et al., 2006; Rüegsegger & Stoll, 2018).

Die heutigen Brustkrebsbehandlungen bergen ein großes Potenzial an andauernden oder spät auftretenden Auswirkungen, welche die Lebensqualität negativ beeinflussen können (Kenyon et al., 2014). Die Prävalenz von Spätfolgen ist gestiegen, wahrscheinlich durch komplexere und intensivere Antitumorinterventionen mit Kombinationen aus Operation, Bestrahlung, Chemotherapie, Hormontherapie und zielgerichteten Therapien (Denlinger et al., 2014). Folgende Langzeiteffekte, gruppiert nach Behandlungsart, treten gehäuft auf:

- *Operation*: Schmerz; Lymphödem
- *Chemotherapie*: periphere Neuropathie; kardiovaskuläre Komplikationen; kognitive Beeinträchtigungen; Probleme mit Fertilität, Schwangerschaft und Verhütung; Cancer-related Fatigue; menopausale Symptome
- *Zielgerichtete Therapie*: kardiovaskuläre Komplikationen
- *Strahlentherapie*: kardiovaskuläre Komplikationen; Lymphödem; Cancer-related Fatigue
- *Hormonbehandlung:* menopausale Symptome; Probleme mit Fertilität, Schwangerschaft und Verhütung; Osteoporose; Arthralgien und Myalgien (Luctkar-Flude et al., 2015).

Bezüglich Häufigkeit der auftretenden Langzeitfolgen sind in der Literatur sehr unterschiedliche Zahlen zu finden. Sie reichen je nach Autorenschaft von 20–70 % (Institut National du Cancer, 2018; Maher et al., 2018; Webb et al., 2016).

Es gibt mittlerweile viel Literatur zu Herausforderungen, Belastungen und langfristigen Beeinträchtigungen, von denen Cancer Survivors betroffen sein können. Diese lassen sich theoretisch folgenden fünf Bereichen zuordnen: körperlich, psychisch, sozial, spirituell und den Lebensstil betreffend (**Tab. 12-1**). Diese Unterteilung dient einem besseren Verständnis, beinhaltet allerdings klare Grenzen. Denn eine Belastung tritt selten isoliert in einem Bereich auf, sondern beeinflusst auch die anderen Bereiche.

Die Cancer-related Fatigue – eine chronische Müdigkeit und Erschöpfung, gekoppelt mit mangelnder Energie und erheblichen Leistungseinbußen – wird meist den körperlichen Folgen zugeordnet. Sie ist jedoch per Definition ein multidimensionales Geschehen, welches auch psychische, soziale und verhaltensbezogene Aspekte beinhaltet (Zetzl et al., 2018). Jedes Folgeproblem kann die Lebenssituation und den Alltag der Cancer Survivors noch Monate oder gar Jahre nach der Krebsdiagnose erheblich beeinflussen. Einige Beschwerden treten gehäuft gleichzeitig auf, sogenannte Symptomcluster. Diese beeinträchtigen Funktionalität, Wohlbefinden und Lebensqualität der Cancer Survivors stark. Als besonders belastend beschreiben Betroffene den Symptomcluster Schmerz, Cancer-related Fatigue, Schlafstörungen, kognitive Schwierigkeiten und Depression (National Cancer Institute, n. d.). Im Zusammenhang mit der Lebensführung stehen diese fünf Faktoren im Vordergrund:

Tabelle 12-1: Herausforderungen, mit denen Cancer Survivors konfrontiert werden (Quelle: eigene Darstellung)

Bereich	Herausforderungen
Körperlich	Körperbildveränderungen; Lymphödem; Cancer-related Fatigue; Schmerzen; andauernde Schlafstörungen; Schäden an Organen oder Organsystemen mit Folgen wie verminderte Leistungsfähigkeit, Herzinsuffizienz, Bluthochdruck, Atemnot, Polyneuropathie, Verdauungsbeschwerden, Osteoporose und Gewichtsproblemen (Ganz et al., 2013; Schilling et al., 2014).
Psychisch	Angst (vor einem Rezidiv, einer Progression oder einem Zweittumor), aber auch Unsicherheit bezüglich Zukunft; verändertes Körperbild; Depressivität; kognitive Beeinträchtigungen in Form von Konzentrations-, Gedächtnis- und Wortfindungsstörungen (Rick et al., 2019).
Sozial	Rollenveränderungen; Rückkehr an den Arbeitsplatz; finanzielle und versicherungstechnische Fragen; Probleme in Familie, Partnerschaft und Sexualität (Esser & Kuba, 2019).
Spirituell	Existenzielle Fragen; Konfrontation mit der eigenen Sterblichkeit, Verlust, Trauer, Hoffnung(slosigkeit), Lebenssinn (Esser & Kuba, 2019).
Lebensführung	Fragen zu einem gesunden Lebensstil, welcher zu größerem Wohlbefinden und höherer Lebensqualität beitragen sowie das Risiko eines Rezidivs und eines neuen Zweittumors vermindern kann (Kiserud et al., 2018).

1. eine ausgewogene, gesunde Ernährung mit viel Gemüse, Obst und Faserstoffen, wenig Fett
2. regelmäßige Bewegung: mindestens 30 Minuten oder mehr moderate bis intensive körperliche Aktivität pro Tag
3. kein Übergewicht, d.h. Body Mass Index (BMI) im Normalbereich
4. geringer Alkoholkonsum
5. kompletter Verzicht auf Nikotin (Kiserud et al., 2018; Spector, 2018).

Die heutigen Brustkrebsbehandlungen können vielfältige Auswirkungen und komplexe Spätfolgen haben, sind aber von Frau zu Frau unterschiedlich.

12.3 Unterstützungsbedürfnisse und -bedarf von Cancer Survivors

Die Überlebenschancen nach einer Brustkrebsdiagnose haben sich in den letzten Jahren stark verbessert. Krebs ist eine chronische Erkrankung geworden. Die Angst vor einem bösartigen Tumor ist aber in der Bevölkerung nach wie vor sehr weit verbreitet: Laut einer repräsentativen Umfrage aus dem Jahr 2017 in Deutschland fürchten sich 65% der Befragten vor der Erkrankung. Vor allem junge Menschen (14–29 Jahre) und Erwachsene zwischen 30 und 44 Jahren haben Angst vor Krebs (DAK-Gesundheit, 2017). Diese Angst lässt sich möglicherweise durch die über Generationen erlebten Geschichten und Erfahrungen rund um Krebs erklären. Zudem erleben die meisten Betroffenen die Krebsdiagnose nach wie vor als Schock und als Bruch in ihrer Biografie. Die meisten Menschen führen ihr Leben nach einer überstandenen Krebskrankheit nicht mehr gleich weiter wie vor der Erkrankung: Der Blick in die Zukunft, Zeitgefühl, Beziehungen, Werte und Prioritäten ändern sich (Marzorati et al., 2017).

Viele ehemalige Patientinnen und ihr soziales Umfeld erleben den Weg „zurück ins Leben“ als sehr beschwerlich. Sie beschreiben, besonders im ersten Jahr nach Abschluss der aktiven Behandlung, komplexe unbefriedigte Bedürfnisse, u.a. das Fehlen emotionaler oder sozialer Unterstützung, mangelnde Hilfe bei der Bewältigung von Nebenwirkungen oder Komplikationen sowie Probleme bei der Wiederaufnahme der Berufstätigkeit (Mayer et al., 2017). Sie vermissen vor allem auch Angebot und Zugang zu gut verständlichem Informationsmaterial. Der Informationsbedarf bleibt meist über die Zeit konstant hoch und ist nach zehn Jahren nur wenig geringer als in früheren Phasen des Cancer Survivorship (Burg et al., 2015). Betroffene berichten von ungenügenden Hilfestellungen, insbesondere bezüglich körperlicher und finanzieller Themen (Heusser et al., 2017). Sie benötigen eine kontinuierliche Betreuung, um nicht „verloren zu gehen“ (Schilling et al., 2014). Zentral sind die Beratung und Ermutigung zu einem gesunden Lebensstil. Es besteht heute Einigkeit darüber, dass sich ein solcher gerade auch bei Cancer Survivors positiv auswirkt. Somatische und psychische Komorbiditäten können beeinflusst, die Tumor-Rückfallraten gesenkt und die krebsbezogene Sterblichkeit verringert werden (Kiserud et al., 2018; Spector, 2018). Empfehlungen zu beeinflussbaren Lebensstilfaktoren, die das Rückfallrisiko reduzieren und das subjektive Wohlbefinden erhöhen können, gelten explizit auch für Patientinnen mit Brustkrebs: Betroffene Frauen sollen zu körperlicher Aktivität und bei erhöhtem BMI zur Normalisierung des Körpergewichts motiviert werden und entsprechende Hilfestellungen dazu erhalten (Leitlinienprogramm Onkologie, 2019).

Frauen mit Brustkrebs brauchen auch in den Monaten und Jahren nach der aktiven Therapie Beratung und Begleitung.

12.4 Cancer Survivorship Care

Dadurch, dass sich Krebs zu einer chronischen Erkrankung entwickelt hat, ist auch zunehmend eine langfristige onkologische Nachsorge notwendig. Der Informations- und Beratungsbedarf der betroffenen Menschen ist parallel dazu gestiegen. Wie bei anderen chronisch verlaufenden Krankheiten brauchen auch Cancer Survivors definierte Anlaufstellen mit fachkompetenten Ansprechpersonen, die sich in den unterschiedlichen Domänen Medizin, Psychoonkologie, Sozial- und Arbeitsrecht sowie Kranken- und Rentenversicherung auskennen (Schreiber & Goss, 2019). Die meisten Betroffenen und ihre Angehörigen schätzen es besonders, eine kontinuierliche Ansprechperson zu haben.

Die Entwicklung und Implementierung von Survivorship Care Programmen ist auch im deutschsprachigen Raum dringend notwendig. Sie werden dazu beitragen, die Versorgungskontinuität zu verbessern sowie die Betreuung individueller, bedarfsgerechter und zeitnaher zu gestalten. Bereits etablierte Programme aus den USA können uns dabei unterstützen. Deren vier zentrale Komponenten sind:

1. Prävention und Früherkennung von Tumorrezidiven, Zweitneoplasien und anderen Spätfolgen
2. Überwachung der Ausbreitung und des Rückfalls des Tumors oder des Auftretens von Zweitmalignomen sowie die gezielte Erfassung der medizinischen und psychosozialen Spätfolgen
3. Interventionen zur Behandlung und Versorgung der medizinischen Probleme und psychosozialen Krankheits- und Therapiefolgen
4. Koordinierung der Gesundheitsversorgung und Kommunikation zwischen allen an der Betreuung Beteiligten (Institute of Medicine, 2013b, S. 366)

Nebst diesen Grundkomponenten beinhalten patientinnenzentrierte und bedürfnisorientierte Cancer Survivorship Care Pläne weitere Kriterien:

- Förderung und Unterstützung der Therapieadhärenz
- Förderung der Patientinnenkompetenz (insbesondere Unterstützung des Selbstmanagements und des Selbstmonitorings) im Umgang mit den erkrankungs- oder behandlungsbedingten Folgen
- Förderung der Gesundheitskompetenz und eines möglichst aktiven, gesunden Lebensstils
- Förderung der Teilhabe an Arbeit und sozialen, gesellschaftlichen Aktivitäten

- Erfassung zielgruppenspezifischer Unterstützungsbedürfnisse und Entwicklung entsprechender systematischer Angebote
- Sicherstellung eines niederschwelligen, flächendeckenden und gerechten Zugangs zu den Versorgungsangeboten (Mehnert & Götze, 2018).

Cancer Survivorship Care hat das Potenzial, die Versorgungsqualität und Zufriedenheit der Patientinnen zu verbessern sowie die Gesundheitskosten zu senken.

Solche Survivorship Care Pläne sollten möglichst bald entwickelt und implementiert werden. Denn die Gruppe der Cancer Survivors wächst rasch an und mit ihnen steigt der Bedarf an Langzeitversorgung und weiteren Unterstützungsangeboten, um die vielfältigen Herausforderungen im Leben nach und mit Krebs meistern zu können.

12.5 Abschließende Fragen zur Reflexion

Das Kapitel hat gezeigt, dass Cancer Survivors neben medizinisch-onkologischen Kontroll- und Nachsorgeuntersuchungen auch zahlreiche weitere Unterstützungsangebote benötigen. Wir stehen vor der großen und herausfordernden Aufgabe, entsprechende Nachsorgenetzwerke möglichst rasch und systematisch aufzubauen. Die schnittstellenübergreifende Versorgung kann nur in interprofessionellen, multidisziplinären Teams gelingen. Dabei können onkologisch weitergebildete Pflegefachpersonen wie die Breast Care Nurses, mit ihrem vertieften und spezifischen Expertenwissen, eine zentrale Rolle spielen (Rüegsegger & Stoll, 2018). Folgende Fragen dienen zur Vertiefung:

- Welche Fachpersonen und Berufsgruppen sollen sich um die Langzeitbetreuung der Cancer Survivors kümmern?
- Wie sollen die diversen Akteure im Cancer Survivorship miteinander vernetzt werden und zusammenarbeiten?
- Mit welchen Argumenten bringen wir die relevanten Entscheidungsträger/innen dazu, mehr in die Prävention zu investieren?

Anmerkung: Dieser Beitrag basiert auf einer leicht adaptierten Fassung von Rüegsegger, A.B. (2020). Cancer Survivorship – mit Brustkrebs weiterleben (s. Literaturverzeichnis).

13 Die Rolle der Pflegeprofession in der onkologischen Versorgung in Deutschland

Heidrun Pundt

„Nichts muss im Leben gefürchtet werden, es muss verstanden werden."
Marie Curie

13.1 Lagebeschreibung

Dank moderner Behandlungsmethoden haben die ca. 490 000 an Krebs erkrankten Menschen in Deutschland eine hohe Lebenserwartung (Robert Koch Institut, 2020). Welche Herausforderungen durch Spätfolgen von Erkrankung und Behandlung sind damit für betroffene Menschen verbunden? Welche Konzepte und Interventionen zu ihrer Begleitung sind erforderlich und welche Rolle spielt die professionelle Pflege darin?

Je nachdem, wie frühzeitig ein Tumor entdeckt wird, können Menschen davon geheilt werden oder noch lange mit der Krebserkrankung leben. Dann betrachtet man eine Krebserkrankung auch als chronische Erkrankung. Nach Günster et al. (2011) spricht man dann von einer chronischen Erkrankung, wenn ein sich entwickelnder, mindestens über ein Jahr bestehender und ohne Behandlung mit schweren Störungen einhergehender Krankheitsverlauf, der eine auf die Bedürfnisse und Lebenssituation angepasste Versorgung erfordert, gegeben ist. Infolge der längeren Überlebenszeiten berichten viele der betroffenen Personen, wie auch Cordelia Galgut, die Autorin dieses Buches, von gesundheitlichen, aber auch von seelischen und sozialen Spätfolgen durch die Krebserkrankung und -behandlung. Dies macht auch in Deutschland eine auf eine lange Begleitungszeit ausgerichtete Behandlung nötig, die nicht nur medizinisch, sondern auch pflegerisch und psychosozial ausgerichtet sein muss. Zu den körperlichen, seelischen und sozialen Spätfolgen gehören (Krebsinformationsdienst, Deutsches Krebsforschungszentrum, 2019):

- Herz-, Lungen- und Nierenschäden
- Störungen der Fruchtbarkeit und der Sexualität
- Nebenwirkungen an Haut, Schleimhaut und Zähnen
- Lymphödem
- Nervenschäden (Neuropathie)

- Schädigung des Gehörs und der Augen
- Störungen des Stoffwechsels und der Schilddrüsenfunktion
- Knochen- und Muskelschwund
- Neue („zweite") Krebserkrankung und/oder die Angst davor
- Chronische Erschöpfung (Fatigue)
- Angst, Depression und chronische Schmerzen
- Störungen der Konzentration und der Feinmotorik
- Beeinträchtigung des Körperbildes
- Familiäre, berufliche und finanzielle Probleme.

13.2 Forschung und Konzepte zu Cancer Survivorship

Im angelsächsischen Raum beschäftigt man sich schon lange mit den Krebs-Überlebenden, den sogenannten Cancer Survivors. Die „National Coalition for Cancer Survivorship" in den USA definierte schon 1996 Cancer Survivorship als Zeitraum vom Beginn der Diagnosestellung über Therapie und Nachsorge bis zum Lebensende (**Abb. 13-1**), um entsprechend die Behandlung und Begleitung auf die verschie-

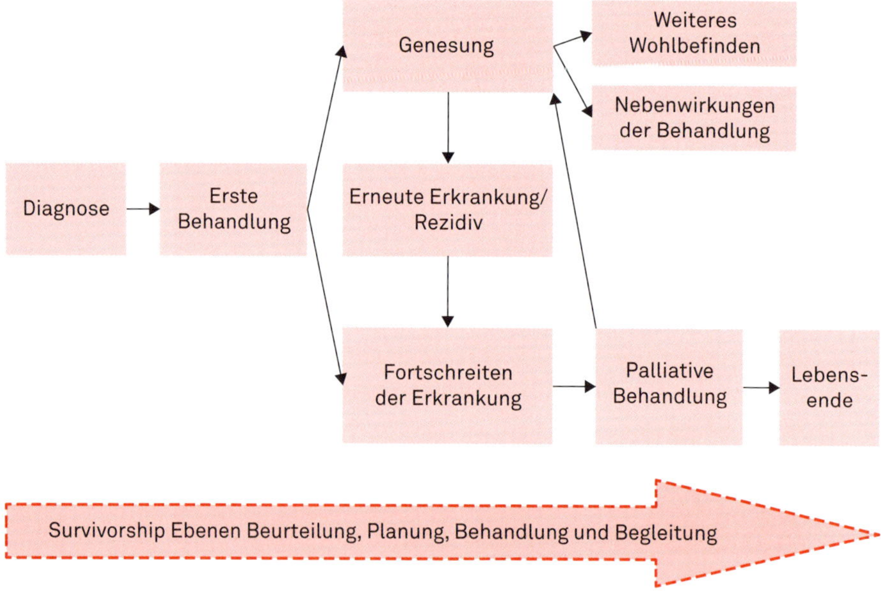

Abbildung 13-1: Übersicht der verschiedenen Stufen der Behandlung und Begleitung im Cancer Survivorship (Eigendarstellung in Anlehnung an Macmillan Cancer Support & NHS Improvement (2010))

denen Erkrankungsphasen und Lebenslagen anzupassen (NCCS National Coalition of Cancer Survivorship, 1996).

So wie Cordelia Galgut beschrieb auch der amerikanische Psychologe Michael Feuerstein (2007) aufgrund eigener Krankheitserfahrungen die verschiedenen Phasen einer Krebserkrankung. Sein Bedarf an professioneller Begleitung war in den verschiedenen Erkrankungsphasen sehr unterschiedlich und er war darauf angewiesen, dass die behandelnden Personen das auch erkannten.

In Großbritannien wurde das „National Cancer and Palliative Rehabilitation Workforce Project“ gegründet und hat auf Grundlage des Cancer Survivorship Modells von Feuerstein den „cancer care pathway“ für das Nationale Gesundheitssystem (NHS) entwickelt. Der Behandlungspfad berücksichtigt die verschiedenen Phasen und Verbindungen der Krebserkrankung, deren Behandlung und Rehabilitation, der palliativen und Lebensendphase sowie den daraus entstehenden Bedarf an Versorgung und Betreuung durch multiprofessionelle Teams aus den Bereichen Medizin, Pflege, Psychologie, Physio- und anderer Therapien.

Das Ablaufdiagramm zeigt den Patientenweg zur Beurteilung des Versorgungsbedarfs, wie es in Großbritannien seit 2010 eingeführt ist. Je nachdem, in welcher Phase sich die an Krebs erkrankten Personen befinden, ist mehr oder weniger Unterstützung nötig. Aus Sicht der Cancer Survivors ist der Bedarf: „So viel wie nötig, so wenig wie möglich“. Dies erfordert von den behandelnden Personen ein Verständnis von vernetzter Betreuung zur individuellen Begleitung.

Das Pflege- und Behandlungsteam muss die Fähigkeiten und Kenntnisse haben sowie in der Lage sein, z. B. durch Assessment-Instrumente – wie Checklisten und zielgerichtete Befragungen – die Probleme der betroffenen Menschen und deren Unterstützungsbedarf zu ermitteln und ggf. Maßnahmen mit und für sie zur Stärkung des Selbstmanagements zu ergreifen.

Begleitung der Krebs-Überlebenden

Je frühzeitiger und besser die Anleitung der Krebs-Überlebenden ist, desto länger ist ihre autonome Zeit. Damit betroffene Menschen so lange und so selbstbestimmt wie möglich leben können, müssen sie im Sinne des Empowerments, also der Stärkung der eigenen Fähigkeiten mit Situationen umzugehen, darin unterstützt werden,

- ihre eigenen Bedürfnisse zu erkennen
- ihre Fähigkeiten zu stärken und
- so die Kontrolle über ihr eigenes Leben wiederzuerlangen bzw. zu behalten (Kendall, 1998).

Viele Cancer Survivors wollen ihr Leben nach der Behandlung wieder selbst gestalten, arbeiten, zur Schule gehen oder eine Familie gründen. Sie leben u. U. mit Nebenwirkungen und Spätfolgen von Erkrankung und Therapie und brauchen dabei Unterstützung durch die behandelnden und begleitenden Personen – auch im Bereich der Palliative Care.

Die **Abb. 13-2** stellt das unterstützte Selbstmanagement der Bereiche dar, zwischen denen die Krebsbetroffenen während und nach ihrer Erkrankung wechseln können: Selbstversorgung und professionelle Betreuung. Sie verdeutlicht auch das Spektrum der Einflüsse und die Interaktionen der an der Behandlung beteiligten Personen.

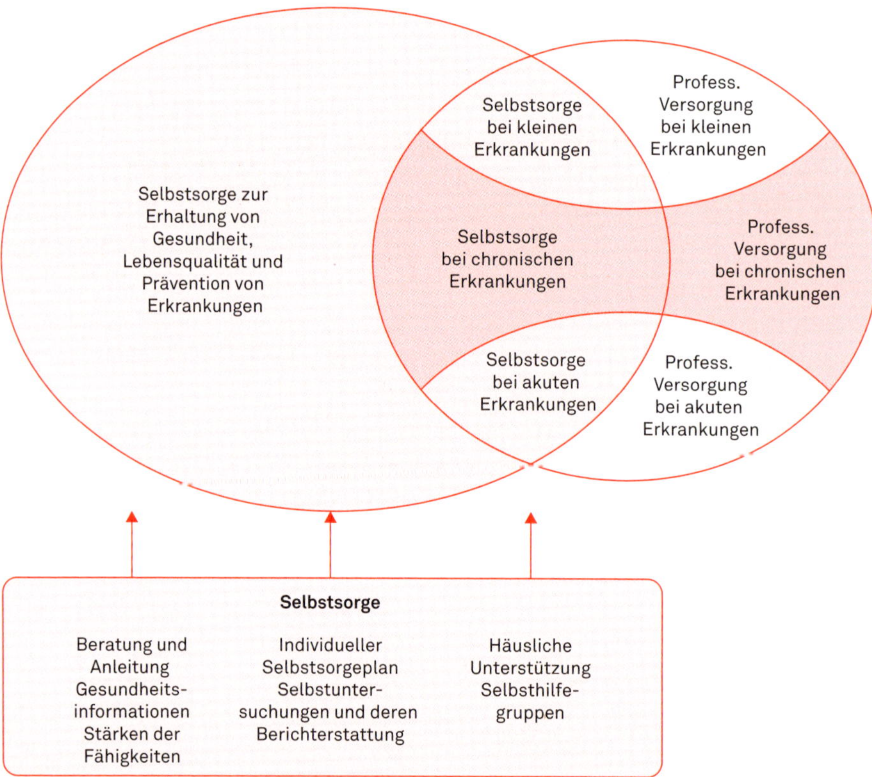

Abbildung 13-2: Möglichkeiten und Grenzen unterstützender Selbstversorgung (Eigendarstellung in Anlehnung an Department of Health, 2008)

13.3 Entwicklungsbedarf in Deutschland

Im internationalen Vergleich besteht in Deutschland noch Entwicklungsbedarf in Bezug auf eine kontinuierliche langfristige, vernetzte Begleitung von Menschen mit einer Krebserkrankung. Die Versorgung ist primär auf die medizinische Erstbehandlung ausgerichtet (Leitlinienprogramm, 2018). Sie erfolgt in multiprofessionellen Teams. In der Regel sind die Behandlungszentren zertifiziert und genügen den Zertifizierungskriterien der Deutschen Krebsgesellschaft. Das gilt auch für onkologische Praxen. Vereinzelte Zentren haben eine onkologische Pflegeberatung. Zusätzlich besteht die Möglichkeit, Kontakt zu Psychologen, Psychoonkologen, Selbsthilfegruppen und Beratungszentren aufzunehmen. Danach erfolgt in der Regel eine Rehabilitationsmaßnahme und später – in regelmäßigen Abständen – die Nachsorgeuntersuchungen.

Eine langfristige, kontinuierliche Begleitung der betroffenen Personen, um Nebenwirkungen und Spätfolgen zu erkennen und zu behandeln, findet aber kaum statt, obwohl die verschiedenen Gutachten des Sachverständigenrates im Gesundheitswesen, u. a. 2009 zu Koordination und Integration – Gesundheitsversorgung in einer Gesellschaft längeren Lebens, gefordert hat (SVR Gesundheit, 2009).

13.3.1 Entwicklungen auf Bundesebene

Das Bundesgesundheitsministerium hat 2008 den Nationalen Krebsplan mit verschiedenen Handlungsfeldern zur Weiterentwicklung der Versorgung von Menschen mit einer Krebserkrankung verabschiedet (BMG, 2017). Hierin wurden eine langfristige Behandlung und Begleitung der von Krebs Betroffenen berücksichtigt.

2018 wurde die Arbeitsgruppe „Langzeitüberleben nach Krebs" (LONKO) gegründet. In dieser AG entwickeln Vertreterinnen und Vertreter aller an der Behandlung beteiligten Institutionen und Verbände eine Empfehlung, wie zukünftig die langfristige, multiprofessionelle und patientenorientierte Behandlung und Begleitung von Langzeitüberleben nach Krebs aussehen kann. Es werden Forschungsschwerpunkte entwickelt und Best-Practice-Beispiele gezeigt.

Diese Inhalte und Intensionen entsprechen auch der Forschung zu Prävention und Behandlung von Krebs der „Nationalen Dekade gegen Krebs" der Bundesregierung, die an das Bundesforschungsministerium angeschlossen ist (BMBF, 2019). Hier ist eine Annäherung an internationale Standards erkennbar. Im Rahmen der Innovationsförderung läuft ein vierjähriges Projekt zum Aufbau einer „Survivor Sprechstunde" im Brustzentrum der Charité mit dem Ziel, durch die Unterstützung der Betroffenen auch valide Daten des körperlichen und des seelischen Zustandes zu erhalten und eine Wirksamkeit der Beratung nachzuweisen (Gemeinsamer Bundesausschuss, 2020b).

Ein weiteres gefördertes Projekt ist das Präventionsprogramm „Care for CAYAs" für junge Patienten nach überstandener Krebserkrankung im Kindes-, Jugend- und jungen Erwachsenenalter. Es hat zum Ziel, Jugendliche und junge Erwachsene nach einer Krebserkrankung zu unterstützen, ein möglichst normales Leben zu führen (Gemeinsamer Bundesausschuss, 2020a).

Auch wurde ein Konzept zur psychoonkologischen Beratung in den Krebsberatungsstellen entwickelt und die Finanzierung gesichert (GKV Spitzenverband, 2020).

13.3.2 Die Rolle der professionellen Pflege

Die internationalen Entwicklungen zeigen, dass das Ausweiten der Versorgung von Menschen mit einer Krebserkrankung – von der medizinischen Erstbehandlung hin zu einer langfristigen Behandlung und Begleitung mit Nebenwirkungs- und Spätfolgenmanagement sowie der Begleitung im Alltag nach einer Behandlung – die Lebensqualität der Krebs-Überlebenden erheblich verbessert. Sie fühlen sich ernst genommen und sinnvoll begleitet (National Cancer Action Team, 2010a). Eine wichtige Rolle könnte hier die onkologische und/oder palliative weitergebildete Pflegefachperson einnehmen:

- Sie kann die betroffenen Menschen aufgrund ihrer Professionalität über den Zeitraum der Erkrankung und darüber hinaus begleiten.
- Durch ihre Qualifikation ist sie in der Lage, jede Erkrankungsphase zu beurteilen und am Bedarf orientiert einen Versorgungs- und Pflegeplan aufzustellen.
- Sie gibt ggf. Anregungen zur Versorgung zu Hause, im Alltag oder auf der Arbeit und gewährleistet so eine Kontinuität in der Begleitung, die es so in Deutschland noch nicht gibt.
- Die Patientinnen und Patienten treffen die Pflegefachperson in der Akutbehandlung – aber auch im Palliativ- und Hospizbereich. Diese agiert nah an den betroffenen Personen und kann über die medizinische Versorgung hinaus einen Bezug herstellen (National Cancer Action Team, 2010a, 2010b). Aus diesem Grund ist sie als Case Managerin geeignet, eine langfristige Begleitung auf Grundlage eines umfassenden Versorgungsplanes, in Kooperation mit dem ärztlichen Dienst, zu gewährleisten. Insbesondere in der speziellen ambulanten Palliativversorgung (SAPV) können die Pflegefachpersonen diesbezüglich sehr selbstständig arbeiten.

13.3.3 Aufgaben der Pflegefachpersonen im Cancer Survivorship

- *Case Management*: kontinuierliche, systematisch aufgebaute Begleitung
- *Unterstützung bei präventiven Maßnahmen*: Information und Unterstützung bei Vorsorgemaßnahmen, z. B. frühzeitige Erkennung von Krebs
- *bei Diagnosestellung*: Teilnahme am Aufklärungsgespräch, Angebot eines Diagnosenachgesprächs, einer Beratung
- *im Behandlungsprozess*: z. B. Begleitung, Organisation des Pflegeprozesses, Teilnahme an Tumorkonferenzen
- *während und nach der Überleitung in den ambulanten Bereich*: z. B. Symptomkontrolle, Nebenwirkungsmanagement, psychosoziale Koordination (inkl. Umfeldbetreuung), Notfalltelefon, Vernetzung aller an der Behandlung Beteiligten zur optimalen individuellen Betreuung des Patienten in seinem Lebensumfeld
- *nach Beendigung der Behandlung*: weitere Begleitung nach Bedarf – im Rahmen von präventiven Hausbesuchen/Telefonaten, Unterstützung zur Wiederaufnahme des Alltags/des Berufs, Familiengesundheitspflege
- Entwicklung und Aufnahme von verbindlichen Konzepten zur Patientenedukation und Umgang mit Emotionen in die Regelversorgung
- *bei Rezidiven:* Versorgung/Betreuung während der Behandlung, Anbahnung einer palliativen Begleitung
- *palliative Begleitung*: Türöffner zur SAPV, flankiert die Behandlung ggf. weiter.

Eine weitere Möglichkeit wäre auch die Integration der Familiengesundheitspflege. Für die langfristige Begleitung krebserkrankter Menschen wäre die Pflegetätigkeit die Beurteilung der häuslichen Situation nach der „Genesung" oder Wiedereingliederung in den Beruf/Alltag. Oft bestehen noch Einschränkungen durch die Behandlung. Die Familiengesundheitspflege kann in ihren regelmäßigen Visiten die gegenwärtige Situation beurteilen und eine Empfehlung für die betroffenen Personen und deren Angehörigen geben (Weskamm, 2011).

13.4 Aussagen von onkologischen Fachpflegepersonen zur aktuellen Situation

Eine kleine (nicht repräsentative) Abfrage unter Pflegefachpersonen, die mit onkologischen Patientinnen und Patienten arbeiten, zur aktuellen Arbeitssituation und der Einbeziehung von onkologischen Pflegefachpersonen und deren Möglichkeit zur Beratung in den Behandlungsprozess hat folgende Ergebnisse gebracht, die nachfolgend in den Aussagen von drei verschiedenen Personen dargestellt werden.

1. Zur Frage, wie lange sie mit onkologischen Patientinnen und Patienten arbeiten und seit wann sie onkologische Pflegefachkraft sind:
A: „Ich habe aber keine Fachweiterbildung Onkologie absolviert, „lediglich" das Studium Pflegewissenschaften beendet. Ich arbeite aber seit ca. 4,5 Jahren mit Darmkrebspatientinnen und -patienten zusammen."
B: „Ich bin seit 20 Jahren in der Onkologie, seit 2017 onkologische Fachpflegekraft."
C: „Ich bin seit 19 Jahren in der Onkologie und seit neun Jahren onkologische Fachpflegekraft."

2. Zur Frage nach positiven als auch negativen Erfahrungen in der Begleitung Krebserkrankter – hier ein paar Beispiele:
A: „Besonders positive Erfahrungen mache ich mit Patienten und Patientinnen, die einbestellt zu einer Tumor-OP aufgenommen werden. Gerade in den letzten Jahren kann man sagen, dass sich die Menschen – auch die 70+ – viel mehr mit ihrer Krankheit auseinandersetzen wollen. Sowohl in Selbsthilfegruppen als auch im Internet wird sich informiert. Die Patientinnen und Patienten sind weniger ängstlich bei den Operationen, bei denen sie z. B. ein Stoma angelegt bekommen. Außerdem bringt das Zusammenspiel mit den onkologischen Stationen viel Sicherheit bei der eigenen Arbeit. Da ich auf der Station selbst schon gearbeitet habe, kenne ich den Ablauf und kann den Patientinnen und Patienten auf die nächste „Etappe" vorbereiten. Das Hand-in-Hand-Arbeiten macht mir vor allem Spaß und schafft gerade psychisch für den Erkrankten viel Positives.

Trotzdem sind die Themen rund um das Thema Darm und Stuhlgang immer noch ein Tabuthema. Patientinnen und Patienten entwickeln auch Körperbildstörungen aufgrund des angelegten Stomas, was aus der Planung der häuslichen Versorgung eine Herausforderung macht. Leider ist gerade z. B. in den Rehakliniken viel zu wenig geschultes Personal, um kompliziertere Versorgungen vorzunehmen. Unsere Patientinnen und Patienten verlieren auf der Suche nach den richtigen Einrichtungen oft den Mut, physische und psychische Kraft. Man steht als Pflegekraft oft nur da und versucht mit den wenigen Mitteln, eine Rehaklinik zu überbrücken. Das zerrt auch an meinen Nerven und frustriert mich."

B: „Oft ist es die Zeit, die fehlt. Aber auch das Verständnis der Kolleginnen und Kollegen, dass die Patinnen und Patienten oft mehr Redebedarf haben. Es wird als Schnacken abgetan. Da bin ich sehr froh, dass ich im Rahmen meiner Freistellung Zeit für die Patienten habe, ohne mir Gedanken machen zu müssen, ob das jetzt passt. Die Rückmeldungen der Patientinnen und Patienten sind sehr gut. Sie fühlen sich wahrgenommen, angenommen, gehört, wertgeschätzt, mit den Herzkissen kann ich ihnen oft ein Lächeln ins Gesicht zaubern.

Die gute Zusammenarbeit mit unserem neuen oberärztlichen Dienst ist auch sehr ausschlaggebend. Wir arbeiten wirklich zusammen. Diejenigen Patientinnen

und Patienten, die pflegerische Expertise benötigen, kommen im Anschluss an die Sprechstunde zu mir. Es geht manchmal auch um Probleme, die sich evtl. im stationären Aufenthalt ereignet haben."
C: „Ich bin froh, dass ich in meinen Gesprächen den Patientinnen und Patienten häufig die diffuse Angst vor Nebenwirkungen nehmen kann. Sie sind zwar manchmal nicht zu verhindern, aber ich kann gut beraten, wie sie mit ihnen umgehen können."

3. Zur Frage, wie Patientinnen und Patienten zu Nebenwirkungen und Langzeitfolgen der Behandlung beraten werden:
A: „Die Nebenwirkungen treten relativ schnell nach der Operation auf wie Diarrhöen und langfristige Einschränkungen beim Essen oder auch Veränderungen bei Hobbys/sportlichen Aktivitäten. Patientinnen und Patienten mit Ileostoma oder hohen Darmfisteln werden während des stationären Aufenthaltes von der Stomatherapeutin, der Ernährungsberaterin und dem Pflege-/bzw. medizinischen Personal geschult. Das bedeutet oft ein Verzicht auf Lieblingslebensmittel. Gerade bei älteren Menschen kann das problematisch sein, das kann zu einem chronischen Appetitverlust oder hohem Gewichtsverlust kommen. Da heißt es, auf die Suche mit den Angehörigen nach alternativen Lebensmitteln zu gehen. Gerade für die Häuslichkeit ist eine Beratung und Schulung der Angehörigen wichtig. Ich gebe u. a. die Anleitung zur Stomaversorgung für die Angehörigen, die im besten Fall im selben Haushalt leben."
B: „Viele Fragen ergeben sich im Gespräch. Ich gehe dann gezielt auf die Beschwerden ein. Mit gezielten Flyern versuche ich den Patientinnen und Patienten auch etwas an die Hand zu geben. Langzeitfolgen – das ist schwierig. Die pflegerische Beratung bezieht sich ja erst mal auf die primäre Therapie. Ich tausche mich mit dem ärztlichen Dienst aus und bitte um die Beratung der Patientinnen und Patienten."
C: „Was mir häufig fehlt, ist die Rückmeldung zu den Inhalten meiner Beratung, wenn die Patientinnen und Patienten wieder zu Hause sind. Ich bin halt in der Akutphase bei ihnen, nicht nach der Behandlung."

4. Zur Frage der Möglichkeit, auf psychische Faktoren einzugehen:
A: „Einige unserer Patientinnen und Patienten haben einen sehr langen Krankenhausaufenthalt aufgrund von Komplikationen und Infektionen. Ich kämpfe dann oft mit der Angst vor Distanzverlust, meine Patientinnen und Patienten rutschen im Laufe des Aufenthaltes ins „Du" oder fragen mich über Privates aus (Wohnort, Beziehungsstatus etc.). Oft ist das von den Erkrankten ein Ablenken von ihrer eigenen Diagnose.

Der gesamte Ablauf des Krankenhausaufenthaltes ist gut strukturiert, die Patientinnen und Patienten sind da sehr gut ‚eingebettet', das macht die Angst umso größer, ob das auch Zuhause klappt. Pflegedienste oder Hausärzte haben nicht die Kapazität bzw. die Pflege-/Krankenkassen erfüllen kaum den benötigen Umfang, um eine Sicherheit zu schaffen. Oft rufen uns die Patientinnen und Patienten oder deren Angehörige von Zuhause an, um nochmals Fragen zu stellen.

Bei jüngeren Patientinnen und Patienten ist das Thema Sexualität oder sich als Mann/Frau fühlen ein großes Thema. Die Stoma-Trägerinnen und -Träger müssen ihren Körper erst neu kennen lernen und verstehen. Oft werden diese Fragen kaum im Krankenhausaufenthalt angesprochen und werden dann Zuhause erst bewusst."

D: „Auf psychische Faktoren kann ich auch eingehen, das ist ja auch ein Schwerpunkt der Fachweiterbildung Onkologie, ansonsten ziehe ich immer den psychologischen Dienst hinzu. Diese werden aber im Rahmen der Behandlung sowieso immer informiert."

C: „Dadurch, dass die Patientinnen und Patienten immer wieder zu uns kommen, besteht die Möglichkeit, eine intensivere Beziehung aufzubauen. Daraus ergibt sich, dass sie eher über ihre Ängste sprechen. Aber ich sehe meine Arbeit immer in direktem Bezug zum psychologischen Dienst, der uns auch richtig unterstützt."

5. Zur Frage, was im Moment an Beratung nicht möglich ist:

A: „Viele unserer Patientinnen und Patienten kommen vor der Chemo- bzw. Strahlentherapie zu uns. Einige Probleme stellen sich erst mit der Behandlung ein. Da muss ich auf die dort tätigen onkologischen Pflegefachpersonen hinweisen. Außerdem stehen oft auch nicht alle Ergebnisse bis zum Entlassungstag fest, sodass die Patientinnen und Patienten erst Zuhause erfahren, ob nochmals operiert werden bzw. weitere Therapien folgen müssen."

B: „Ich kann nicht über die Langzeitfolgen beraten, da ich nicht weiß, wie die Patientin oder der Patient auf die verschiedenen Behandlungen reagieren. Ich bin ja in die Erstbehandlung eingebunden, aber nicht in den ambulanten Prozess."

C: „Es wäre schön, wenn ich zwischen den Aufenthalten Kontakt zu meinen Patientinnen und Patienten haben könnte, um einzuschätzen, wie es ihnen wirklich nach der Behandlung geht. Das ist aber gar nicht vorgesehen und zeitlich nicht drin."

6. Zur Frage nach zukünftigen Aufgaben der onkologischen Pflegefachpersonen:

A: „Meiner Meinung nach benötigen die Patientinnen und Patienten eine Begleitung durch die onkologische Behandlung im häuslichen Umfeld. Ähnlich wie beim SAPV sollte es möglich sein, bei Problemen eine Fachkraft Tag und Nacht anzurufen oder die Angehörigen zu begleiten. Der Krankenhausaufenthalt ist viel zu kurz geworden, um alle pflegerelevanten Themen oder Szenarien durchzugehen und zu bewältigen. Dabei sollten onkologische Pflegefachpersonen, die auf ihrem Fachgebiet spezialisiert sind, ein eigenes Konzept zur Begleitung entwickeln, von der Anamnese bis hin zum Überleitungsbogen bei erneuten Krankenhausaufenthalten. So hätte ich (und alle anderen tätigen Berufsgruppen, Sozialdienst etc.) als gerade betreuende Fachkraft einen festen Ansprechpartner, der mir den aktuellen Stand in der Versorgung gibt. Erste Hürden werden aber vielleicht durch Absolventen des Studiengangs ‚Community Health Care and Nursing' genommen.

Aber auch schon während des Aufenthaltes sollten die onkologischen Pflegefachpersonen mehr präsent sein, beispielsweise bei den Tumorkonferenzen oder auf Station in Form von Pflegevisiten. Viel zu selten treten unsere onkologischen Pflegefachpersonen auch als diese auf, weil sie kaum Zeit finden in der Stationsarbeit. Aber das ist wie so oft ein Personalproblem."

B: „Wir benötigen auf jeden Fall mehr onkologisch fachlich weitergebildete Pflegepersonen in der Onkologie, die durch Freigestellte unterstützt werden. Hier bei uns haben wir ja schon den Weg geebnet.

Die Aufgaben sind dann gezielte Beratung, Fortbildung von Mitarbeitenden. Ansprechpartnerin und Ansprechpartner für alle am Behandlungsprozess beteiligten Berufsgruppen, Austausch, Teilnahme an der Tumorkonferenz. Das klappt bei mir sehr gut und ich merke, wie viele Informationen ich zusätzlich bekomme, ich aber auch in die Tumorkonferenz gebe. Meine erlangten Informationen gebe ich dann in der Übergabe weiter."

C: „Wir, die onkologischen Fachpflegenden, leiten die Patientinnen und Patienten durch die Therapie. Zukünftig sollten wir mehr Zeit für die Übergaben an die nachbehandelnden Bereiche haben. Definitiv sollte es Sprechstunden von onkologischen Fachpflegenden geben. Das muss in den Behandlungsprozess eingebunden sein. Ich muss Zeit für Kriseninterventionen haben und nicht immer den Zeitfaktor im Nacken spüren."

13.5 Vision

Zusammenfassend ist es dringend erforderlich, der Rolle der Pflegefachpersonen, v. a. der onkologischen Fachkräfte mit onkologischer Weiterbildung, mehr Gewicht im gesamten Behandlungsprozess zu verleihen. Die von den Kolleginnen und Kollegen beschriebenen Situationen zeigen: Sind die Pflegefachpersonen strukturell richtig eingebunden (z. B. als freigestellte Beraterin, für den Krankenhausaufenthalt verantwortliche Fachkraft, für Menschen in Krisensituationen bereitstehende Fachkraft), personell gut ausgestattet und können sie ihre durch Weiterbildung und/oder Studium erlangte Expertise richtig einsetzten, kann eine sichere Umgebung für die Patientinnen und Patienten geschaffen werden, um mit der Erkrankung, der Diagnostik und Therapie richtig umgehen zu können. Die Betroffenen hätten damit alle Voraussetzungen, mit ihrer Erkrankung leben zu können.

Die Möglichkeiten der langfristigen Begleitung von Cancer Survivors sind vielfältig. Die Umsetzung der Maßnahmen aus dem Nationalen Krebsplan (NKP) (Bundesministerium für Gesundheit, 2017) wird zeigen, wie sicher und aufgehoben sich die an Krebs erkrankten Menschen im deutschen Gesundheitssystem fühlen können. Auch in den bereits beschriebenen, durch den NKP initiierten Projekten müssen onkologische Pflegefachpersonen eine Schlüsselrolle spielen. Betrachtet man den Erfahrungsbericht von Cordelia Galgut, muss klar sein, dass die Behandlung von onkologischen Patientinnen und Patienten alle physischen und psychischen Probleme umfassen muss. Die Behandlung darf nicht in einzelne Segmente aufgeteilt sein, sie muss vernetzt betrachtet werden. Der steigenden Zahl der Erkrankten, die auch mit und nach ihrer Erkrankung leben, muss es möglich sein, so gut es geht – mit der professionellen Unterstützung, die aktuellen wissenschaftlichen Erkenntnissen entspricht – eine hohe Lebensqualität zu erlangen. Nur das ist menschenwürdig.

Glossar

Adjuvante Chemotherapie: zusätzliche Tumortherapie nach einer Erstbehandlung, um zu verhindern, dass der Tumor erneut auftritt (Tumorrezidiv).

Biopsie: Entnahme eines kleinen Gewebskerns mittels einer großen Kanüle über einen kurzen Hautschnitt, um ihn unter dem Mikroskop zu untersuchen.

Brustkrebs, sekundärer siehe **Metastasen**.

Chemotherapie: Medikamente, die gegen Krebs verabreicht werden, aber auch auf jedes andere rasch wachsende Gewebe, wie Haarfollikel, Haut und Darm, einwirken können. Sie werden eingesetzt, wenn sich ein Tumor ausbreitet, um die verbleibenden Zellen abzutöten. Auch nach Beseitigung aller Tumorzellen kann eine Chemotherapie die Wahrscheinlichkeit eines Wiederauftretens (Rezidiv) verhindern.

Citalopram: ein Antidepressivum aus der Gruppe der selektiven Serotonin-Wiederaufnahme-Hemmer (SSRI).

Genexpressionstest Oncotype Dx: Dieser Test ist eine große Hilfe beim Bestimmen des Rezidivrisikos, indem betrachtet wird, wie 25 Gene in der Biopsieprobe (siehe dort) an- oder abgeschaltet werden. Er unterstützt in Grenzfällen bei der Entscheidung darüber, ob eine Chemotherapie erforderlich ist. Er ist nicht für alle Frauen geeignet und nutzlos bei Patient*innen mit sekundärem Karzinom.

HER2: ein Protein an der Oberfläche mancher Tumorzellen. Manche Mammakarzinome haben mehr HER2-Rezeptoren als andere. Diese Tumoren neigen zu rascherem Wachstum als andere Brustkrebstypen und sprechen auf die Substanz Herceptin (siehe dort) an.

Herceptin: eine Substanz, welche die HER2-Rezeptoren bei manchen Formen des Mammakarzinoms blockiert. Sie kann das Überleben von Patientinnen verlängern, deren Krebs sich ausgebreitet hat, und in manchen Fällen die Rezidivrate um 50 % senken.

Histologie: die Untersuchung von Gewebe unter dem Mikroskop, um genau zu bestimmen, welcher Zelltyp bösartig (maligne) geworden ist.

intravenös: über eine Vene direkt in die Blutbahn gehend.

Kanüle: ein Kunststoffröhrchen, das in eine Vene eingeführt wird, um Blut abzunehmen, Medikamente zu verabreichen oder eine Infusion anzuschließen. Es kann bei Bedarf mehrere Tage liegen bleiben.

Kegelstrahl-Computertomographie: eine Technik medizinischer Bildgebung mittels divergenter Röntgenstrahlen, die einen Kegel bilden.

Lagerungsschwindel, gutartiger: Folge einer Störung im Innenohr. Er entsteht, wenn kleine Kalziumkarbonatkristalle aus einem anderen Teil des Ohrs in einen der Bogengänge gelangen oder direkt dort entstehen.

Lymphknoten: kleine, über den gesamten Körper verteilte Drüsen, in denen sich Krebszellen zuerst festsetzen.

Lymphödem: ein Zustand, bei dem Körpergewebe anschwillt. Ursachen sind eine Schädigung des lymphatischen Systems infolge einer Tumortherapie oder seit der Geburt bestehende Störungen des lymphatischen Systems.

Mammakarzinom, beidseitiges: Brustkrebs, der entweder in beiden Brüsten gleichzeitig oder in der zweiten Brust einige Monate nach Erkrankung der ersten Brust diagnostiziert wird.

Mastektomie: operatives Entfernen der gesamten Brust einschließlich der Brustwarze.

Mastzelle: eine mit basophilen Granula gefüllte Zelle (eine Art weißes Blutkörperchen), die sich in Bindegewebe findet und bei entzündlichen und allergischen Reaktionen Histamin und andere Substanzen freisetzt.

Metastasen: Ausbreitung des Tumors von seinem Ursprungsort an eine andere Stelle im Körper (z. B. Knochen, Organe).

Multimedikation: gleichzeitige Anwendung mehrerer Medikamente.

Nekrose: Absterben der meisten oder aller Zellen eines Organs oder Gewebes infolge einer Erkrankung, Verletzung oder Unterbrechung der Blutzufuhr.

Onkologe: ein Arzt, der sich auf die Behandlung von Tumorpatient*innen spezialisiert hat.

Polypharmazie siehe **Multimedikation**

Primärtumor: ein Tumor, der sich (noch) nicht über den Ursprungsort oder das umgebende Gewebe hinaus verbreitet hat.

Psychologe: eine Person, die für das wissenschaftliche Studium von Menschen, Geist/Seele und Verhalten ausgebildet ist. Psychologen können Akademiker*innen und/oder Kliniker*innen sein.

Radiologe: ein Arzt, der sich auf medizinische Bildgebung, das heißt Röntgenaufnahmen, Computertomographie und Magnetresonanztomographie, spezialisiert hat.

Radiotherapie siehe **Strahlentherapie**

Sarkom: ein seltener Tumor, der den Körper äußerlich und innerlich treffen und zum Beispiel in Muskeln, Knochen, Sehnen, Blutgefäßen und Fettgewebe auftreten kann.

Stabile Erkrankung: Dieser Begriff dient zur Beschreibung eines Tumors, der weder wächst noch abnimmt, genauer gesagt, dessen Größe sich weder verdoppelt noch um mehr als 30 % abgenommen hat.

Strahlentherapie: Anwendung von Strahlung zur Behandlung von Krebs.

Tamoxifen: ein Östrogenrezeptorblocker. Wenn die Tumorzellen über Östrogenrezeptoren verfügen, verringert diese Substanz die Wahrscheinlichkeit eines Rezidivs.

Zoladex: eine injizierbare Substanz, die Frauen in der Perimenopause mit östrogensensiblen Tumoren verabreicht werden kann, um die Östrogenproduktion ihrer Ovarien zu stoppen. Sie dient auch als Hormontherapie zur Behandlung bei Prostatakarzinom.

Literatur

Alexis, O. & Worsley, A.J. (2018). A meta-synthesis of qualitative studies exploring men's sense of masculinity post-prostate cancer treatment. *Cancer Nursing, 41*(4), 298–310. https://doi.org/10.1097/NCC.0000000000000509

American Society of Clinical Oncology ASCO. (2016). *About Survivorship.* Available from http://www.cancer.net/survivorship/about-survivorship

Armenian, S.H., Xu, L., Ky, B., Sun, C., Farol, L.T., Pal, S.K., Douglas, P.S., Bhatia, S. & Chao, C. (2016). Cardiovascular disease among survivors of adult-onset cancer: A community based retrospective cohort study. *Journal of Clinical Oncology: Official Journal of the American Society of Clinical Oncology, 34*(10), 1122–1130. https://doi.org/10.1200/JCO.2015.64.0409

Arndt, V. (2019). „Cancer survivorship" in Deutschland – Epidemiologie und Definitionen. *Forum, 34*(2), 158–164. https://doi.org/10.1007/s12312-019-0560-2

ASCO, American Society of Clinical Oncology. (2018). *About Survivorship.* Verfügbar unter https://www.cancer.net/survivorship/what-survivorship

Blennerhassett, M. (2008). *Nothing Personal: Disturbing Undercurrents in Cancer Care.* Boca Raton, FL: CRC Press.

BMBF, Bundesministerium für Bildung und Forschung. (2019). *Nationale Dekade gegen den Krebs.* Verfügbar unter https://www.bmbf.de/bmbf/de/forschung/gesundheit/nationale-dekade-gegen-krebs/nationale-dekade-gegen-krebs.html

Budish, E., Roin, B.N. & Williams, H. (2015). Do firms underinvest in long-term research? Evidence from cancer clinical trials. *American Economic Review, 105*(7), 2044–2085. https://doi.org/10.1257/aer.20131176

BMG (Bundesministerium für Gesundheit). (2017). *Nationaler Krebsplan.* Verfügbar unter https://www.bundesgesundheitsministerium.de/fileadmin/Dateien/5_Publikationen/Praevention/Broschueren/Broschuere_Nationaler_Krebsplan.pdf

Bundesamt für Statistik (BFS), Nationales Institut für Krebsepidemiologie und -registrierung (NICER) & Schweizer Kinderkrebsregister (SKKR). (2016). *Schweizerischer Krebsbericht 2015. Stand und Entwicklungen.* Neuchâtel: Bundesamt für Statistik (BFS), Nationales Institut für Krebsepidemiologie und -registrierung (NICER), Schweizer Kinderkrebsregister (SKKR).

Burg, M.A., Adorno, G., Lopez, E.D.S., Loerzel, V., Stein, K., Wallace, C. & Sharma, D.K.B. (2015). Current unmet needs of cancer survivors: Analysis of open-ended responses to the American Cancer Society study of cancer survivors II. *Cancer, 121*(4), 623–663. https://doi.org/10.1002/cncr.28951

Cancer Research UK. (2015). *1 in 2 people in the UK will get cancer.* Available from www.cancerresearchuk.org/about-us/cancer-news/press-release/2015-02-04-1-in-2-peoplein-the-uk-will-get-cancer

Chambers, S.K., Girgis, A., Occhipinti, S., Hutchison, S., Turner, J., Morris, B. & Dunn, J. (2012). Psychological distress and unmet supportive care needs in cancer patients and carers who contact cancer helplines. *European Journal of Cancer Care, 21*(2), 213–223. https://doi.org/10.1111/j.1365-2354.2011.01288.x

Chan, S.W., Tulloch, E., Cooper, E.S., Smith, A., Wojcik, W. & Norman, J.E. (2017). Montgomery and informed consent: Where are we now? *BMJ, 357*, j2224. https://doi.org/10.1136/bmj.j2224

Chitnis, X., Steventon, A., Glaser, A. & Bardsley, M. (2014). *Use of Health and Social Care by People with Cancer: Research Report.* London: Nuffield Trust.

Crompton, S. (2018). Mind the gap! Who cares for patients once treatment is over? *Cancerworld, 82*, 34–39. Available from https://archive.cancerworld.net/featured/mind-the-gap-who-should-help-patients-with-long-term-effects-and-how/

DAK-Gesundheit. (2017). *Angst vor Krankheiten.* Verfügbar unter https://www.gesundheitsgmbh.de/news/dak-studie-weniger-angst-vor-krebs-und-demenz/

Daubney, M. (2015, 26 June). Psychologists should lead the way on male mental health issues. *The Telegraph.* Available from https://www.telegraph.co.uk/men/thinking-man/11699024/Psychologists-should-lead-the-way-on-male-mental-health-issues.html

De Lorenzo, F., Apostolidis, K., Florindi, F. & Makaroff, L.E. (2018). Improving European policy to support cancer survivors. *Journal of Cancer Policy, 15*, 72–75. https://doi.org/10.1016/j.jcpo.2018.01.004

Denlinger, C.S., Carlson, R.W., Are, M., Baker, K.S., Davis, E., Edge, S.B., Friedman, D.L., Goldman, M., Jones, L., King, A., Kvale, E., Langbaum, T.S., Ligibel, J.A., McCabe, M.S., McVary, K.T., Melisko, M., Montoya, J.G., Mooney, K., Morgan, M.A., O'Connor, T., ... Freedman-Cass, D. (2014). Survivorship: introduction and definition. Clinical practice guidelines in oncology. *Journal of the National Comprehensive Cancer Network, 12*(1), 34–45.

Department of Health. (2008). *Common principles to support selfcare.* Available from https://www.skillsforcare.org.uk/Documents/Topics/Self-care/Common-core-principles-to-support-self-care.pdf

Doward, J. (2015, 31 October). Let's reach out to men to halt shocking suicide rate. *The Guardian.* Verfügbar unter www.theguardian.com/society/2015/oct/31/social-media-campaign-male-suicide

Eicher, M. (2016). *Unterstützungsbedürfnisse in der Phase des Cancer Survivorship. Bericht für die Krebsliga Schweiz.* Lausanne. Institut Universitaire de Formation et de Recherche en Soins, Centre Hospitalier Universitaire Vaudois et Université.

Ess, S.M. & Herrmann, C. (2014). „Cancer Survivors" – eine stark wachsende Bevölkerungsgruppe. *Schweizer Krebsbulletin, 34*(4), 281–284.

Esser, P., Kuba, K. (2019). Zentrale psychosoziale Herausforderungen bei Krebsüberlebenden. *Forum, 34*(2), 181–184.

Feuerstein, M. (2007). *A Handbook of Cancer Survivorship.* New York: Springer Science + Business Media. https://doi.org/10.1007/978-0-387-34562-8

Foster, C., Calman, L., Richardson, A., Pimperton, H. & Nash, R. (2018). Improving the lives of people living with and beyond cancer: Generating the evidence needed to inform policy and practice. *Journal of Cancer Policy, 15*, 92–95. https://doi.org/10.1016/j.jcpo.2018.02.004

Galgut, C. (2006). Working through breast cancer. *Therapy Today, 17*(10), 34–37.

Galgut, C. (2007a). Is it coming back? Living on a knife edge after breast cancer. *Breast Cancer Care News*, Winter 2007/2008. Verfügbar unter https://www.emotionalsupportthroughbreastcancer.co.uk/Is%20it%20coming%20back%20Breast%20Cancer%20Care%20News%202007.pdf

Galgut, C. (2007b). The psychological impact of breast cancer assessed: The testimony of a psychotherapist and breast cancer sufferer. *Self & Society: An International Journal for Humanistic Psychology, 35*(1), 5–19. https://doi.org/10.1080/03060497.2007.11083962

Galgut, C. (2007c, 10 November). Breast cancer: Therapist on the other side. *The Times, Body and Soul.*

Galgut, C. (2008). Life after primary breast cancer: Changes to self and implications for relationships. *Self & Society: An International Journal for Humanistic Psychology, 35*(6), 5–18. https://doi.org/10.1080/03060497.2008.11084024

Galgut, C. (2010). *The Psychological Impact of Breast Cancer: A Psychologist's Insights as a Patient*. Boca Raton, FL: CRC Press.

Galgut, C. (2011). On being a patient. *Private Practice*, Winter, 8–11. Verfügbar unter https://www.bacp.co.uk/bacp-journals/private-practice/winter-2011/

Galgut, C. (2012a). Trauma: Challenging the myths. *Private Practice*, Winter, 10–14.

Galgut, C. (2012b). The long-term effects of treatment for breast cancer. *Healthcare Counselling and Psychotherapy Journal, 12*(1), 31–35.

Galgut, C. (2013a). *Emotional Support Through Breast Cancer: A Handbook*. Boca Raton, FL: CRC Press.

Galgut, C. (2013b). Continuing to work after my mother's death. *Healthcare Counselling and Psychotherapy Journal, 13*(1), 20–22.

Galgut, C. (2013c, 7 October). Breast cancer: The emotional fallout. *Good Housekeeping*, . Verfügbar unter https://www.goodhousekeeping.com/uk/news/a531001/breast-cancer-the-emotional-fallout/

Galgut, C. (2013d, 18 September). After cancer: When the effects endure. *The Guardian*. Verfügbar unter https://www.theguardian.com/society/2013/sep/18/effects-treatment-endure-cancer

Galgut, C. (2014a, 30 October). Emotional support through breast cancer. *The BMJ Opinion*. Verfügbar unter https://blogs.bmj.com/bmj/2014/10/30/cordelia-calgut-emotional-support-through-breast-cancer/

Galgut, C. (2014b). On being a client through breast cancer. *Healthcare Counselling and Psychotherapy Journal, 14*(3), 17–20. Verfügbar unter https://www.emotionalsupportthroughbreastcancer.co.uk/On%20being%20a%20client%20through%20breast%20cancer,%20Private%20Practice%202014.pdf

Galgut, C. (2016a, 9 March). 4 things I didn't know about life after breast cancer. *Good Housekeeping*. Verfügbar unter https://www.goodhousekeeping.com/uk/health/health-advice/a559936/life-after-breast-cancer/

Galgut, C. (2016b). Survived, but at what cost? *Private Practice*, Autumn, 12–13. Verfügbar unter https://www.cordeliagalgut.co.uk/BC248-Private-Practice-Autumn-2016_pg_12_13.pdf

Galgut, C. (2016c, February). Why are the long term effects of cancer so rarely talked about? *The BMJ Opinion*. Verfügbar unter https://blogs.bmj.com/bmj/2016/02/22/cordelia-galgut-why-are-the-long-term-effects-of-cancer-so-rarely-talked-about/

Ganz, P.A., Yip, C.H., Gralow, J.R., Distelhorst, S.R., Albain, K.S., Andersen, B.L., ... & Anderson, B.O. (2013). Supportive care after curative treatment for breast cancer (survivorship care): Resource allocations in low- and middle-income countries. A Breast Health Global Initiative 2013 consensus statement. *The Breast, 22*(5), 606–615.

Gemeinsamer Bundesausschuss. (2020a). *Programm „CARE for CAYA – Präventionsprogramm für junge Patienten nach überstandener Krebserkrankung im Kindes-, Jugend- und jungen Erwachsenenalter (CAYAs)"*. Verfügbar unter https://innovationsfonds.g-ba.de/projekte/neue-versorgungsformen/das-care-for-caya-programm-praeventionsprogramm-fuer-junge-patienten-nach-ueberstandener-krebserkrankung-im-kindes-jugend-und-jungen-erwachsenenalter-cayas.112

Gemeinsamer Bundesausschuss. (2020b). *Projekt „Survivorship-Sprechstunde für Langzeitüberlebende mit gynäkologischer Tumorerkrankung"*. Verfügbar unter https://innovationsfonds.g-ba.de/projekte/neue-versorgungsformen/survivorship-sprechstunde-fuer-langzeitueberlebende-mit-gynaekologischer-tumorerkrankung-survivorship-clinic.354

GKV Spitzenverband. (2020). *Fördergrundsätze der ambulanten Krebsberatungsstellen.* Verfügbar unter https://www.gkv-spitzenverband.de/krankenversicherung/praevention_selbsthilfe_beratung/amb_krebsberatung/foerderung_kbs.jsp

Goodhart, F. & Atkins, L. (2011). *The Cancer Survivor's Companion: Practical Ways to Cope with Your Feelings After Cancer*. London: Piatkus.

Gravis, G., Marino, P., Joly, F., Oudard, S., Priou, F., Esterni, B., Latorzeff, I., Delva, R., Krakowski, I., Laguerre, B., Rolland, F., Théodore, C., Deplanque, G., Ferrero, J.M., Pouessel, D., Mourey, L., Beuzeboc, P., Zanetta, S., Habibian, M., Berdah, J.F., ... Fizazi, K. (2014). Patients' self assessment versus investigators' evaluation in a phase III trial in non-castrate metastatic prostate cancer (GETUG-AFU 15). *European Journal of Cancer, 50*(5), 953–962.

Günster, C., Klose, J. & Schmacke, N. (Hrsg.). (2011). *„Versorgungsreport 2011"*. Stuttgart: Schattauer.

Haines, S. (2016). *Trauma Is Really Strange*. London, Philadelphia, PA: Singing Dragon.

Hamberger, B. (2016). *Weltkrebstag: Große Fortschritte in der Krebstherapie erwartet.* Verfügbar unter https://www.gesundheitsstadt-berlin.de/weltkrebstag-grosse-fortschritte-in-der-krebstherapie-erwartet-8038/

Harrison, J.D., Young, J.M., Price, M.A., Butow, P.N. & Solomon, M.J. (2009). What are the unmet supportive care needs of people with cancer? A systematic review. *Supportive Care in Cancer, 17*(8), 1117–1128. https://doi.org/10.1007/s00520-009-0615-5

Heinzl, S. (2016). *Den Krebs besiegt und dann? Langzeitüberlebende benötigen besondere – nicht nur medizinische – Nachsorge.* Präsentiert beim 32. Deutscher Krebskongress vom 24.02.–27.02.2016, Berlin.

Heusser, R., Baumann, A. & Noseda, G. (2017). Krebs in der Schweiz. *Der Onkologe, 23*(8), 588–596. https://doi.org/10.1007/s00761-017-0252-4

Hewitt, M., Greenfield, S. & Stovall, E. (2006). *From Cancer Patient to Cancer Survivor: Lost in Transition*. Washington, DC: The National Academies of Science.

Hoffman, R.M., Lo, M., Clark, J.A., Albertsen, P.C., Barry, M.J., Goodman, M., Penson, D.F., Stanford, J.L., Stroup, A.M. & Hamilton, A.S. (2017). Treatment decision regret among long-term survivors of localized prostate cancer: Results from the Prostate Cancer Outcomes Study. *Journal of Clinical Oncology: Official Journal of the American Society of Clinical Oncology, 35*(20), 2306–2314. https://doi.org/10.1200/JCO.2016.70.6317

Institut National du Cancer. (2018). *La vie cinq ans après un diagnostic de cancer.* Verfügbar unter https://www.e-cancer.fr/Expertises-et-publications/Catalogue-des-publications/La-vie-cinq-ans-apres-un-diagnostic-de-cancer-Synthese

Institute of Medicine. (2013a). *Delivering high-quality cancer care: Charting a new course for a system in crisis.* Washington: The National Academies Press.

Institute of Medicine. (2013b). Introduction. In Institute of Medicine (Eds.), *Delivering High-Quality Cancer Care: Charting a New Course for a System in Crisis* (pp. 19–42). Washington: The National Academy of Sciences.

Jang, J.W., Drumm, M.R., Efstathiou, J.A., Paly, J.J., Niemierko, A., Ancukiewicz, M., Talcott, J.A., Clark, J.A. & Zietman, A.L. (2017). Long-term quality of life after definitive treatment for prostate cancer: patient-reported outcomes in the second posttreatment decade. *Cancer medicine, 6*(7), 1827–1836. https://doi.org/10.1002/cam4.1103

Jefford, M., Rowland, J., Grunfeld, E., Richards, M., Maher, J. & Glaser, A. (2013). Implementing improved post-treatment care for cancer survivors in England, with reflections from Australia, Canada and the USA. *British Journal of Cancer, 108*(1), 14–20. https://doi.org/10.1038/bjc.2012.554

Katz, A. (2012). *After you ring the bell: 10 challenges for the cancer survivor*. Pittsburgh, Pennsylvania: Oncology Nursing Society.

Kendall, S. (Hrsg.). (1998). *Health and Empowerment – Research and Practice*. London: Arnold.

Kenyon, M., Mayer, D.K. & Owens, A.K. (2014). Late and long-term effects of breast cancer treatment and surveillance management for the general practitioner. *Journal of Obstetric, Gynecologic & Neonatal Nursing, 43*(3), 382–398. https://doi.org/10.1111/1552-6909.12300

Kiserud, C.E., Dahl, A.A. & Fosså, S.D. (2018). Cancer survivorship in adults. In U. Goerling & A. Mehnert (Eds.), *Psycho-Oncology* (2nd ed., pp. 123–143). Basel: Springer International Publishing AG.

Kong, E.-H., Deatrick, J.A. & Bradway, C.K. (2017). Men's experiences after prostatectomy: A metasynthesis. *International Journal of Nursing Studies, 74*, 161–171. https://doi.org/10.1016/j.ijnurstu.2017.07.013

Kramis, K., Ruckstuhl, B. & Wyler, M. (2013). *Bericht „Nationale Strategie gegen Krebs 2014–2017"*. Bern: Dialog Nationale Gesundheitspolitik.

Krebsinformationsdienst. (2016a). *Spätfolgen von Krebs: Vorbeugen, erkennen und behandeln*. Heidelberg: Deutsches Krebsforschungszentrum.

Krebsinformationsdienst. (2016b). *Von der Krebserkrankung geheilt? Umgang mit Spätfolgen von Krebs*. Heidelberg: Deutsches Krebsforschungszentrum.

Krebsinformationsdienst, Deutsches Krebsforschungszentrum. (2019). *Spätfolgen von Krebs: Vorbeugen, erkennen und behandeln*. Verfügbar unter https://www.krebsinformationsdienst.de/service/iblatt/iblatt-krebs-langzeit-ueberleben.pdf

Leitlinienprogramm Onkologie. (2018). *Interdisziplinäre S3-Leitlinie Diagnostik, Therapie und Nachsorge des Mammakarzinoms der Frau*. Verfügbar unter https://www.leitlinienprogramm-onkologie.de/fileadmin/user_upload/Downloads/Leitlinien/Mammakarzinom_4_0/Version_4.1/LL_Mammakarzinom_Kurzversion_4.1.pdf

Leitlinienprogramm Onkologie der Arbeitsgemeinschaft der Wissenschaftlichen Medizinischen Fachgesellschaften e.V., Deutschen Krebsgesellschaft e.V. & Deutschen Krebshilfe. (Hrsg.). (2019). *Interdisziplinäre S3-Leitlinie für die Früherkennung, Diagnostik, Therapie und Nachsorge des Mammakarzinoms (Version 4.2, AWMF Registernummer: 032-045OL)*. Verfügbar unter https://www.leitlinienprogramm-onkologie.de/fileadmin/user_upload/Downloads/Leitlinien/Mammakarzinom_4_0/Version_4.4/LL_Mammakarzinom_Leitlinienreport_4.2.pdf

Lloyd, C. (2018). *Grief Demystified: An Introduction*. London: Jessica Kingsley Publishers.

Lorez, M., Heusser, R. & Arndt, V. (2014). Prevalence of Cancer Survivors in Switzerland. *Schweizer Krebsbulletin, 34*(4), 285–289.

Lorgelly, P.K. & Neri, M. (2018). Survivorship burden for individuals, households and society: Estimates and methodology. *Journal of Cancer Policy, 15*, 113–117. https://doi.org/10.1016/j.jcpo.2018.02.005

Luctkar-Flude, M., Aiken, A., McColl, M.A. & Tranmer, J. (2015). A comprehensive framework and key guideline recommendations for the provision of evidence-based breast cancer survivorship care within the primary care setting. *Family Practice, 32*(2), 129–140. https://doi.org/10.1093/fampra/cmu082

Macmillan Cancer Support & NHS Improvement. (2010). *National Cancer Survivorship Initiative Vision*. Available from pennybrohn.org.uk/wp-content/uploads/2016/11/NCSI_2010.pdf

Macmillan Cancer Support & YouGov. (2010). *Facts and figures: Working through cancer*. Verfügbar unter https://www.macmillan.org.uk/documents/aboutus/newsroom/factsheets2011/workingthroughcancerfactsheet.pdf

Macmillan Cancer Support. (2013a). *Cured – But at What Cost? Long-Term Consequences of Cancer and its Treatment*. Available from https://www.macmillan.org.uk/documents/cancerinfo/livingwithandaftercancer/consequences/cured-but-at-what-cost-report.pdf

Macmillan Cancer Support. (2013b). *Throwing Light on the Consequences of Cancer and its Treatments*. Available from https://www.macmillan.org.uk/documents/aboutus/research/researchandevaluationreports/throwinglightontheconsequencesofcanceranditstreatment.pdf

Macmillan Cancer Support. (2016). *1 in 5 people who return to work after cancer face discrimination.* 7 November. Available from https://www.macmillan.org.uk/_images/working-through-cancer_tcm9-341781.pdf

Macmillan Cancer Support. (2017). *Am I Meant to Be Okay Now? Stories of Life After Cancer.* Available from https://www.macmillan.org.uk/_images/LWBC-Report-2017_tcm9-317400.pdf

Macmillan Cancer Support. (2019). *Statistics fact sheet.* Updated February 2019. Available from https://www.macmillan.org.uk/_images/cancer-statistics-factsheet_tcm9-260514.pdf

Maher, J., Petchey, L., Greenfield, D., Levitt, G. & Fraser, M. (2018). Implementation of nationwide cancer survivorship plans: Experience from the UK. *Journal of Cancer Policy, 15*, 76–81. https://doi.org/10.1016/j.jcpo.2018.01.002

Marzorati, C., Riva, S. & Pravettoni, G. (2017). Who is a cancer survivor? A systematic review of published definitions. *Journal of Cancer Education, 32*(2), 228–237. https://doi.org/10.1007/s13187-016-0997-2

Mayer, D. K., Nasso, S. F. & Earp, J. A. (2017). Defining cancer survivors, their needs, and perspectives on survivorship health care in the USA. *Lancet Oncology, 18*(1), e11–e18. https://doi.org/10.1016/S1470-2045(16)30573-3

Mehnert, A. (2014). Psychosoziale Langzeitfolgen nach erfolgreich behandelter Krebserkrankung. *Forum, 29*(3), 198–201. https://doi.org/10.1007/s12312-014-1129-8

Mehnert, A. & Götze, H. (2018). Wissenschaftliche Erfassung und Erforschung der Perspektive von Krebsüberlebenden. *Forum, 33*(2), 101–105. https://doi.org/10.1007/s12312-018-0389-0

Mehnert, A. & Johansen, C. (2019). Forschungsperspektiven bei Langzeitüberlebenden nach Krebs. *Forum, 34*(2), 165–169. https://doi.org/10.1007/s12312-019-0578-5

Mehnert, A., Müller, D., Lehmann, C. & Koch, U. (2006). Die deutsche Version des NCCN Distress Thermometers. Empirische Prüfung eines Screening-Instruments zur Erfassung psychosozialer Belastung bei Krebspatienten. *Zeitschrift für Psychiatrie Psychologie und Psychotherapie, 54*(3), 213–223. https://doi.org/10.1024/1661-4747.54.3.213

Miller, K. D. (2010). *Symptom Management and the Seasons of Cancer Survivorship.* Available from https://login.medscape.com/login/sso/getlogin?wcode=102&client=205502&urlCache=aHR0cHM6Ly93d3cubWVkc2NhcGUub3JnL3ZpZXdhcnRpY2xlLzcyNDk1NA&sc=ng&scode=msporg

Mitsimponas, N. & Rauh, S. (2017). *Was versteht man unter Survivorship? Wir geben Ihnen Antworten auf Ihre wichtigsten Fragen (European Society for Medical Oncology ESMO).* Verfügbar unter https://www.esmo.org/content/download/140393/2569652/file/ESMO-Patientenratgeber-Survivorship.pdf

Morant, R. (2016). Chemotherapie-assoziierte kognitive Einschränkung. *info@onkologie, 6*, 14–17.

Moser, C. (2021). Traumatisierungen. In D. Domenig (Hrsg.), *Transkulturelle und transkategoriale Kompetenz* (S. 332–359). Bern: Hogrefe.

National Cancer Action Team. (2010a). *Living with and beyond cancer.* Available from https://webarchive.nationalarchives.gov.uk/20110930003815/http://ncat.nhs.uk/our-work/living-with-beyond-cancer/cancer-rehabilitation

National Cancer Action Team. (2010b). *National Cancer & Palliative Care Rehabilitation Workforce Project.* Available from https://webarchive.nationalarchives.gov.uk/20110316105553/http://www.ncat.nhs.uk/

National Cancer Institute. (n. d.). *Cancer treatment-related symptoms co-exist.* Available from https://prevention.cancer.gov/news-and-events/infographics/cancer-treatment-related

National Cancer Institute. (2017). *Office of cancer survivorship – definitions.* Available from https://cancercontrol.cancer.gov/ocs/statistics/definitions.html

NCCS National Coalition of Cancer Survivorship. (1996). *Imperatives for Quality Cancer Care.* Available from https://www.canceradvocacy.org/wp-content/uploads/2013/01/NCCS_Imperatives_8-96.pdf

O'Brien, M., Stricker, C.T., Foster, J.D., Ness, K., Arlen, A.G. & Schwartz, R.N. (2014). Navigating the seasons of survivorship in community oncology. *Clinical Journal of Oncology Nursing, 18*(Suppl), 9–14. https://doi.org/10.1188/14.CJON.S1.9-14

Richardson, A., Addington-Hall, J., Amir, Z., Foster, C., Stark, D., Armes, J., Brearley, S.G., Hodges, L., Hook, J., Jarrett, N., Stamataki, Z., Scott, I., Walker, J., Ziegler, L. & Sharpe, M. (2011). Knowledge, ignorance and priorities for research in key areas of cancer survivorship: findings from a scoping review. *British Journal of Cancer, 105*(Suppl 1), S82–S94.

Rick, O. (2014). Kognitive Dysfunktion oder Chemobrain. *GMS Onkologische Rehabilitation und Sozialmedizin, 3*(Doc4), 1–5.

Rick, O., Steimann, M., Schmalz, C. (2019). Ausgewählte somatische Aspekte im Rahmen von „cancer survivorship". *Forum, 34*(2), 170–174.

Robert Koch Institut. (2020). *Krebs in Deutschland 2015/2016.* Verfügbar unter https://www.krebsdaten.de/Krebs/DE/Content/Publikationen/Krebs_in_Deutschland/krebs_in_deutschland_inhalt.html

Rüegsegger, A.B. (2014). *„Allein mit dem Tabu". Wie Frauen mit vulvären Neoplasien die Unterstützung durch ihr Umfeld beschreiben: eine qualitative Studie (Masterarbeit).* Basel: Institut für Pflegewissenschaft.

Rüegsegger, A.B. & Stoll, S. (2018). Cancer Survivorship. In B. Senn & H. Mayer (Eds.), *Gynäkologisch-onkologische Praxis. Bedürfnisse der Patientinnen und interprofessionelle Praxis* (1. Aufl., S. 267–280). Bern: Hogrefe.

Rüegsegger, A.B. (2020). Cancer Survivorship – mit Brustkrebs weiterleben. In S. Marquard, R. Wiedemann, M. Biedermann & M. Eicher (Hrsg.). *Brustkrebs* (2. Aufl., S. 71–78). Bern: Hogrefe.

SBK, SwissANP, VFP & CHUV. (2012). *Reglementierung der Pflegeexpertin APN. Zusammenfassung und Gründe für die separate Reglementierung IG SwissANP.* Verfügbar unter http://www.swiss-anp.ch/fileadmin/3_ANP_Berufsrolle/2012_EckpunktepapierANP.pdf

Schilling, G., Stein, A., Quidde, J. & Bokemeyer, C. (2014). Survivorship-Programme. *Forum, 29*(3), 202–205. https://doi.org/10.1007/s12312-014-1111-5

Schreiber, S. & Goss, S. (2019). Geheilt doch nicht gesund. Psychosoziale, medizinische und systembedingte Herausforderungen nach Krebs. *Forum, 34*(2), 185–188. https://doi.org/10.1007/s12312-019-0566-9

Sharma, S.P. (2008). High suicide rate among cancer patients fuels prevention discussions. *Journal of the National Cancer Institute, 100*(24), 1750–1752. https://doi.org/10.1093/jnci/djn457

Spector, D. (2018). Optimizing cancer survivors' health: The role of lifestyle behaviors. *Journal for Nurse Practitioners, 14*(4), 323–329. https://doi.org/10.1016/j.nurpra.2017.12.007

SVR Gesundheit, Sachverständigenrat zur Begutachtung der Entwicklung im Gesundheitswesen – Koordination und Qualität im Gesundheitswesen. (2009). *Koordination und Integration – Gesundheitsversorgung in einer Gesellschaft längeren Lebens. Gutachten.* Verfügbar unter https://www.svr-gesundheit.de/fileadmin/Gutachten/Sondergutachten_2009/Kurzfassung_2009.pdf

Urbaniec, O.A., Collins, K., Denson, L.A. & Whitford, H.S. (2011). Gynecological cancer survivors: assessment of psychological distress and unmet supportive care needs. *Journal of Psychosocial Oncology, 29*(5), 534–551. https://doi.org/10.1080/07347332.2011.599829

Walton, L.M., Reeve, J., Brown, P.M. & Farquhar, C.M. (2010). Gynaecologic cancer patients' needs and experiences of supportive health services in New Zealand. *Psychooncology, 19*(2), 201–208. https://doi.org/10.1002/pon.1553

Watson, E., Shinkins, B., Frith, E., Neal, D., Hamdy, F., Walter, F., Weller, D., Wilkinson, C., Faithfull, S., Wolstenholme, J., Sooriakumaran, P., Kastner, C., Campbell, C., Neal, R., Butcher, H., Matthews, M., Perera, R. & Rose, P. (2016). Symptoms, unmet needs, psychological well-being and health status in survivors of prostate cancer: implications for redesigning follow-up. *BJU international, 117*(6B), E10–E19.

Webb, J., Ardill, J., Smerald, G., Stockwell, J., Fu, E., Busby, A. & Toombs, B. (2016). *What motivates people with cancer to get active? Understanding the motivations and barriers to physical activity in people living with cancer.* Available from https://www.macmillan.org.uk/_images/barriers-and-motivators_tcm9-298088.pdf

Weskamm, A. (2011). Familiengesundheitspflege – eine Profession mit viel Potenzial. *Pflegezeitschrift, 64*(9), 544–547.

Wilson, B. (2018). *Online Community, Macmillan Cancer Support*. Available from https://community.macmillan.org.uk/

Working with Cancer. (2017, 28. April). *Cancer at work: An interview with Barbara Wilson*. Available from https://pharmaceuticalintelligence.com/2019/01/09/cancer-at-work-an-interview-with-barbara-wilson/

Zetzl, T., Jentschke, E. & Gruner, S. (2018). Fatiguestudie. *Forum, 33*(4), 279–281. https://doi.org/10.1007/s12312-018-0442-z

Weiterführende Literatur

Department of Health. (2008). *End of Life Strategy – Promoting high quality care for all adults at the end of life.* Available from https://assets.publishing.service.gov.uk/government/uploads/system/uploads/attachment_data/file/136431/End_of_life_strategy.pdf

Deutsches Krebsforschungszentrum Heidelberg. (2011). *CAESAR Cancer Survivorship – a multi-regional population-based study.* Verfügbar unter http://www.dkfz.de/de/klinepi/Projekte/Caesar-Studie.html

Esser, P. & Kuba, K. (2019). Zentrale psychosoziale Herausforderungen bei Krebsüberlebenden. *Forum, 34*(2), 181–184. https://doi.org/10.1007/s12312-019-0564-y

Ganz, P.A., Yip, C.H., Gralow, J.R., Distelhorst, S.R., Albain, K.S., Andersen, B.L., Bevilacqua, J.L., de Azambuja, E., El Saghir, N.S., Kaur, R., McTiernan, A., Partridge, A.H., Rowland, J.H., Singh-Carlson, S., Vargo, M.M., Thompson, B. & Anderson, B.O. (2013). Supportive care after curative treatment for breast cancer (survivorship care): resource allocations in low- and middle-income countries. A Breast Health Global Initiative 2013 consensus statement. *The Breast, 22*(5), 606–615.

Macmillan (2020). *About us.* Available from https://www.macmillan.org.uk/about-us

MarieCurie Care and Support. (2020). *MarieCurie Care and Support through Terminal Illness.* Available from https://www.mariecurie.org.uk/help/nursing-services/what-marie-curie-nurses-do

Organisation für wirtschaftliche Zusammenarbeit und Entwicklung (OECD). (2013). *Health at a glance.* Available from http://www.oecd.org/els/health-systems/health-at-a-glance.htm

Pundt, H. (2015). „Gesundheitsversorgung im Europäischen Kontext – Eindrücke und Erkenntnisse über die langfristige Versorgung Krebserkrankter in Großbritannien". *Die Hospizzeitschrift, 3*, 30–34.

Pundt, H. (2020). „Cancer Survivorship – Langzeitüberleben bei einer Krebserkrankung". *Pflegen:palliativ, 45*, 22–27.

Richards, M. (2007). *Getting it right for people with Cancer – clinical case for change.* London: Department of Health.

Rick, O., Steimann, M. & Schmalz, C. (2019). Ausgewählte somatische Aspekte im Rahmen von „cancer survivorship". *Forum, 34*(2), 170–174. https://doi.org/10.1007/s12312-019-0575-8

SVR Gesundheit, Sachverständigenrat zur Begutachtung der Entwicklung im Gesundheitswesen – Koordination und Qualität im Gesundheitswesen. (2007). *Kooperation und Verantwortung – Voraussetzung einer zielgerichteten Gesundheitsversorgung. Gutachten.* Verfügbar unter http://dipbt.bundestag.de/dip21/btd/16/063/1606339.pdf

Wichtige Adressen und Quellen

Diese Auflistung ist weder flächendeckend noch abschließend. Viele weitere Informationen finden sich auf den nachstehenden Webseiten und könnten nützlich sein. Unterstützung gibt es sowohl für Menschen mit Primär- als auch mit Sekundärdiagnose. Manche Organisationen, wie zum Beispiel Macmillan Cancer Support, Breast Cancer Care und mehrere andere unten genannte, konzentrieren sich zunehmend auf die mit Langzeitwirkungen Lebenden. Bei anderen ist dies unter Umständen noch nicht der Fall. Wie in diesem Buch verschiedentlich aufgezeigt, erfordern Langzeiteffekte viel mehr Aufmerksamkeit als sie zurzeit erhalten. Die folgende Aufstellung repräsentiert nicht alle Tumorarten. Allerdings bietet zum Beispiel Macmillan Cancer Support Unterstützung für alle von Krebs Betroffenen, unabhängig von der Art des Tumors.

Organisationen

Bowel Cancer UK
Unterstützt von Darmkrebs Betroffene.
Tel.: 0041 (0)20 8973 0011
https://www.bowelcanceruk.org.uk

Bloodwise
Karitative Einrichtung in Großbritannien, die auf Tumore der blutbildenden Organe und des Immunsystems spezialisiert ist.
Tel.: 0041 (0)808 2080 888
https://bloodwise.org.uk

The Brain Tumour Charity
Karitative Einrichtung, die von Hirntumoren Betroffene unterstützt.
Tel.: 0041 (0)808 800 0004
https://www.thebraintumourcharity.org

Breast Cancer Care
Pflege und Versorgung, Informationen und Unterstützung für von Brustkrebs Betroffene, einschließlich derer mit Sekundärdiagnose.
Tel.: 0041 (0)808 800 6000
https://www.breastcancercare.org.uk

Breast Cancer Now
Widmet sich der Finanzierung von Forschung über Brustkrebs.
https://www.breastcancernow.org

British Lymphology Society (BLS)
Starke professionelle Vertretung und Unterstützung für diejenigen, die an der Pflege und Behandlung von Menschen mit Lymphödem und damit zusammenhängenden lymphatischen Störungen einschließlich des Lipödems beteiligt sind.
https://www.thebls.com

Cancer Research UK
Für alle von Krebs jeder Art Betroffenen.
Tel.: 0041 (0)808 800 4040
https://www.cancerresearchuk.org

Cancer.Net
Vermittelt Informationen über die Spätfolgen einer Krebserkrankung.
https://www.cancer.net

Cancer Support Community
Globales Netzwerk zur Unterstützung und Information bei Krebsleiden.
https://www.cancersupportcommunity.org

CLIC Sargent
Britische karitative Einrichtung für Kinder und junge Menschen mit Krebs und deren Familien.
Tel.: 0041 (0)300 330 0803
https://www.clicsargent.org.uk

Jo's Cervical Cancer Trust
Britische karitative Einrichtung für Frauen mit Zervixkarzinom und zervikalen Anomalien sowie deren Familie und Freundeskreis.
Tel.: 0041 (0)808 802 8000
https://www.jostrust.org.uk

Leukaemia Care
Bietet emotionale Unterstützung für alle von einem Tumor der blutbildenden Organe und des Immunsystems Betroffenen.
Tel.: 0041 (0)808 801 0 444
https://www.leukaemiacare.org.uk

Look Good Feel Better
Weltweit tätige karitative Einrichtung zur praktischen Unterstützung von Frauen, die mit den Nebenwirkungen einer Behandlung zu kämpfen haben.
Tel.: 0041 (0)1372 747 500
https://www.lookgoodfeelbetter.co.uk

Lymphoedema Support Network (LSN)
Eingetragene karitative Einrichtung, betrieben von Personen, die mit einem Lymphödem leben.
Tel.: 0041 (0)20 7351 4480
https://www.lymphoedema.org

Macmillan Cancer Support
Bietet eine große Vielfalt an Informationen und Unterstützung für Menschen in Großbritannien, die mit einer Krebserkrankung leben, darunter auch für jene mit einer Sekundärdiagnose. Unter community.macmillan.org.uk gibt es auch eine Online-Community.
Tel.: 0041 (0)808 808 00 00
https://www.macmillan.org.uk

Maggie's Centres
Kostenlose praktische, emotionale und soziale Unterstützung für Menschen mit Krebs sowie für deren Familie und Freundeskreis.
Tel.: 0041 (0)300 123 1801
https://www.maggies.org

Northern Ireland Cancer Network
Wird vom Nationalen Gesundheitsdienst (NHS) betrieben und bietet Informationen für Menschen, die mit einer zum Tode führenden Erkrankung leben.
Tel.: 0041 (0)2890 565860
https://nican.hscni.net

Orchid – Fighting Male Cancer
Dient der Rettung von Männern mit Hoden-, Prostata- und Peniskarzinom durch Forschung und Bewusstseinsförderung.
https://orchid-cancer.org.uk

Pancreatic Cancer UK
Bietet Informationen und Support und unterstützt die Forschung.
https://www.pancreaticcancer.org.uk

Prostate Cancer UK
Oberste Priorität ist die Finanzierung von Forschung, um zu verhindern, dass Männer weiterhin an Prostatakarzinom sterben.
https://prostatecanceruk.org

RipRap
Informationen für Teenager mit einem krebskranken Elternteil.
http://www.riprap.org.uk

Roy Castle Lung Cancer Foundation
Die Roy-Castle-Wohltätigkeitsorganisation für Lungenkrebs.
https://www.roycastle.org

Teenage Cancer Trust
Bietet Fachpflege und -unterstützung für junge Menschen mit Krebs.
Tel.: 0041 (0)20 7612 0370
https://www.teenagecancertrust.org

Tenovus
Bietet Behandlung, emotionale Unterstützung und praktischen Rat für Krebskranke.
Tel.: 0041 (0)808 808 1010
https://www.tenovuscancercare.org.uk

Organisationen in Deutschland

In Deutschland erhält man die wichtigsten Informationen über die Krebsgesellschaften und die Krebshilfe. Da die Selbsthilfe in Deutschland sehr gefördert wird, findet man geeignete Selbsthilfegruppen über die regionalen Selbsthilfenetzwerke.

Die Fachinformationen zu den aktuellen Behandlungsleitlinien der verschiedenen Tumorarten findet man bei der Arbeitsgemeinschaft der Wissenschaftlichen

Medizinischen Fachgesellschaften e.V., (AWMF). Und die Konferenz der onkologischen Kranken- und Kinderkrankenpflege (KOK) unter dem Dach der Deutschen Krebsgesellschaft fasst die Entwicklung der onkologischen Fachpflege zusammen.

Arbeitsgemeinschaft der Wissenschaftlichen Medizinischen Fachgesellschaften e.V., (AWMF)
https://www.awmf.org/awmf-online-das-portal-der-wissenschaftlichen-medizin/awmf-aktuell.html

Deutsche Knochenmarkspende (DKMS) – Informationen zu Blutkrebs
https://www.dkms.de/de/blutkrebs

Deutsche Knochenmarkspende (DKMS) – Programm „Look good – feel better“
https://www.dkms-life.de/

Deutsches Krebsforschungszentrum
https://www.dkfz.de/de/index.html

Deutsche Krebsgesellschaft (DKG)
Informationen und Angebote wie Gesprächsgruppen, Psychoonkologie, Reha-Sport, organisiert in den Bundesländern und auf Bundesebene.
https://www.krebsgesellschaft.de/

Deutsche Krebsgesellschaft (DKG) – Informationen zu Psycholonkologie
https://www.krebsgesellschaft.de/onko-internetportal/basis-informationen-krebs/krebs-und-psyche/professionelle-psychologische-betreuung-bei-einer-krebs erkrankung.html

Deutscher Krebsinformationsdienst des Deutschen Krebsforschungszentrums
Informationen rund um die verschiedenen Tumorarten und deren Behandlung.
https://www.krebsinformationsdienst.de/

Deutscher Krebsinformationsdienst (DKI) - Informationen zu Psycholonkologie
https://www.krebsinformationsdienst.de/service/adressen/psychoonkologen.php

Felix-Burda-Stiftung zu Darmkrebs
https://www.darmkrebs.de/

Infonetz Krebs – telefonische Beratung von DKG und DKI
https://www.infonetz-krebs.de/

Konferenz der onkologischen Kranken- und Kinderkrankenpflege (KOK)
https://www.kok-krebsgesellschaft.de/

Psychoonkologie online
https://www.psycho-onkologie.net/

Deutsche Therapeutenvereinigung
https://www.deutschepsychotherapeutenvereinigung.de/nc/patienten/psychotherapeutensuche/

Selbsthilfenetzwerke, z. B.
https://www.selbsthilfenetz.de/;
https://www.netzwerk-selbsthilfe.com/hilfe-finden.html

Therapeutensuche von Pro Psychotherapie e. V.
https://www.therapie.de/therapeutensuche/

Organisationen für Beratung und Psychotherapie in Großbritannien

Zwar werden im Folgenden Organisationen mit Sitz in Großbritannien genannt, es gibt aber weltweit auch in anderen englischsprachigen und nichtenglischsprachigen Ländern ähnliche Organisationen. Auch im Internet sind Therapeut*innen weltweit leicht zu finden.

British Association for Behavioural & Cognitive Psychotherapies (BABCP)
https://www.babcp.com

British Association for Counselling and Psychotherapy (BACP)
https://www.bacp.co.uk

British Psychological Society (BPS)
https://www.bps.org.uk

United Kingdom Council for Psychotherapy (UKCP)
https://www.psychotherapy.org.uk

Unterstützung durch Organisationen

Die folgenden Organisationen und deren Webseiten können Ihnen mehr oder weniger helfen und Sie unterstützen, ganz gleich, ob Sie nach oder mit einer Krebserkrankung wieder zu arbeiten beginnen, ob Sie Jahre nach einer Krebsdiagnose Schwierigkeiten bei der Arbeit haben oder ob Sie Arbeitgeber*in, Kollege/Kollegin oder Familienmitglied sind.

Macmillan Cancer Support
Diese Organisation hilft Menschen mit einem breiten Spektrum an Krebserkrankungen. Sie hat auf ihrer Webseite eine Einstiegsseite zum Thema „Krebs und Arbeit", wo Sie viele Links zu Beratung und zu Leitfäden finden.
https://www.macmillan.org.uk/about-us/what-we-do/how-we-work/work-and-cancer#262343

Barbara Wilson
Auf der Webseite von Barbara Wilson finden Sie eine Reihe sachdienlicher Artikel (https://workingwithcancer.co.uk). Barbara Wilson hat auch eine Anzahl Blogs verfasst (https://community.macmillan.org.uk).

Breast Cancer Care
https://breastcancercare.org.uk

Prostate Cancer UK
https://prostatecanceruk.org

Maggie's Centres (GB)
Bietet Kurse sowohl für Betroffene, die nach einer Tumortherapie an den Arbeitsplatz zurückkehren, als auch für deren Arbeitgeber*innen.
https://www.maggies.org

Bücher

Es gibt nur sehr wenige Bücher, in denen Menschen mit emotionalen und körperlichen Langzeitwirkungen einer Tumorerkrankung realistischen oder auch nur irgendeinen Rat erhalten. Ich habe überall gesucht, wo ich es mir vorstellen konnte. Dennoch fand ich nur wenige, in denen „Langzeitwirkungen" nach der Diagnose, einer Operation etc. über mehr als nur einige Monate hinaus erwähnt wurden. Eigentümlich war, als ich bei Amazon.com ein Buch sah, das relevant schien, und dann erkannte, dass es mein eigenes war, das schon Monate vor seinem Erscheinen angekündigt wurde. So schlimm steht es! Die besten Quellen zur Unterstützung, die ich zurzeit finden kann, sind Webseiten von Organisationen wie die oben erwähnten.

Das in dem Kasten „The Cancer Survivor's Companion" (**Einleitung**) zitierte Buch ergänzt meiner Ansicht nach das vorliegende. Es heißt *The Cancer Survivor's Companion: Practical Ways to Cope with Your Feelings After Cancer*, von Dr. Frances Goodhart und Lucy Atkins. Ich hoffe, dass mein Buch andere Betrachtungsweisen der Thematik von Langzeitwirkungen liefert, und zwar sowohl für die Leidenden als auch für diejenigen, die langfristig mit ihnen arbeiten. Es enthält auch praktische Unterstützung, ich kann jedoch nicht behaupten, dass es sich um einen Selbsthilfeleitfaden handelt.

The Cancer Survivor's Companion (Goodhart & Atkins, 2011) ist das einzige mir bekannte Buch zur Selbsthilfe, das Menschen mit einer Reihe von Tumoren fundierte, gute praktische Unterstützung vermittelt und dabei auch die langfristigen Probleme anspricht. Wie die Autor*innen schon zu Anfang des Buches sagen, ist es eine nützliche Hilfsquelle für alle Menschen jenseits der Diagnose, „auch Tage, Monate oder Jahre nach dem Abschluss Ihrer Therapie. Es sollte hilfreich sein, ganz gleich, ob Sie sich ein wenig entmutigt oder vollkommen hilflos fühlen."

Mein eigenes Buch, *Emotional Support Through Breast Cancer: A Handbook* (Galgut, 2013a), unterstützt speziell bei Brustkrebs.

Onkologische Pflege und Palliative Care im Hogrefe Verlag

Alder, J. (2020). *ACT in der Psychoonkologie.* Göttingen: Hogrefe. https://doi.org/10.1026/02966-000

Bally, K., Bücher, D., Fusi-Schmidhauser, T., Pautex, S. & Vayne-Bosserty, P. (2021). *Handbuch Palliativmedizin* (4. Aufl.). Bern: Hogrefe. https://doi.org/10.1024/85969-000

Bergsträsser, E. (2014). *Palliative Care bei Kindern.* Bern: Hogrefe.

Beutel, M.E., Barthel, Y., Haselbacher, A., Leuteritz, K., Zwerenz, R., Imruck, B.H., Kuhnt, A.S., Weißflog, G. & Brähler, E. (2015). *Depressive Störungen bei Krebserkrankungen. Psychodynamische Therapie.* Göttingen: Hogrefe. https://doi.org/10.1026/02658-000

Booth, S. & Bruera, E. (Hrsg.). *Palliative Care von Menschen mit Hirntumoren und Hirnmetastasen.* Bern: Huber.

Braveman, B. & Hunter, E.G. (2019). *Rehabilitation nach Krebserkrankung.* Bern: Hogrefe. https://doi.org/10.1024/85861-000

Carlson, L.E. & Speca, M. (2012). *Krebs bewältigen mit Achtsamkeit. Wie Ihnen MBSR hilft, das Leben zurückzugewinnen.* Bern: Huber.

Colvin, l. A. & Fallon, M. (2013). *Schmerzmedizin.* Bern: Hogrefe.

Davy, J. & Ellis, S. (2010). *Palliativ pflegen. Sterbende verstehen, beraten und begleiten* (3. Aufl.). Bern: Hogrefe.

de Vries, U., Reif, K., Petermann, F. & Görres, S. (2011). *Fatigue individuell bewältigen.* Bern: Hogrefe.

Dunphy, J. (2020). *Kommunikation mit Sterbenden. Praxishandbuch zur Palliative Care-Kommunikation* (2. Aufl.) Bern: Hogrefe. https://doi.org/10.1024/86046-000

Eychmüller, S. (Hrsg.). (2018). *Palliativmedizin Essentials* (2. Aufl.). Bern: Hogrefe.

Gerhard, C. (2011). *Neuro-Palliative Care.* Bern: Huber.

Gottschalk, T. (2021). *Mundgesundheit und Mundpflege.* Bern: Hogrefe. https://doi.org/10.1024/86142-000

Hax-Schoppenhorst, T. (Hrsg.). (2022). *Praxishandbuch Ungewissheit. Wenn man nicht weiss, wie sich die Dinge entwickeln werden.* Bern: Hogrefe.

Heinrichs, N. & Zimmermann, T. (2008). *Bewältigung einer gynäkologischen Krebserkrankung in der Partnerschaft.* Göttingen: Hogrefe.

Heller, B. & Heller, A. (2018). *Spiritualität und Spiritual Care. Orientierung und Impulse* (2. Aufl.). Bern: Hogrefe. https://doi.org/10.1024/85868-000

Hinse, H. & Möhl, K.-H. (2019). *Wer bis zuletzt lacht, lacht am besten.* Bern: Hogrefe. https://doi.org/10.1024/85945-000

Houldin, A.D. (2013). *Pflegekonzepte in der onkologischen Pflege.* Bern: Huber. [vgr.]

Jevon, P. (2013). *Pflege von Sterbenden und verstorbenen Menschen.* Bern: Huber.

Kolcaba, K. (2014). *Pflegekonzept Comfort. Theorie und Praxis der Förderung von Wohlbefinden, Trost und Entspannung in der Pflege.* Bern: Huber.

Kostrzewa, S. & Kutzner, M. (2022). *Was wir noch tun können. Basale Stimulation in der Sterbebegleitung* (6. Aufl.). Bern: Hogrefe.
Layer, M. (Hrsg.). (2014). *Rhythmische Einreibungen nach Wegman/Hauschka*. Bern: Hogrefe.
Mann, E.M. & Carr, E.C. (2022). *Schmerz und Schmerzmanagement. Praxishandbuch für Pflegende* (4. Aufl.). Bern: Hogrefe.
Marquard, S., Wiedemann, R., Biedermann, M. & Eicher, M. (Hrsg.). (2020). *Brustkrebs. Lehrbuch für Breast Care Nurses und Fachpersonen in der Onkologie* (2. Aufl.). Bern: Hogrefe. https://doi.org/10.1024/85948-000
Mehnert, A. & Koch, U. (2016). *Handbuch Psychoonkologie*. Hogrefe: Göttingen. https://doi.org/10.1026/02474-000
Neuberger, J. (2009). *Sterbende unterschiedlicher Glaubensrichtungen pflegen* (2. Aufl.). Bern: Huber.
Randal, F. & Downie, R.S. (2014). *Philosophie der Palliative Care*. Bern: Huber.
Reed, F.C. (2017). *Pflegekonzept Leiden. Leiden erkennen, lindern und verhindern*. Bern: Huber.
Reif, K. (2011). *Wege aus der Erschöpfung. Ratgeber zur tumorbedingten Fatigue*. Bern: Huber.
Reuter, K. & Spiegel, D. (2016). *Psychische Belastungen bei Krebserkrankungen. Gruppentherapie nach dem supportiv-expressiven Ansatz*. Göttingen: Hogrefe.
Senn, B. & Mayer, H. (Hrsg.). (2018). *Gynäkologisch-onkologische Pflege*. Bern: Hogrefe. https://doi.org/10.1024/85840-000
Sheridan, C. (2020). *Achtsamkeit und Mitgefühl in der Pflege*. Bern: Hogrefe. https://doi.org/10.1024/85982-000
Schärer-Santschi, E. (Hrsg.). (2019). *Trauern. Trauernde Menschen in Palliative Care und Pflege begleiten* (2. Aufl.). Bern: Hogrefe. https://doi.org/10.1024/85887-000
Steffen-Bürgi, B., Schärer-Santschi, E., Staudacher, D. & Monteverde, S. (Hrsg.). (2017). *Lehrbuch Palliative Care* (3. Aufl.). Bern: Hogrefe.
Streuli, J., Bergsträsser, E., Flury, M. & Satir, A. (2018). *Kinder-Palliativmedizin Essentials*. Bern: Hogrefe. https://doi.org/10.1024/85883-00
Trachsel, M. (Hrsg.). (2016). *Lebensende, Sterben und Tod*. Göttingen: Hogrefe.
Trachsel, M. (Hrsg.). (2017). *Ratgeber Lebensende, Sterben und Tod*. Göttingen: Hogrefe.
Trachsel, M. (Hrsg.). (2018). *End-of-Life Care. Psychologische, ethische, spirituelle,und rechtliche Aspekte der letzten Lebensphase*. Bern: Hogrefe.
Thio, B., Ronner, E., van Os-Medendorp, H. & van der Snoek, E. (Hrsg.). (2013). *Praxishandbuch Pruritus*. Bern: Huber.
Uschok, A. (Hrsg.). (2016). *Körperbild und Körperbildstörungen*. Bern: Hogrefe.
Worden, J.W. (2018). *Beratung und Therapie in Trauerfällen* (5. Aufl.). Bern: Hogrefe. https://doi.org/10.1024/85823-000
Znoi, H. (2016). *Komplizierte Trauer*. Göttingen: Hogrefe.
Znoi, H. (2016). *Trennung, Trauer und Tod*. Bern: Hogrefe.

Autorinnen und Autoren

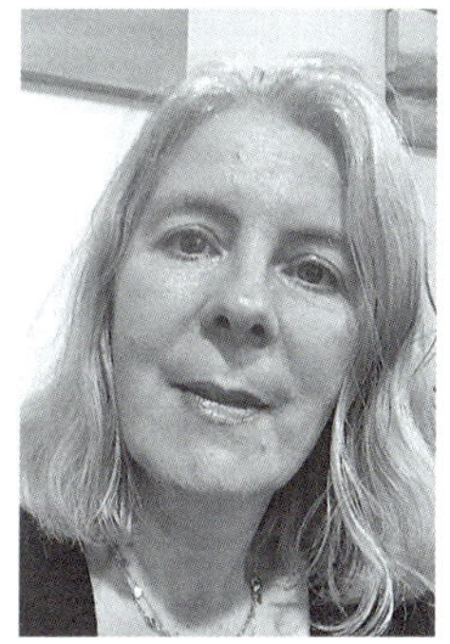

Dr. Cordelia Galgut ist Diplom-Psychologin. Sie ist als registrierte Psychologin und Psychotherapeutin mit Schwerpunkt Beratung in privater Praxis tätig. Bei ihr wurde vor über 15 Jahren eine beidseitige Brustkrebserkrankung diagnostiziert. Sie hat zahlreiche Arbeiten zu den körperlichen und psychischen Folgen von Krebserkrankungen verfasst.

Kontakt:
E-Mail: drcngalgut@yahoo.com
Webseite: www.cordeliagalgut.co.uk

Simon Crompton ist Medizinjournalist. Er scheibt u.a. für die Times und das Cancer World Magazine.

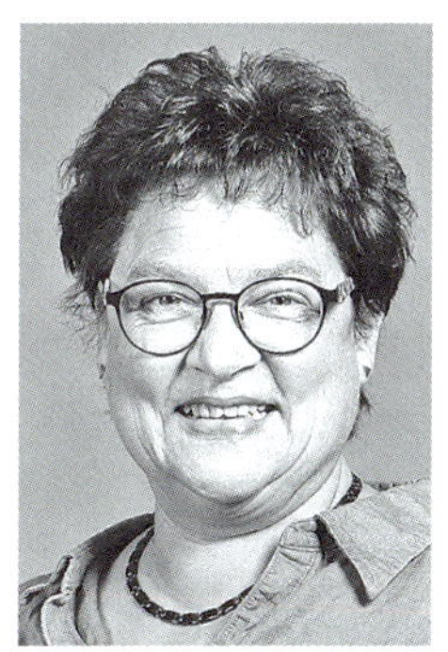

Heidrun Pundt (dt. Hrsg.) ist Gesundheits- und Krankenpflegerin, hat den European Master in Health Promotion, ist Vorstandsmitglied des Deutschen Berufsverbands für Pflegeberufe (DBfK) Nordwest e.V. und Mitglied der Bundesarbeitsgruppe Palliative Care (früher Onkologische Pflege und Palliative Care) des DBfK Bundesverbandes, Vorsitzende des Bremer Pflegerates sowie Fortbildungsbeauftragte des DIAKO Bremen. Ihre Abteilung bietet auch begleitende Angebote für onkologische Patient:innen an. Sie hat an der Strategieentwicklung der Charta für Schwersterkrankte und Sterbende mitgearbeitet und ist Mitglied der Steuerungsgruppe des Nationalen Krebsplans sowie deren Unterarbeitsgruppe zum Langzeitüberleben nach Krebs, der LONKO AG des BMG.

Kontakt:
E-Mail: h.pundt@diako-bremen.de

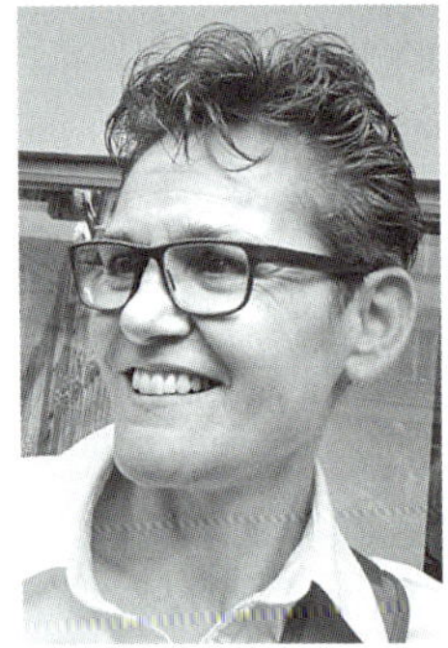

Anna Barbara Rüegsegger (dt. Hrsg.) ist Pflegefachfrau, Berufsschullehrerin im Gesundheitswesen und Pflegewissenschaftlerin (MScN). Sie war auf verschiedenen Onkologieabteilungen und viele Jahre als Dozentin an Pflegeschulen HF/FH tätig. Onkologische Themen insgesamt und speziell die Entwicklung der Onkologiepflege interessieren sie seit über 30 Jahren. In den Jahren 2016 bis 2019 arbeitete sie als „Fachspezialistin Cancer Survivors" bei der Krebsliga Schweiz. Aktuell ist sie als Fachexpertin Alter und Pflege beim Gesundheitsamt im Kanton Solothurn beschäftigt. Von ihr stammen die Beiträge „Cancer Survivorship – Mit Brustkrebs weiterleben" und „Cancer Survivorship"

Kontakt:
E-Mail: ab.rueegsegger@bluewin.ch

Sarah Stoll
Fachberaterin Cancer Survivorship
MAS in Onkologischer Pflege, Psychoonkologische Beraterin SGPO
Krebsliga Ostschweiz
Flurhofstrasse 7
9000 St. Gallen
Telefon: +41 71 242 70 29
sarah.stoll@krebsliga-ostschweiz.ch
www.krebsliga-ostschweiz.ch

Sachwortverzeichnis

V

W

Z